Être biculturel : le cas des sourds

GERS
Groupe d'Etudes
et Recherches
sur la Surdité

Chez le même éditeur

1, square du Croisic, 75015 Paris
www.gers-biling.net

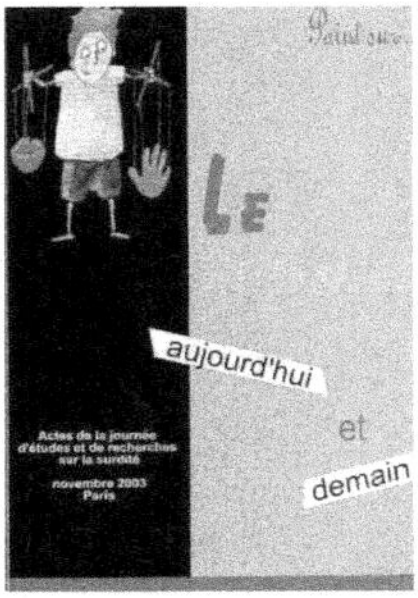

Le bilinguisme, aujourd'hui et demain
Comment, pourquoi le le bilinguisme précoce ?
Bilinguisme et implants, qu'en est-il ?
Novembre 2003 - 17 €

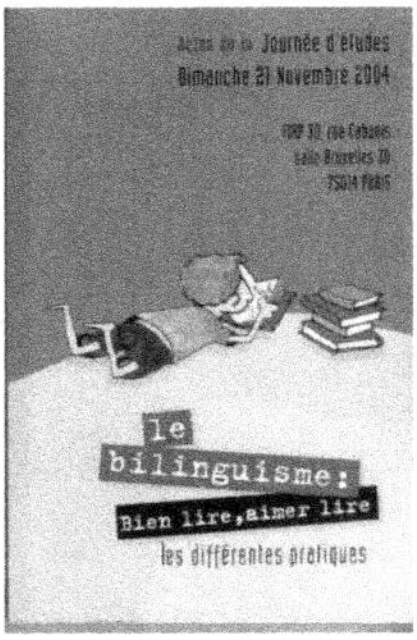

Le bilinguisme : bien lire, aimer lire
Comment utiliser fructueusement la connaissance de la LSF pour entrer dans l'écrit ? Doit-on considérer l'écrit comme une transcription de l'oral ou bien comme une langue à part entière avec ses propres contraintes phonologiques ? Quels sont les moyens et les méthodes trouvés par les équipes bilingues pour y parvenir ? Pour les tout-petits, la maternelle, le primaire, le secondaire ?
Novembre 2004 - 15 €

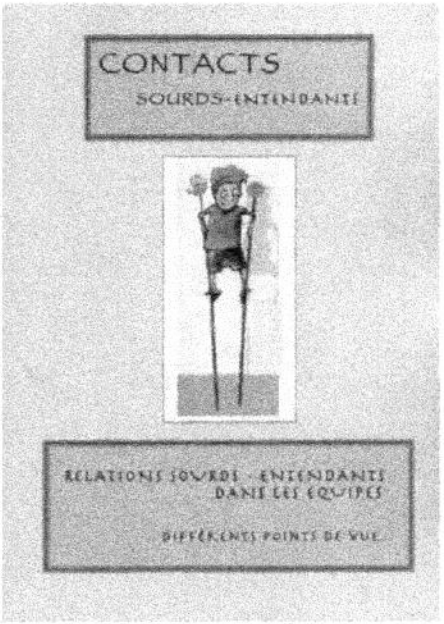

Relations Sourds-Entendants dans les équipes
CONTACTS Sourds-Entendants, n° 1
Que se passe-t-il dans les équipes sourds-entendants ?
Parents, professionnels sourds et entendants, quels points de vue ?
Novembre 2005 - 18 €

Être biculturel : le cas des sourds

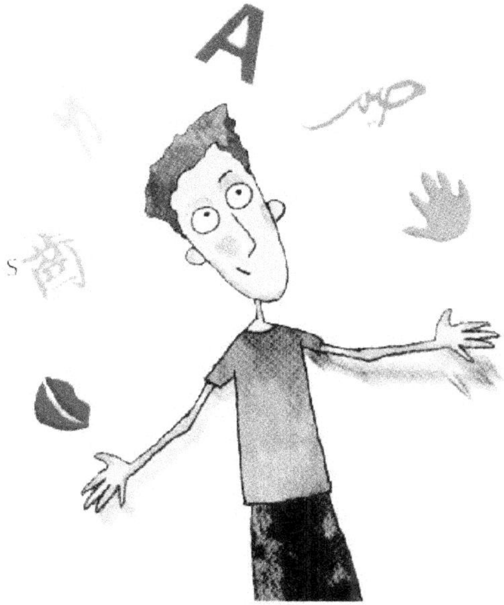

Actes
Journée d'études
25 novembre 2006

L'Harmattan

GERS
Groupe d'Etudes
et Recherches
sur la Surdité

CONTACTS

SOURDS-ENTENDANTS

N° 2 Mars 2007

La revue *Contacts Sourds-Entendants* a été fondée par le GERS en 2006 pour être un lieu de diffusion des idées échangées entre Sourds et Entendants ; également pour promouvoir une éducation des Sourds conforme à leurs besoins identitaires, avec le souci constant de leur donner le maximum de chances tant sur le plan culturel que sur celui de leur épanouissement personnel. Le « bilinguisme », français oral / écrit et langue des signes, en est la pierre angulaire.

Tout comme l'accès à la lecture, et à l'oralisation quand cela est possible, le droit de l'enfant sourd à la langue des signes doit être respecté. Cette langue témoigne du génie humain, de sa capacité à générer une langue gestuelle riche et complexe. Pour de nombreux Sourds profonds et sévères, elle représente un besoin vital.

Nous souhaitons aborder ici tout ce qui peut intéresser la surdité des enfants et des adultes, dans un large esprit d'ouverture.

Les propositions de textes sont les bienvenues ; un document rassemblant les normes de présentation est à la disposition des auteurs.

Directrice de la publication : Annette Gorouben
Dessin de couverture : Pascal Finjean
Infographie : Marc et Martine Renard - Éditions du Fox
GERS : 1, square du Croisic, 75015 Paris
www.gers-biling.net

5-7, rue de l'Ecole polytechnique ; 75005 Paris

http://www.librairieharmattan.com
diffusion.harmattan@wanadoo.fr
harmattan1@wanadoo.fr

ISBN : 978-2-296-03336-8
EAN : 9782296033368

Sommaire

Comité de lecture

Remerciements

Nos remerciements chaleureux à la Fondation Orange pour son appui lors de la réalisation des journées d'études du GERS.
La traduction en langue des signes française (LSF) des conférences de la journée du 25 novembre 2006 a été assurée par les interprètes du SILS (Service d'Interprètes en Langue des Signes).

Annette Gorouben

Introduction

À partir du moment où il y a langage, il y a société.
Claude Lévi-Strauss

Au cours de ces trente dernières années, j'ai rencontré de nombreux sourds :

- des sourds oralisant rejetant les sourds gestuels;

- des sourds gestuels rejetant les sourds oralisant;

- des sourds oralisant ayant brusquement déposé leurs prothèses et décidé de ne plus parler alors qu'ils le pouvaient sans effort;

- des sourds parlant, mais ne comprenant pas, car s'ils pouvaient exprimer, la lecture labiale seule ne leur donnait pas assez de repères;

- des sourds gestuels désespérés de ne pas pouvoir parler avec leurs enfants entendants et de ne pas les entendre;

- des sourds pleurant parce que leur enfant était sourd, ou au contraire pleurant parce que leur enfant était entendant...

Bref, une société vivante et disparate, pleine de contradictions, posant question à nombre d'entendants et aux sourds eux-mêmes.

Au cours de ces quinze dernières années, bien des changements sont intervenus qui font que les jeunes sourds de maintenant atteignent des niveaux supérieurs à leurs aînés. La technologie a beaucoup évolué tant en ce qui concerne les moyens de communication (informatique, téléphones mobiles avec SMS, vidéo transmission) que l'arrivée des prothèses auditives numériques plus performantes, des implants cochléaires de plus en plus pratiqués, permettant à de nombreux sourds un meilleur accès à l'oralisation.

La législation donne aujourd'hui aux parents la tâche difficile de faire un choix éducatif dès le diagnostic de surdité, celui-ci intervenant de plus en plus tôt puisqu'actuellement il est expérimenté au lendemain de la naissance. Absurdité dont il faudra bien sortir un jour pour éviter que les uns ou les autres plongent brutalement dans une direction ou une autre selon le premier professionnel de la surdité rencontré au moment du diagnostic. Aussi, parce que ce choix est bien difficile, et que, s'ils ne trouvent pas dans l'orientation qu'ils ont choisie les bénéfices qu'ils en espéraient pour leur enfant, les parents se détournent tout aussi brutalement de leur choix premier pour s'engager dans l'option inverse.

Dans les établissements, on remarque un soudain engouement pour la LSF, le LPC, chacun faisant de tout un peu. Les politiques, dans le dessein de réduire les coûts engendrés par l'éducation spécialisée, poussent vers l'intégration en école ordinaire, en oubliant trop souvent ce que peut vivre un enfant sourd seul dans une classe d'entendants, coupé de ses pairs.

Nous ne discuterons pas aujourd'hui de ces aspects de la vie des parents et des enfants qui feront l'objet du prochain numéro de notre revue.

Le mot « culture » est évoqué actuellement dans tous les milieux, qu'il s'agisse de ce qui caractérise une société (langue, religion, ethnologie, politique), un groupe de professionnels (culture des milieux de l'industrie, de l'éducation, du médico-social), et bien sûr aussi le jardinage et ce qu'on peut faire pousser sur notre terre.

Quand le Professeur Grosjean a proposé une journée sur le thème du biculturalisme, à partir de travaux qu'il mène depuis de nombreuses années, j'ai trouvé que c'était l'occasion rêvée d'aborder un sujet qui traverse non seulement la communauté sourde, mais aussi la communauté entendante, avec tous ces « ismes » destructeurs comme racisme, fondamentalisme, ostracisme, communautarisme.

« Être biculturel » est le titre que nous avons choisi en sachant pertinemment que cette réalité bien particulière qui caractérise le vécu des personnes sourdes n'est pas comparable terme à terme avec celle des entendants. Pourtant, on peut dire qu'être biculturel – aussi bien en surdité que chez les entendants (devenir une « entendante » a été une grande surprise pour moi en son temps) – recouvre l'acceptation de deux ou plusieurs parts de soi-même, complémentaires. Être biculturel, d'une façon générale, ce n'est pas seulement être bilingue, mais c'est être imprégné, d'une façon ou d'une autre, par le milieu dans lequel on baigne, on a été élevé.

Pour les sourds qui, comme nous le savons bien, ont pour la plus grande part des parents entendants, des frères et sœurs et des enfants tantôt entendants tantôt sourds, l'appartenance à ces deux groupes grossièrement déterminés par une particularité sensorielle, la possibilité d'entendre plus ou moins bien, me semble être une évidence. Car comment faire autrement dans un monde entendant où il est inévitable de vivre et de travailler ?

Le tout est qu'ils puissent exister sans rejeter ce qu'ils ont acquis, ce qu'ils sont, qu'ils puissent ne pas laisser se former ces stratifications artificielles entre « vrais sourds » et « faux sourds », sourds LPC versus sourds LSF, Sourds oralisant versus sourds gestuels, sourds porteurs d'implants versus sourds porteurs de prothèses externes... Et puis on pourrait ajouter Sourds du Nord, Sourds du Sud, de l'Est ou de l'Ouest pour faire encore plus hétérogène, blonds ou bruns, etc.

J'ai vécu un jour, il n'y a pas si longtemps, peut-être sept ans, une bien douloureuse expérience : une soirée organisée par une association de sourds dont le thème était consacré aux parents entendants d'enfants sourds et au désir très motivé qu'avaient ces sourds de les accueillir. Ils expliquaient combien c'était important que les parents rencontrent des sourds, tout le bénéfice que leur enfant en retirerait, combien de voir des sourds adultes lui serait profitable, combien la LSF permettait aux enfants une communication harmonieuse même tout petits, combien les sourds étaient heureux de les accueillir, etc. Ce qui est exact, mais... Quelques familles entendantes étaient présentes... Je les ai vues tristement partir les unes après les autres : les sourds avaient tout simplement oublié que ces parents qui venaient d'apprendre la surdité de leur enfant, rencontrant des personnes sourdes pour la première fois, ne pouvaient se passer d'un interprète pour pouvoir les comprendre. J'ai entendu des parents dire en partant : « Si c'est comme cela qu'ils espèrent nous convaincre ! ». C'est vrai : le milieu des sourds gestuels apparaissait comme clos, hermétique, rébarbatif...

C'est justement contre ces positions extrêmes que je me suis toujours battue. Être bilingue et biculturel me semble être la meilleure façon de se construire.

Les textes ici réunis traitent de différents aspects de ce biculturalisme :

Le Professeur François Grosjean, biculturel lui-même par son appartenance au Royaume-Uni et à la Suisse, parfaitement bilingue français-anglais, a travaillé durant douze ans à l'Université Gallaudet pour les sourds, à Washington, aux côtés de Harry Markowitz (il est un bon locuteur en ASL aussi). Récompensé pour son travail en faveur des sourds par une médaille qui lui a été attribuée par les sourds suisses récemment, il s'est fort intéressé à cette dimension identitaire. François Grosjean est professeur de psycholinguistique et directeur du Laboratoire de traitement du langage et de la parole à l'Université de Neuchâtel en Suisse. Après des études universitaires à Paris, menées jusqu'au doctorat d'État, il a travaillé douze ans aux

États-Unis (Northeastern University et MIT) dans les domaines de la perception et la production du langage (langue orale et langue des signes) chez les monolingues et les bilingues. Il est revenu en Europe en 1986 et occupe actuellement une chaire de traitement du langage et de la parole à l'Université de Neuchâtel. Il est l'auteur d'une centaine d'ouvrages et d'articles, et fondateur de la revue *Bilingualism : Language and Cognition* (Cambridge University Press).

Joël Chalude, comédien talentueux bien connu, a été élevé dans l'oralisme et a découvert la LSF tardivement en même temps qu'il remettait en question non sa capacité de parler, car la parole qu'il manie avec brio fait partie de lui-même, lui est fondamentalement nécessaire, mais le fait qu'étant sourd, il ne pouvait s'exclure de ses pairs sans en souffrir. Sa carrière lui a fait toucher à tous les domaines de l'expression théâtrale, du mime à la mise en scène, en passant par la danse, le cirque, le cinéma, et enfin à l'écriture avec le livre qui le raconte, *Je suis né deux fois*.

Viviane Touma est psychologue, créatrice de tests psychologiques adaptés aux enfants sourds. Elle nous apporte la vision libanaise de la surdité. Psychologue clinicienne et psychothérapeute en privé, et à l'Institut Père Roberts pour jeunes sourds (IPRJS), elle a déjà une longue carrière orientée vers la recherche. Elle est aussi professeur associé et chercheur à l'Université Saint Esprit Kaslik (USEK) et à l'Université Saint Joseph (USJ) de Beyrouth. Également, elle est formatrice en matière de pédagogie spécialisée, de psychologie clinique et psychopathologique depuis 1990, membre du BIAP (Bureau International d'Audiophonologie) depuis 2002. Son intérêt pour les enfants sourds l'a conduite à créer un matériel psychologique d'évaluation sociale TSEA avec B.Virole (publié par ECPA, Paris, 2003-2004), ainsi qu'une batterie de tests pour sourds (étalonnage en cours). Elle est directrice de Liban Tests

Editions (LTE) pour la distribution de tests psychologiques, orthophoniques et d'orientation.

Bernard Douet, psychologue psychothérapeute, maître de conférences et directeur de recherche à l'Université Paris V travaille égale-ment au Centre pour jeunes sourds du Château de La Norville. Un échange entre jeunes sourds libanais et jeunes sourds français a eu lieu dans cet établissement, les jeunes sourds français devant à leur tour visiter leurs pairs libanais, voyage remis à plus tard à cause des événements politiques actuels au Liban.

Le travail de bénédictin, d'observateur passionné d'Yves Delaporte, est impressionnant. Ethnologue, directeur de recherche au CNRS, ses travaux portent sur la culture lapone, l'ethnozoologie, l'anthropologie du vêtement et, depuis 1994, sur l'anthropologie de la surdité et des langues signées. Il est membre du Laboratoire d'anthropologie urbaine (CNRS, Ivry-sur-Seine). Ses principaux ouvrages ont été d'abord orientés vers les populations du Grand Nord : *Une communauté d'éleveurs de rennes*, 1986 ; *Chants lapons*, 1989 ; *Le regard de l'éleveur de rennes, essai d'anthropologie cognitive* 2002 ; *Le vêtement lapon*, 2004 ; tout en tournant en parallèle son regard plein de perspicacité et d'humanisme vers les Sourds : *Moi, Armand, né sourd et muet* (avec Armand Pelletier), 2002 ; *Les sourds, c'est comme ça*, 2002. Actuellement il travaille à l'édition d'un dictionnaire étymologique des signes, énorme et patient travail de recherche dont nous verrons dans ce numéro quelques extraits.

Fabrice Bertin, sourd lui-même, est professeur d'histoire-géographie et formateur à l'Institut National de Suresnes (INS HEA), chargé de cours à l'Université de Paris VIII, militant pour une éducation bilingue et biculturelle, mais avant tout militant pour «l'accessibilité pédagogique», auteur du film « *Une scolarité bilingue en cycle 1 et 2. Un autre regard sur l'enfant sourd*» (Cnefei, 2005).

Enfin, Benoît Virole, psychologue très connu pour ses nombreuses publications et interventions autour de la surdité, n'est plus à présenter.

Chacun d'eux porte un regard personnel sur la surdité, sur le mélange original que constituent pour un sourd son appartenance sensorielle, perçue, vécue et sa vie dans une famille le plus souvent entendante, ainsi que sa vie dans le travail.

Paris, le 25 novembre 2006

François Grosjean
Université de Neuchâtel - Suisse

La personne biculturelle : un premier aperçu[1]

1. Cet article a été rédigé grâce à l'aide de la Fondation Elysium. L'auteur tient à exprimer sa reconnaissance à Mme Annette Gorouben pour ses remarques très précieuses lors de la lecture d'une version antérieure.

Résumé

Malgré les progrès accomplis par les sciences sociales dans l'étude des minorités culturelles et linguistiques, le domaine du biculturalisme a fait l'objet de nettement moins de recherches. Cela est vrai de la surdité où plusieurs ouvrages s'intéressent à la culture sourde et l'étudient de près, sans toutefois vraiment évoquer le biculturalisme. Or, les personnes sourdes ne vivent pas uniquement dans leur monde ; elles participent, à des degrés divers, à la vie de deux mondes, celui des sourds et celui des entendants ; elles sont donc biculturelles. Dans cet article, je présenterai tout d'abord ce qu'est le biculturalisme. Je continuerai en décrivant le biculturalisme des personnes sourdes, et je terminerai en proposant des mesures à prendre pour que davantage de sourds deviennent biculturels et s'identifient aux deux cultures.

Les sciences sociales ont fait de grands progrès dans l'étude des minorités culturelles et linguistiques ces dernières années, ainsi que dans l'analyse du phénomène d'acculturation. Cependant, le domaine du biculturalisme a fait l'objet de nettement moins de recherches. Cela est vrai dans le domaine de la surdité où plusieurs ouvrages s'intéressent à la culture sourde et l'étudient de près (voir, par exemple, l'ouvrage de Padden & Humphries (1988) sur les sourds aux États-Unis, celui de Delaporte (2002) sur les sourds en France, et celui de Ladd (2004) concernant la culture sourde en Angleterre). Pourtant, les personnes sourdes ne vivent pas uniquement dans leur monde ; elles participent, à des degrés divers, à la vie de deux mondes, celui des sourds et celui des entendants ; elles sont donc biculturelles. Or ce thème est à peine abordé dans les ouvrages cités plus haut.

Dans ce court article, je présenterai tout d'abord quelques réflexions sur le biculturalisme, réflexions basées en grande partie sur un travail paru il y a quelques années déjà (Grosjean, 1983). Je continuerai en évoquant le biculturalisme des personnes sourdes et, pour illustrer mes propos, je ferai appel à une petite enquête menée en Suisse dans le monde des sourds. Je terminerai en proposant quelques mesures qu'il faudrait prendre pour que plus de sourds deviennent biculturels et qu'ils choisissent ensuite de s'identifier aux deux cultures, même si, chez certains, on notera une préférence pour l'une des deux.

1. QUELQUES RÉFLEXIONS SUR LE BICULTURALISME

1.1. Le monoculturalisme existe-t-il ?

Lorsque l'on s'invite dans le domaine de l'ethnologie, on est frappé par le désaccord qui règne entre chercheurs à propos de la notion même de culture, désaccord aussi grand que celui qui existe autour de la notion de langue en linguistique. Différentes écoles de pensée mettent l'accent sur différents facteurs dans leur définition de la culture, facteurs tels que le comportement des individus, leur connaissance culturelle (connaissance des règles sous-tendant le comportement, les coutumes, les activités, les attitudes), leur identité culturelle, l'organisation de leurs réseaux sociaux, socio-économiques, géographiques, etc. Le non-spécialiste en conclut très vite qu'il y a plusieurs manières de définir le terme « culture » et qu'il devra choisir une définition qui lui est propre.

Dans notre perspective, nous considérerons tous les aspects de la vie d'un groupe comme faisant partie de la culture de ce groupe : organisation sociale et politique, règles, comportements, attitudes, croyances, valeurs, habitudes, traditions, art, etc. En ce faisant, nous ne nous éloignons guère de la définition d'autres chercheurs tels que Virole (2000) qui évoque l'ensemble des règles, des codes de conduite et des valeurs idéologiques qui fondent une société, ou de Delaporte (2002) qui met l'accent sur l'ensemble de savoirs, de représentations, de symboles, de pratiques, et de rituels se transmettant de génération en génération.

Mais ceci ne résout pas complètement le problème, car il faut maintenant se demander : la culture de qui ? Est-ce celle d'un pays, d'une région, d'une classe sociale, d'un groupe d'âge, d'un groupe social, d'un groupe économique ? Nous acceptons, avec beaucoup d'autres, que tout individu appartient à une série de réseaux culturels (sous-groupes, sous-cultures) qui se chevauchent plus ou moins (partagent certains aspects, certaines règles) et qui se regroupent en réseaux plus étendus, qui eux-mêmes se regroupent en réseaux encore plus étendus, et ainsi de suite. À chaque niveau il s'identifie avec le réseau en question et adopte les traits culturels de celui-ci.

Si ce phénomène reflète en partie la réalité, alors tout individu est en quelque sorte « multiculturel » même s'il n'est jamais entré en contact avec une autre culture majeure ou nationale (comme est bi- ou multilingue le locuteur dit monolingue qui change et/ou mélange les niveaux de langue, de style, de lecte, selon la situation, le locuteur, le sujet et le but recherché dans la communication). La question qui se pose est la suivante : pourquoi est-il possible d'appartenir à plusieurs réseaux culturels à l'intérieur d'une même culture, majeure ou nationale, et pourquoi l'est-il moins lorsqu'un individu se réclame de deux ou plusieurs cultures majeures ou nationales : cheminot et père de famille, oui ; socialiste et catholique, oui ; Breton et Parisien, oui encore ; mais Anglais et Français, ou Indien et Pakistanais ? Cela est déjà moins acceptable. La réponse à cette énigme devra certainement être trouvée parmi des facteurs tels que l'hégémonie d'une nation, la politique nationale de celle-ci, l'ethnocentrisme qui en découle, les notions de loyautés nationales et régionales, etc. Ces facteurs feront que certains réseaux culturels seront considérés comme complémentaires tandis que d'autres seront concurrents.

1.2. Comment caractériser la personne biculturelle ?

Afin de nous faciliter la tâche, nous évoquerons avant tout la personne qui appartient à deux cultures majeures, tout en se rappelant que nous appartenons tous à de nombreux réseaux culturels.

Ceci nous permettra de mieux isoler les caractéristiques du biculturalisme, comme il est plus aisé d'étudier les caractéristiques du bilinguisme chez une personne qui possède deux langues bien distinctes.

Nous pourrons ensuite mieux étudier d'autres cas de biculturalisme, tels ceux issus de contacts de réseaux « mineurs », ou des cas de triculturalisme.

En guise de définition de la personne biculturelle, nous proposons de la caractériser par trois traits (ou éléments) distinctifs :

a) Elle participe, au moins en partie, à la vie de deux cultures (deux mondes, deux réseaux culturels majeurs) et ceci de manière régulière. C'est le cas, par exemple, du jeune Chinois qui vit en France et qui participe à la fois à la vie de la communauté chinoise de France et à celle de la culture majoritaire.

b) Elle sait adapter, partiellement ou de façon plus étendue, son comportement, ses habitudes, son langage (s'il y a lieu) à un environnement culturel donné. Il y a ici un aspect dynamique où le biculturel choisit sa façon d'être selon la culture dans laquelle il se trouve à ce moment-là. Dans le cas de notre jeune Chinois, cela voudrait dire choisir la langue appropriée ainsi que le comportement adéquat selon qu'il est avec d'autres Chinois ou des membres de la majorité francophone.

c) Enfin, elle combine et synthétise des traits de chacune des deux cultures. Certains traits (attitudes, croyances, valeurs, comportements, etc.) proviennent de l'une ou l'autre culture (c'est la partie combinaison) tandis que d'autres n'appartiennent plus ni à l'une ni à l'autre, mais en sont une synthèse. C'est cet aspect de synthèse qui rend l'être biculturel unique et spécifique.

Nous pouvons illustrer cela de la manière suivante :

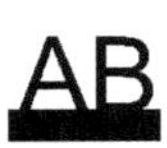

Nous observons donc chez la personne biculturelle un côté encore adaptable et contrôlable (comportement approprié selon la situation, le contexte, etc.) et un aspect plus figé ; ici, les éléments de cette synthèse (barre noire horizontale dans le schéma) sont toujours présents et ne peuvent donc plus être adaptés à des situations données. La grande différence avec le bilinguisme est que le bilingue peut, quand il le faut, se comporter exclusivement (ou presque) en monolingue, même si sa maîtrise de l'une des langues est loin d'être parfaite, alors qu'il sera beaucoup plus difficile ou impossible pour une personne biculturelle de dissocier totalement les deux cultures qu'elle porte en elle ; certains aspects resteront sous forme de synthèse (attitudes et valeurs, expression corporelle, comportements, goûts vestimentaires, etc.) même lorsque la situation requiert que la personne se comporte de manière monoculturelle.

Je mentionnerai encore quelques traits qui, à première vue, pourraient entrer dans une définition de la personne biculturelle. Mais ils sont discutables et nous ne les inclurons donc pas dans notre définition. Un premier trait touche à l'identité culturelle. Pour certains, être biculturel signifie passer par une identification quasi totale avec les deux cultures en question. Mais, comme nous le verrons ci-dessous, de nombreux biculturels, en fait, ne s'identifient qu'avec une seule des deux cultures ou même avec aucune d'elles, tout en étant biculturels. Un deuxième trait proposé par certains est l'acceptation par le biculturel de son propre biculturalisme. Mais en fait, on rencontre de nombreux biculturels qui ne reconnaissent pas et/ou n'acceptent pas leur biculturalisme. Notons que le même phénomène existe au niveau du bilinguisme où l'individu reconnaît utiliser deux langues dans la vie de tous les jours, mais n'accepte pas d'être catégorisé comme « bilingue ». Un troisième trait concerne la manière dont la personne est devenue biculturelle. D'aucuns pensent qu'il faut avoir grandi dans deux cultures pour devenir un « vrai biculturel », alors qu'en fait ce n'est pas l'unique façon de le devenir. Ce trait est lié à un quatrième qui est celui du degré de connaissance des deux cultures. Certains voudraient que le « vrai biculturel » connaisse complètement les deux cultures en question. Mais le besoin de participer à certains aspects d'une culture seulement, et pas à d'autres, fera que la personne biculturelle développera une compétence culturelle spécifique à ses besoins et non pas une compétence globale. Dans ce cas, le « vrai biculturel » est aussi rare que le « vrai bilingue ». La plupart auront une dominance culturelle, à savoir que leur vie se passera davantage dans une culture que dans l'autre. (Ce point sera important lorsque l'on étudiera le biculturalisme des sourds qui, eux aussi, ont souvent une dominance culturelle). Parmi d'autres facteurs proposés, nous trouvons : le fait de se sentir à l'aise dans les deux cultures (ce n'est pas toujours le cas, malheureusement), le fait d'être reconnu comme biculturel (c'est encore moins souvent le cas), d'être accepté par les deux cultures en question, etc. Mais tous ces traits posent problème, et nous ne les inclurons donc pas dans la définition du biculturalisme. Un certain nombre de points concernant le biculturalisme méritent notre attention :

Devenir biculturel

Une personne devient biculturelle parce qu'elle est mise en contact avec deux cultures et doit vivre, au moins en partie, dans ces deux cultures. Ceci peut avoir lieu dès l'enfance (l'enfant naît dans une famille qui est déjà biculturelle ou a des contacts quotidiens avec les deux cultures) et peut continuer tout au long de la vie. Nous trouvons ainsi le cas d'enfants d'une minorité culturelle qui abordent la deuxième culture en entrant à l'école, le cas d'adolescents et d'étudiants qui sont obligés de poursuivre leur éducation au sein d'une deuxième culture, le cas d'adultes qui émigrent pour des raisons économiques, politiques, religieuses, le cas de « migrants » de la deuxième ou troisième génération qui redécouvrent leur culture d'origine à l'âge adulte, etc.

Une ethnopsychologie du biculturalisme devra un jour spécifier les opérations cognitives et sociales du devenir biculturel et expliquer ce en quoi celles-ci changent selon les caractéristiques des individus (âge, origine sociale et culturelle, etc.) et les causes du contact (migration, scolarité, etc.).

Dominance culturelle

Il est assez rare que les deux cultures aient exactement la même importance chez la personne biculturelle. L'une d'elles joue souvent un rôle plus conséquent. On parle alors de dominance culturelle, dans le même sens que l'on évoque la dominance linguistique chez les bilingues. Cette dominance peut être illustrée de la manière suivante :

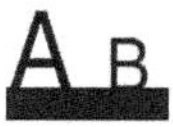

Dominance de la culture A

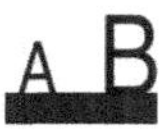

Dominance de la culture B

Lorsqu'une personne participe à la vie de trois cultures - elle est donc triculturelle - on retrouve souvent la dominance d'une culture par rapport aux deux autres. Voici deux exemples de possibilité :

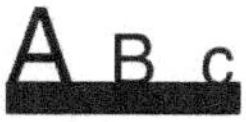

L'importance des cultures est dans l'ordre A, B, C

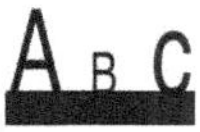

L'importance des cultures est dans l'ordre A, C, B

Biculturalisme et bilinguisme

Examinons la relation, ou l'absence de relation, entre bilinguisme et biculturalisme. Une personne biculturelle n'est pas forcément bilingue et une personne bilingue ne vit pas forcément dans deux cultures. L'Égyptien qui utilise l'arabe dialectal et l'arabe classique n'est pas pour autant biculturel ; de même que le Kenyan trilingue (langue locale, swahili, anglais) n'est que rarement bi- ou triculturel. Et à l'inverse, le Français de religion juive qui s'identifie et participe à la vie de la culture française et de la culture juive n'est pas toujours bilingue, de même que ne le sont pas (ou plus) de nombreux Basques qui continuent néanmoins à participer aux réseaux culturels basques et français. Des cultures différentes peuvent très bien avoir une langue commune sans pour autant avoir la même culture (voir l'Irlande, le Canada, l'Angleterre, les États-Unis) et le biculturalisme ne s'accompagne donc pas forcément d'un bilinguisme, contrairement à ce que pensent certains.

Cela dit, un modèle du comportement bilingue peut être adapté au biculturel afin de mieux comprendre ce dernier. Selon ce modèle, le biculturel choisirait en partie ses comportements, idées, décisions, en fonction de la situation, monoculturelle ou biculturelle. Dans le premier cas, une situation monoculturelle, il tente de se comporter en monoculturel et essaye de désactiver son autre « côté culturel », sans pouvoir y réussir totalement cependant, et ceci, à cause de l'aspect de synthèse des cultures. Dans le deuxième cas, situation où il se trouve avec d'autres biculturels, il adopte un comportement de base (celui de l'une ou l'autre culture) et incorpore, selon le moment, des traits de l'autre culture ; il fait, en quelque sorte, du « code-switching » et de « l'emprunt » au niveau des traits et comportements culturels. Ce modèle peut rendre compte du comportement du biculturel selon les situations dans lesquelles il se trouve, mais jusqu'à un certain point seulement, car, comme nous l'avons dit précédemment, il y a dans chaque biculturel une entité homogène qui ne peut être désactivée ou alternée. C'est pourquoi il serait utile de pousser ce modèle jusqu'à ses limites, afin de constater s'il rend compte du biculturel « en contexte ».

Participation aux deux cultures

Terminons avec deux cas de biculturalisme. Le premier concerne le biculturel qui, pour des raisons de migration, par exemple, ne participe plus à la vie d'une des cultures. Est-il toujours biculturel ? Notons que la même question se pose pour le bilingue qui n'utilise plus une de ses deux langues. À notre avis, cette personne reste biculturelle, au moins à l'état passif, parce qu'elle continue à synthétiser certains traits des deux cultures. Ce n'est que lorsque ces traits se seront restructurés, et ne refléteront plus qu'une seule culture, que la personne deviendra totalement « monoculturelle ». Le deuxième cas concerne la personne qui s'identifie à deux cultures, mais qui ne participe à la vie que d'une seule et qui ne synthétise pas les traits de ces deux cultures (le Français dont les grands-parents ont émigré de Pologne il y a deux générations, par exemple, qui se dit Français et Polonais alors qu'il peut n'avoir aucun trait de la culture polonaise). Cette situation, de plus en plus fréquente dans un monde occidental à la recherche de ses racines, présente une forme de biculturalisme très marginale qui mérite qu'on s'y intéresse, mais que nous ne pourrons pas aborder ici.

1.3. Identité et biculturalisme

Quel est le biculturel qui ne s'est pas posé la question de savoir qui il était et à quelle culture il appartenait ? Le dilemme du biculturel est souvent que les membres « monoculturels » d'une culture donnée ne savent pas, au moins au début, comment le catégoriser : est-il membre de la culture A, de la culture

B, ou d'une nouvelle culture ? Car cette catégorisation semble nécessaire pour faciliter l'interaction sociale : « Dis-moi qui tu es et je pourrai adapter ou non mon comportement au tien, essayer ou non de te comprendre, t'intégrer ou te rejeter. » Pour ce faire, le « monoculturel » se fonde sur certains traits, tels que le lieu de naissance du biculturel, sa parenté, sa langue, sa nationalité, ses traits physiques, et les préjugés, positifs ou négatifs, qu'il a envers l'autre groupe culturel. Cela aboutit à une catégorisation du biculturel comme appartenant à « mon groupe » ou à l'autre groupe. Et cette catégorisation est, malheureusement, le plus souvent absolue : il est difficile d'admettre, en effet, qu'une personne n'appartienne que partiellement à un groupe (« soit tu es des nôtres, soit tu ne l'es pas », « soit tu es avec nous, soit tu es contre nous »).

Les « monoculturels » respectifs des cultures A et B catégorisent donc souvent le biculturel comme appartenant à A ou à B et le font savoir à la personne en question avec des remarques allant de : « Nous autres A… » (incluant ainsi le biculturel dans le groupe), à « Qu'est-ce que vous autres B… » jusqu'au « Sale B ! ». En face de cette double catégorisation, qui est parfois contradictoire (la culture A vous renvoyant dans la culture B et la culture B dans la culture A), le biculturel doit lui-même choisir sa propre appartenance et identité. Il prend en compte la perception des membres des cultures A et B ainsi que d'autres facteurs tels que son attitude vis-à-vis des deux cultures, son histoire personnelle, son statut social, sa parenté, ses besoins d'identité, son aspect physique, et il opte pour l'une des quatre solutions suivantes :

(a) s'identifier et appartenir uniquement à la culture A :

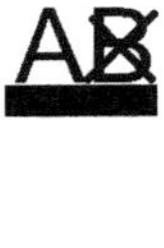

(b) s'identifier et appartenir uniquement à la culture B :

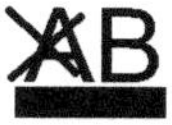

(c) rejeter l'une et l'autre culture, et s'identifier et n'appartenir à aucune d'elles :

et (d) s'identifier et appartenir aux deux cultures dans une perspective biculturelle.

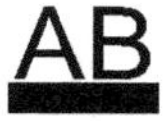

Trois de ces choix (a, b, c) ne reflètent pas la vraie spécificité du biculturel, à savoir qu'il appartient aux deux cultures, au moins en partie. De plus, ils mènent fréquemment à des déchirements personnels, familiaux et sociaux qui laisseront trop souvent de profondes cicatrices. Et pourtant, ces choix sont faits à maintes reprises dans notre monde d'aujourd'hui, monde qui ne sait, ou ne peut, accepter la différence, la double appartenance, le fait que l'on puisse être à la fois A et B. Cette obligation d'appartenance unique, imposée par les cultures, est assumée et amplifiée par les biculturels eux-mêmes, ce qui conduit nombre d'entre eux à s'intégrer coûte que coûte dans une des deux cultures, quitte à rejeter l'autre ou parfois les deux, ou à se retrouver exclus de l'une et de l'autre. Le cas des jeunes Franco-Maghrébins de deuxième et de troisième génération est ici significatif : ils sont souvent rejetés à la fois par la société française qui voit en eux des Nord-Africains et par la société d'Afrique du Nord qui les considère comme des « émigrés » ou des Français. Devant ce double rejet, certains optent pour l'une ou l'autre culture (et font tout pour s'intégrer à contre-courant) tandis qu'une grande partie d'entre eux se marginalise, se disant

« de nulle part », « ni d'ici, ni d'ailleurs », « à cheval entre deux cultures », « à la recherche de leur identité ». (Certains, il est vrai, trouvent une solution à ce problème en s'identifiant à un tout autre réseau, celui de la musique, du théâtre ou du sport, par exemple, ou à un réseau plus vaste, tel que le réseau européen, méditerranéen, etc.).

Il est frappant, d'ailleurs, de relever le nombre de termes négatifs qui caractérisent les biculturels : marginaux, déracinés, hybrides, écartelés, aliénés, ambivalents, sans patrie, expatriés, métissés, caméléons, et même traîtres. Ces qualificatifs reflètent bien le phénomène de double exclusion dont souffre souvent le biculturel. Celui-ci ne cesse de se demander si un jour viendra où les monoculturels pourront l'accepter tel qu'il est, et le laisseront assumer son identité propre – celle d'appartenir à la fois à la culture A et à la culture B (certes, à des degrés divers), tout en étant une synthèse des deux et ayant ainsi sa propre spécificité.

Une solution pour le biculturel est de se regrouper avec d'autres biculturels comme lui (« qui se ressemble, s'assemble ») et de créer ainsi son propre réseau (ou sous-groupe) culturel, où il n'est pas « déchiré » entre deux cultures. Le cas des minorités culturelles aux États-Unis s'inscrit tout à fait dans cette perspective. Elles demandent que l'on respecte leur spécificité et leur identité propres. Certes, un petit nombre d'entre elles demande à être rattaché, tout au moins dans l'esprit, à leur culture d'origine. Mais la très grande majorité exige qu'on reconnaisse leur nouvelle identité de synthèse, celle qui est issue du contact de leurs cultures d'origine et de la culture majoritaire. On entend, par exemple, de nombreux Mexicains-Américains dire, « Nous sommes à la fois Mexicains *et* Américains; nous sommes des Chicanos ; nous avons notre propre spécificité et c'est celle-ci qui doit être reconnue. ». Devant le refus de nombreuses sociétés d'accepter la double appartenance des biculturels, ceux-ci demanderont la reconnaissance de leur nouvelle culture, faite de la combinaison et de la synthèse de deux cultures. Mais pour les biculturels isolés, qui ne sont ni assez nombreux ni assez mobilisés pour exiger cette reconnaissance, ils devront choisir parmi les quatre voies mentionnées plus haut, dont trois ne sont que des pis-aller qui ne reflètent aucunement l'entité biculturelle.

Pour conclure cette première partie, notons que le contact entre plusieurs cultures se fait, en premier lieu, par l'intermédiaire, et à l'intérieur de la personne biculturelle. Cette personne combine et synthétise à des degrés divers les aspects des deux cultures ; elle est, à l'échelon individuel, ce que pourrait devenir une culture de contact. Elle n'est ni la somme des deux cultures en question, ni le réceptacle des deux cultures distinctes, mais une entité qui combine et synthétise les aspects et les traits de ces deux cultures, et ceci de façon originale et personnelle. Elle a donc sa propre compétence culturelle, sa propre expérience, sa propre écologie ; ce n'est que lorsque cette réalité sera comprise et acceptée que l'on pourra enfin découvrir et décrire cette personne, et ainsi l'aider à assumer sa propre spécificité.

2. LES SOURDS BICULTURELS

2.1. Le biculturalisme des personnes sourdes

Il est clair que de nombreux sourds satisfont aux trois traits (ou éléments) distinctifs définissant la personne biculturelle : ils participent, au moins en partie, au monde des sourds et au monde entendant, et ceci, de manière régulière ; ils s'adaptent, du moins en partie, à ces deux cultures ; et ils combinent et synthétisent certaines caractéristiques de chacune d'elles (Grosjean, 1993, 2004).

Reprenons chaque trait et étudions-le plus longuement. Je m'appuierai ici sur une petite enquête menée par Mme Camille Salamin, il y a de cela trois ans en Suisse romande (Salamin,

2003). En se servant d'entretiens semi dirigés (Blanchet, 1996), elle s'est intéressée aux représentations du biculturalisme, ainsi que du bilinguisme, chez un échantillon d'adultes sourds. Ces derniers, au nombre de seize, d'un âge moyen de trente-neuf ans (écart s'étendant de 26 ans à 61 ans) étaient tous bilingues, à des degrés divers, en LSF et en français. Leurs surdités s'étendaient de sévère à profonde et leurs professions étaient diverses (ex. constructeur sur machine, laborantine, étudiant, retraité, enseignant spécialisé, animateur, etc.). Ils ont donné leurs réponses, pour la plupart, en langue des signes.

Participation au monde des sourds et au monde entendant

Delaporte (2002) le dit fort bien dans son ouvrage. Les sourds construisent un monde sourd, mais ils ne peuvent y vivre en permanence. Les membres de leur famille (parents, frères et sœurs, enfants) sont le plus souvent entendants. Leurs collègues de travail sont entendants, comme le sont certains amis. En somme, selon cet auteur, « ils vivent immergés dans un monde entendant, plus immergés que ne l'a jamais été aucune minorité ethnique » (p. 149). Il est évident que des facteurs tels que l'étendue de la surdité dans la famille, le degré de surdité de la personne, le type d'éducation reçue, le degré d'aisance en français, etc. peuvent engendrer plus ou moins de contacts avec le monde entendant, et qu'une partie importante des personnes sourdes a plus d'attaches avec le monde des sourds (ils sont biculturels à dominance sourde). Il est également vrai que certains sourds oralistes, et malentendants, participent plus facilement au monde entendant (ceux-ci sont biculturels à dominance entendante). Mais il est rare de nos jours de trouver un sourd, quelle que soit son attache principale, qui ne participe pas, au moins en partie, aux deux mondes. Comme le confirme Ladd (2003), même si les communautés sourdes ont développé des cultures authentiques, leur existence à l'intérieur d'une culture majoritaire, et le fait que de nombreux sourds grandissent dans des familles entendantes, aboutissent au fait qu'il existe chez eux un certain niveau de biculturalisme. L'enquête de Salamin (2003) confirme ceci : 75 % des sourds interrogés sont en contact avec le monde entendant depuis leur naissance et 75 % également sont entrés dans le monde des sourds pendant l'enfance (le reste pendant l'adolescence). Il y a donc bien contact avec les deux mondes. Selon l'enquête, les activités dans le monde entendant tournent autour du sport, de la famille, de certains amis, du travail, etc. et celles qui relèvent du monde des sourds sont en priorité la fréquentation d'amis sourds, les sociétés de sourds, le sport, et la famille. Les activités dans le monde entendant ne vont pas sans difficultés (problèmes de communication, blocages face à la surdité, isolement, etc.) et elles occupent une place moins importante. Lorsqu'on leur demande d'indiquer le temps passé (en pourcentage) dans chaque monde, pour arriver à un total de 100 %, 50 % des personnes considèrent que la communauté des sourds occupe une place plus importante dans leur vie quotidienne, 25 % voient les deux mondes comme occupant une place égale, et le reste donne une prédominance au monde entendant. Ces pourcentages confirment une dominance culturelle sourde sans pour cela masquer une vie passée également dans le monde entendant.

Adaptation, du moins en partie, aux deux mondes

Les sourds qui fréquentent les deux mondes apprennent à s'y adapter, en partie tout au moins, selon les règles de ceux-ci. Prenons un exemple très simple. En rencontrant un entendant, la personne sourde lui offrira sa main (au lieu de le saluer gestuellement) ; elle se présentera de manière simple (sans faire appel à sa parenté, l'école qu'elle a fréquentée, et les amis qu'ils pourraient avoir en commun); pour attirer son attention, elle ne le touchera pas (contrairement à ce qui se passe entre sourds), et elle gardera une certaine distance tout en cherchant à ne pas trop fixer visuellement la personne entendante (à l'opposé de ce qui se passe lorsque l'on signe) ; en la quittant, elle écourtera l'au revoir, car ceux des entendants sont relativement brefs en général. Dans l'enquête de Salamin (2003), 75 % des interviewés disent ne pas avoir de difficultés à changer de conduite en passant d'un monde à l'autre.

Combinaison et synthèse de certains traits de chacun des deux mondes

Ce dernier trait, rappelons-le, concerne certaines caractéristiques (attitudes, croyances, valeurs, comportements, etc.) issues de l'une ou de l'autre culture (c'est la partie combinaison) tandis que d'autres n'appartiennent plus ni à l'une ni à l'autre, mais sont la synthèse des deux. C'est cet aspect de synthèse qui a besoin d'être étudié d'une manière plus approfondie dans le biculturalisme des sourds – aucune question n'a été posée là-dessus dans l'enquête de Salamin (2003) – et pour l'instant nous n'avons que des anecdotes pour l'illustrer. Par exemple, Mudgett-DeCaro (1996), personne entendante dont les parents sont sourds, bilingue langue des signes – anglais, et biculturelle depuis la naissance, évoque le fait qu'elle regarde parfois trop intensément les personnes entendantes. Est-ce le résultat de la compétence qu'elle possède (ce qui confirmerait l'idée de synthèse) ou est-ce plutôt une interférence de son côté « sourd » (issu de la performance donc) ? La question reste posée.

Nous avons jusqu'ici pris en considération les trois traits qui caractérisent, selon nous, la personne biculturelle, et les avons appliqués, sans difficulté, aux personnes sourdes. Il est intéressant de s'arrêter un instant pour observer comment ces dernières se représentent, elles, leur biculturalisme.

À la question « Qu'est-ce que le biculturalisme pour vous ? », l'enquête de Salamin (2003) a obtenu les résultats suivants, entre autres : 57 % indiquent « avoir deux cultures », 18 % disent « s'adapter à deux cultures », et 12 % indiquent « avoir intégré les deux cultures ». Nous retrouvons donc, en partie tout au moins, les trois traits proposés dans cet article malgré le fait que le phénomène du biculturalisme soit beaucoup moins connu que celui du bilinguisme.

Quant aux avantages du biculturalisme, les interviewés de Salamin énoncent, dans l'ordre, l'ouverture d'esprit, la richesse du savoir, l'ouverture sur les cultures, une meilleure intégration, une facilité de contact, entre autres.

Quant aux inconvénients, on y trouve le fait qu'il est difficile de s'adapter et que l'on peut se retrouver entre deux cultures. Notons, cependant, que 22 % des interviewés pensent qu'il n'y a pas d'inconvénients liés au biculturalisme. D'ailleurs, 88 % d'entre eux se considèrent comme biculturels, et 93 % indiquent que les enfants sourds devraient grandir biculturels.

Avant de terminer cette section, énumérons deux grandes différences avec le biculturalisme que l'on trouve chez les entendants. Premièrement, les sourds deviennent biculturels en s'acculturant souvent assez tardivement à la communauté des sourds (ce qui deviendra pour beaucoup leur communauté dominante), acculturation qui a lieu dans l'enfance ou l'adolescence, ou même à l'âge adulte. En effet, nous savons que 90 % d'entre eux ont des parents entendants qui, malheureusement, ne les dirigent pas souvent vers le monde des sourds, et la langue des signes. Par contraste, l'enfant entendant, futur biculturel, vient au monde dans la culture qui sera normalement dominante dans sa vie. Une deuxième différence concerne justement cette dominance. Comme nous l'avons vu, les sourds biculturels passent la plus grande partie de leur vie dans une des deux cultures, celle des sourds, lorsqu'ils ont eu la chance d'y être acculturés. Chez les biculturels entendants, nous trouvons une plus grande variété : dominance de la culture A, dominance de la culture B, ou équilibre entre les deux (ce qui est tout de même assez rare).

2.2. Identité et biculturalisme chez les sourds

Nous avons vu que les biculturels choisissent, parfois après une longue démarche personnelle, de s'identifier à une seule culture (la culture A ou la culture B), à aucune des deux (ni A ni B), ou aux deux (A et B). Nous avons vu également que seule la dernière solution reflète pleinement leur biculturalisme. Cela est vrai des personnes sourdes. Dans l'enquête de Salamin (2003), à la question, « Vous identifiez-vous aux deux mondes ou à un seul », 56 % s'identifient aux deux communautés, 38 % à la seule communauté des sourds, et 6 % se sentent entre les deux. Pour arriver à cet état de fait, ils ont pris en considération, comme tous les sourds confrontés à cette question, divers facteurs dans leurs choix tels que leur degré de surdité, leur parenté, leur éducation, leurs réseaux de connaissances, leurs compétences en langue des signes et dans la langue majoritaire, leur sentiment d'acceptation ou de rejet par les deux mondes (sourds ou entendants), leurs propres besoins identitaires, etc.

Après un cheminement qui peut être long, et parfois bien difficile, les personnes sourdes aboutissent enfin à l'un des quatre choix : une identification avec la seule culture sourde, une identification avec le seul monde entendant, une identification avec aucune des deux cultures (reflétée par le « entre les deux » de l'enquête de Salamin), ou une identification, certes à des degrés divers, avec les deux mondes, celui des sourds et celui des entendants.

Devant le biculturalisme présent chez de très nombreux sourds, il est regrettable que les trois premiers choix aient lieu. Prenons quelques exemples :

• Les malentendants ont des attaches avec les deux mondes et pourtant se sentent souvent rejetés par ceux-ci. Certains choisissent de s'identifier au seul monde des sourds en apprenant la langue des signes et en « coupant les ponts » avec leur passé « entendant », d'autres ne se sentent pas accueillis dans le monde des sourds, malgré l'effort de certains à apprendre la langue des signes et à s'acculturer dans ce monde, et optent donc pour le monde des entendants ; d'autres encore se réfugient derrière un refus des deux cultures.

• Un autre exemple concerne les sourds oralistes qui découvrent tardivement le monde des sourds et la langue des signes. À nouveau, bien que biculturels de facto, certains rejettent catégorique-ment leur passé oral et se réfugient dans leur nouveau monde. Combien de sourds ont symboliquement éteint et enlevé leurs appareils et /ou implants pour marquer cette nouvelle identification ? Et pourtant, en tant que biculturels, selon les trois traits distinctifs décrits ci-dessus, ils mériteraient de pouvoir se dire membres du monde entendant et du monde des sourds, même s'ils préfèrent le deuxième.

• Un troisième exemple touche aux devenus sourds qui doivent souvent faire de gros efforts pour apprendre la langue des signes et s'intégrer dans le monde des sourds. Mais ils sont trop souvent catégorisés comme simples sourds oralisants (des sourds-parlants donc) par les membres de la culture sourde et ainsi marginalisés.

• Un dernier exemple concerne certains entendants, tels que les enfants entendants de parents sourds, les interprètes, les parents signeurs d'enfants sourds, les amis des sourds, qui hésitent à s'identifier aux deux cultures, sourde et entendante, alors qu'ils sont bien biculturels, certes avec une dominance culturelle pour le monde entendant. Eux aussi devraient pouvoir se dire A et B, membres du monde des entendants et de celui des sourds.

2.3. Quelques mots pour l'avenir

Pour terminer, je souhaiterais proposer quatre mesures qu'il faudrait prendre pour que plus de sourds deviennent biculturels et qu'ils choisissent ensuite de s'identifier aux deux cultures, même si, chez certains, on notera une préférence pour l'une des deux.

Continuer à lutter pour que le monde entendant reconnaisse la langue des signes et la communauté des sourds

Tant que la langue des signes et la communauté des sourds ne seront pas reconnues par l'ensemble des acteurs de la vie de l'enfant sourd (parents, médecins, orthophonistes, éducateurs, etc.), et que le droit de cet enfant à apprendre cette langue et à fréquenter cette communauté ne sera pas accepté (Grosjean, 2000), nous continuerons à voir des personnes sourdes et malentendantes passer à côté du biculturalisme, au moins pendant leurs premières années.

La renaissance de la langue des signes et de la culture sourde, à la fin du siècle dernier, n'est pas encore suffisamment ancrée dans le monde entendant ; nous devons donc continuer le combat en faveur de cette minorité et de sa langue.

S'assurer que l'ensemble les enfants sourds découvrent leurs deux cultures

Même avec la reconnaissance de la culture sourde et de la langue des signes, certains enfants n'y ont pas accès. Il est crucial donc de donner la possibilité à tous les enfants et adolescents sourds d'apprendre à connaître les cultures auxquelles ils appartiennent (la culture des sourds et celle des entendants), afin qu'ils puissent partici-per à la vie de chacune d'elles et s'identifier à elles. Cela vaut pour les deux langues, la langue majoritaire et la langue des signes. C'est le devoir des parents, des membres de la famille, des éducateurs et des membres des cultures concernées de les accompagner dans cette démarche et de s'assurer que ce processus s'engage le plus tôt et le plus harmonieusement possible.

Comme l'écrit Susan Searls dans Searls et Johnston (1996), tous deux professionnels sourds à l'école pour sourds de Rochester, New York, et parents d'enfants sourds : « Je pense qu'aujourd'hui, en tant que parents, nous voulons que nos enfants connaissent et profitent à la fois du monde des sourds et du monde des entendants ». À la fin, en tant qu'adultes, même si ces enfants choisiront peut-être une seule langue et une seule culture, à la place des deux, ils le feront au moins en toute connaissance de cause.

Accepter la diversité de la communauté des sourds

L'objectif ici est que davantage de sourds acceptent leur identité biculturelle, leur appartenance aux cultures entendante et sourde. Mais le peuvent-ils ? Les recherches de ces vingt dernières années ont probablement trop mis l'accent sur les « vraies personnes sourdes » ce qui a eu pour résultat l'isolement de nombreux sourds et malentendants dits « périphériques ». Or, combien de sourds aujourd'hui sont nés de parents sourds, sont sourds profonds, ont acquis la langue des signes à la maison dès la petite enfance, ont suivi une scolarité dans un établissement pour sourds, et ont d'autres sourds dans la famille ? La notion de centre et de périphérie, éventuellement utile pour des recherches scientifiques, ne reflète pas la réalité d'aujourd'hui, à savoir la grande diversité que l'on trouve dans le monde des sourds. Emerton (1996), sociologue et maître de conférences sourd au NTID à Rochester, New York, le dit clairement. Les personnes sourdes sont beaucoup plus hétérogènes que par le passé et ne peuvent plus être catégorisées comme simplement enten-dantes ou sourdes, oralistes ou utilisatrices de la langue des signes. Il explique que des personnes qui ont grandi dans la tradition oraliste utilisent maintenant la langue des signes sans problème, et il soutient que les personnes malentendantes ne devraient plus devoir choisir entre être entendantes ou sourdes. Il ajoute qu'avec le besoin accru d'interprètes, de nombreux entendants ont de bonnes connaissances de la langue des signes. Il rappelle qu'aujourd'hui, la plupart des jeunes sourds grandissent dans un environnement d'intégration. Certains d'entre eux sont exposés à la culture sourde par le biais de stages et d'autres programmes, d'autres découvrent le monde des sourds après avoir terminé leur scolarité obligatoire, en entrant dans une formation professionnelle. Il conclut que pour le meilleur et pour le pire, ces vingt dernières années ont vu des changements fondamentaux dans la structure sociale et dans le comportement des personnes sourdes.

Enfin, mieux comprendre, et mieux faire comprendre, la personne biculturelle

Comme nous l'avons vu, cette personne combine et synthétise à des degrés divers les aspects des deux cultures ; elle est, à l'échelon individuel, ce que pourrait devenir une culture de contact. Elle n'est ni la somme des deux cultures en question, ni le réceptacle des deux cultures distinctes, mais une entité à part entière et originale. Elle a donc sa propre compétence culturelle, sa propre expérience, et sa propre écologie. Ce n'est que lorsque cette réalité sera comprise et acceptée par les chercheurs et les membres des sociétés « monoculturelles » que l'on pourra enfin découvrir et décrire cette personne, et qu'on lui permettra d'assumer sa propre spécificité, que ce soit dans le monde des entendants ou dans celui des sourds.

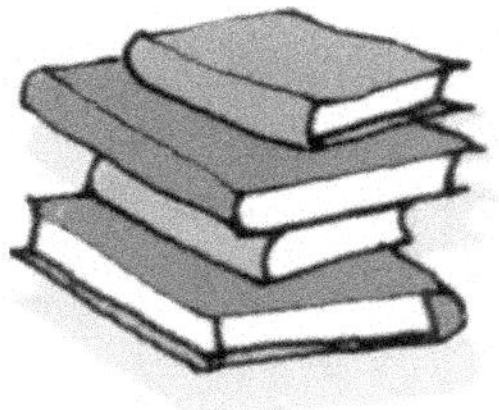

Bibliographie

Blanchet (A.), 1996, *L'enquête et ses méthodes : l'entretien*. Paris, Gallimard.

Delaporte (Y.), 2002, *Les sourds, c'est comme ça*. Paris, Éditions de la Maison des sciences de l'homme, « Ethnologie de la France ».

Emerton (E. G.), 1996, Marginality, biculturalism and social identity of deaf people, dans Parasnis, I. (dir.), *Cultural and Language Diversity and the Deaf Experience*, 136-145. Cambridge University Press.

Grosjean (F.), 1983, Quelques réflexions sur le biculturalisme, *Pluriel*, 36, 81-91.

— 1993, La personne bilingue et biculturelle dans le monde des entendants et des sourds, *Nouvelles pratiques sociales*, 1, 69-82.

— 2000, Le droit de l'enfant sourd à grandir bilingue, *Surdités*, 3, 90-93.

— 2004, Bilinguisme, biculturalisme et surdité, dans A. Gorouben et B. Virole (dir.), *Le bilinguisme aujourd'hui et demain*, 51-70. Paris, Éditions du CTNERHI.

Ladd (P.), 2004, *Understanding Deaf Culture : In Search of Deafhood*. Clevedon, Multilingual Matters.

Padden (C.), Humphries, (T.), 1988, *Deaf in America : Voices from a Culture*. Cambridge, Mass, Harvard University Press.

Mudgett-DeCaro (P.), 1996, On being both hearing and deaf : my bilingual-bicultural experience, dans I. Parasnis (dir.), *Cultural and Language Diversity and the Deaf Experience*, 272-288. Cambridge : Cambridge University Press.

Salamin (C.), 2003, *Le bilinguisme et le biculturalisme des personnes sourdes : description, représentations et comparaison avec des personnes entendantes*. Mémoire pour l'obtention du diplôme d'orthophonie-logopédie, Université de Neuchâtel.

Searls (C.), Johnston, (D), 1996, Growing up deaf in deaf families : two different experiences, dans I. Parasnis (dir.), *Cultural and Language Diversity and the Deaf Experience*, 201-224. Cambridge : Cambridge University Press.

Virole (B.) (dir.), 2000, *Psychologie de la surdité.* Bruxelles, De Boeck Université.

Joël Chalude

Comédien

Fragments d'identité

Résumé

Le biculturalisme et le bilinguisme, mythes ou réalités ? S'appuyant sur son parcours personnel et professionnel chaotique, Joël Chalude tente ici d'apporter des absences de réponses à des questions non posées, résumant par là l'inaptitude chronique des hommes à la communication…

Lors de la journée d'études du 25 novembre, cette contribution a été illustrée par un extrait de son dernier spectacle.

On associe généralement bilinguisme et biculturalisme. Concernant les sourds, la question mérite d'être posée. N'étant évidemment pas expert en sciences cognitives, je m'en tiendrai à mon expérience personnelle et professionnelle, à savoir d'un sourd supposé bilingue-biculturel et d'un formateur à la langue des signes.

Être bilingue, c'est – idéalement du moins ! – maîtriser de la même manière deux langues jusqu'à pouvoir jeter des passerelles entre elles, pratiquer leur permutation ou leur interaction, voire leur interpénétration. Par parenthèse, cette superbe définition ne concerne pas le français signé dont la cohérence éventuelle n'est possible que pour les seuls sourds oralisés et dotés d'une grande capacité de synthétisation. C'est-à-dire, pour ceux qui ne se gargarisent pas de mots : capacité à organiser la synthèse des informations orales et signées au fur et à mesure de leur irruption dans notre espace de communication. Autant dire que les heureux élus doivent se compter sur les doigts d'une main…

Côté surdité puisque nous y sommes, deux approches se disputent le beau concept de bilinguisme : langue des signes/français écrit d'une part, langue des signes/langue orale d'autre part.

Il est dommage que ces approches aient une forte connotation idéologique qui empêche le débat d'idées ! En fait, elles se valent dès lors qu'elles ne se croisent pas : les sourds ne peuvent tous prétendre à l'oralisation, encore moins à l'oralisation parfaite et sont donc en droit de revendiquer un bilinguisme langue des signes/français écrit. Mais bon, on est en France, pays où la liberté et la fraternité se heurtent malencontreusement à l'égalité... Tout le monde dans le même bateau, s'il vous plaît !

Je n'évoquerai ici ni les bienfaits ni les méfaits de l'intégration, du LPC, de la prothétisation ou de l'implant cochléaire, pas question de me faire massacrer par leurs tenants ou leurs détracteurs, j'ai déjà donné...

Reste qu'il y a une population croissante de sourds qui accède, de fait, à l'oralisation. Crise identitaire aidant, ceux-là vont « entrer » ultérieurement en langue des signes pour marquer un territoire dont ils jugeront, à tort ou à raison, avoir été dépossédés d'office. La rencontre de ces jeunes oralisés avec la langue des signes est d'abord une chance pour cette dernière, car ils vont ressentir le besoin d'en élargir les frontières, lexicales en premier lieu, conceptuelles ensuite.

En même temps se crée une sorte de dichotomie cognitive (le mot est inapproprié, mais la langue française ne l'est-elle pas quelquefois s'agissant d'un univers aussi inédit que la surdité ?) où l'iconique et le conceptuel vont tant bien que mal s'équilibrer.

Le sourd bilingue ne l'est en tant que tel que s'il assume de façon consciente et organisée ce rapport nécessairement antagonique entre le langage du corps et la langue des idées. Autrement dit, s'il distingue et complète à la fois ces deux interactions au monde dans lequel il évolue ou qu'il voit évoluer.

Pour comprendre mon point de vue – lequel sera forcément perçu comme, au choix : une élucubration d'artiste, la vision réductrice d'un militant, ce que je ne suis plus depuis longtemps, un absurde déni de l'évolution des connaissances scientifiques, etc. Toutes les propositions en ce sens sont acceptées, on est en démocratie, je le rappelle ! – je soumets à votre attention, je l'espère éclairée, les observations que j'ai pu faire en plus de vingt ans de curiosité jamais lassée : « contraint » par son rapport iconique originel au monde, le sourd développe de facto un raisonnement linéaire. On devrait le savoir (mais c'est fou le nombre de gens, même instruits, qui l'ignore !) : l'enfant perçoit déjà des sons dans le doux confort du ventre maternel, il bénéficie (j'allais dire : « il subit », mais je me méfie des conventions du français !) de stimulus sonores qui, d'une certaine façon, le préparent à son devenir d'entendant… Il ne lui reste plus, en débarquant parmi nous, qu'à organiser, sur le double canevas reptilien et limbique, le principal lien inter sensoriel civilisateur, en l'occurrence le combiné audition/vision.

Quant à nous les sourds, nous devons très vite nous accommoder du caractère restrictif de notre seul référent spatiovisuel et essayer de nous ajuster à une norme que nous n'intérioriserons jamais, et pour cause… Car la norme s'élabore dès – et même avant ! – la naissance : nous procédons tous par imitation et nous n'évoluons que par comparaison, jamais de façon analytique, raisonnée, distanciée. Nous sommes des acteurs, presque toujours mauvais, d'un jeu de miroirs dans lequel chaque autrui nous reflète d'autant mieux que nous n'y voulons pas voir notre déprimante vacuité. En fait, nous sommes tous des solitaires qui nous inventons à tout prix une société dans laquelle nous espérons trouver notre place et cette place, nous croyons la garantir en altérant nos singularités, nos différences. Nous sommes un conglomérat de Mac'Do esseulés qui avons renoncé à nos saveurs propres pour être au goût du plus grand nombre…

De ce qui pourrait être un atout du cœur, un supplément d'âme, une promesse de soi : la langue des signes, cette langue du corps qui est le langage des rencontres – une poignée de mains pour se saluer, une embrassade pour dire sa tendresse, une inclinaison du buste pour exprimer sa révérence, des sourcils en accents aigus pour dire son amicale inquiétude – la norme, la fameuse norme! fait une gangrène de l'intelligence, du savoir et de la culture qu'il faut amputer au plus vite, au plus tôt. Car, disent nos – de plus en plus – nombreux exégètes de la pensée unique qui sévit hélas ! également aux dépens du microcosme sourd, le « logos » d'Aristote est en danger : réhabilitons vite la connexion entre pensée et parole ou c'est le concept même de l'Homme qui s'en trouvera ébranlé !

Loin de moi l'idée de m'opposer à cette antienne aristotélicienne, on n'y trouve pas que du mauvais, mais je voudrais que l'on prenne tout de même le temps de se pencher sur l'enfant sourd tel qu'il se présente à nous et non tel que d'aucuns en souhaitent un rapide verrouillage pour complaire à notre frénésie sociétale du zapping.

Non, l'enfant sourd n'est ni un jeu vidéo, ni un iPod, un mobile G3 ou un écran plasma. Non, l'implant cochléaire, pour ne citer que cette indéniable innovation technique, n'est pas une oreille qu'on télécharge d'un simple clic de souris.

Non, la prothèse auditive à qui je dois du reste beaucoup – y compris de sacrés maux de tête ! – n'est pas un logiciel *Word* ou *Photoshop*.

Le sourd est une personne, on l'oublie trop souvent. Et l'enfant sourd est une personne qui requiert de la part de tous, à commencer par les parents, un investissement considérable en amour, en écoute (eh oui !), en ténacité et en convictions. Il n'y a pas de logiciel pour cela…

Digression faite, je reviens sur la question du raisonnement linéaire. Petit schéma qui, c'est évident, va faire sourire les pontes des neurosciences, mais encore une fois, on est en démocratie, n'est-ce pas, et même les imbéciles votent…

Premier acte de la vie : on s'informe. Comment ? Le bébé douillettement installé dans son berceau voit se pencher au-dessus de lui de drôles de zigotos qui lui adressent des grimaces en tous genres tout en débitant des banalités dans des registres qui, se voulant spirituels, vont être sauvés par des intonations supposées ad hoc : « Oh, qu'il est mignon ! Tout le portrait de son père ! Meuh non, qu'est-ce que tu racontes ? Tu ne vois pas qu'il ressemble à sa maman ? ». Et puis, le coup de grâce : « Alors, sûr ? C'est toi le père ? Parce qu'on jurerait qu'il a les yeux du facteur ». Ou du plombier. Ou du voisin. Cerise sur le gâteau, tous ces échanges plutôt gnan-gnan (je vous mets au défi de me rapporter des propos plus élevés dans ces cas de figure !) provoquent les risettes de bébé. Réaction immédiate :

« Oh, regardez ! Il est craquant quand il rit ! » « T'as vu ses fossettes ? C'est mignoooooon ! Tout le portrait de son père ! » Et c'est reparti pour un tour…

L'enfant établit, certes confusément, des interactions entre ce qu'il entend et ce qu'il voit. Le bain de langage se met en place et, avec lui, les stratégies relationnelles : il va multiplier les sollicitations dirigées afin d'obtenir la reproduction d'expressions combinées visuel/audition qu'il aura plus particulièrement apprécié chez tonton Pierrot ou tatie Bérénice, sans oublier surtout sa Maman chérie, celle dont il a gardé la trace mémorielle de la si rassurante voix et de ce regard d'infinie tendresse plongé dans ses yeux encore indécis.

L'enfant s'informe.

Et se forme donc. Il structure son rapport au monde en opérant des va-et-vient de plus en plus resserrés entre les grilles auditive et visuelle. Et plus il engrange d'informations, plus sa structure se densifie, se complexifie, pour parler comme ma mère…

Il passe à la troisième étape de sa construction : il globalise, c'est-à-dire qu'il accumule du matériau sans discernement véritable, au premier degré si vous préférez.

Quatrième étape : la contextualisation. Car il va être confronté à ce que j'appelle la loi de perspective : plus nous avançons dans la connaissance, plus notre perspective s'élargit. Jusqu'à ce que se produise le point de rupture, l'impossibilité pour nous d'accentuer encore un peu plus le grand écart cognitif...

L'enfant va alors effectuer ses premières sélections selon un arbitraire évidemment affectif, je dirais reptilien. De la masse d'informations où il a longtemps pataugé, il retiendra les éléments récurrents de son histoire dont il inventera au fur et à mesure des tenants et des aboutissants, une logique à ses yeux suffisamment forte pour lui éviter de chuter trop souvent et donc de demeurer indéfiniment vulnérable face aux agressions du quotidien.

Cinquième étape : il relativise. Ce qu'il a retenu en contextualisant les événements auxquels il a pu être confronté, il les met en balance. En s'aidant, par exemple, de sa poupée : « Tu fais que des bêtises, c'est très mal ! Vilaine ! Tiens, ça t'apprendra (fessée) (voix de la poupée) Aïe, maman, ça fait mal ! (moi, serrant la poupée dans mes bras) Ma chérie, ça te fait du bien parce que c'est très mal ce que tu as fait. Et puis, ce n'est pas si grave, parce que je t'aime et ça, c'est le plus important ! La fessée, c'est rien du tout, et en même temps, ça te fait réfléchir, tu comprends. Et puis, je t'aurais pas donné de fessée si je t'aimais pas ». (D'une petite fille de quatre ans. Certifié authentique.)

Relativiser, c'est d'abord se protéger des aléas du monde au-delà du fameux stade reptilien qui est tout de même un peu long à écarter de son parcours de petit d'homme !

Sixième étape : il découvre la contradiction. Au copain, il dit : « T'es con, toi ! ». Il peut arriver, miracle ! que le copain, plutôt que d'aller pleurnicher dans les jupes de sa mère, ou de sa maîtresse ou de tatie Bérénice, lui réplique : « Et toi ? T'es pas con, peut-être ? ». Il y aura sûrement une vilaine bagarre, mais on peut imaginer le débat ultérieur dans la tête du gosse : « Je l'ai traité de con, ça me paraissait tellement évident, et lui, il me retourne ça aussitôt. Où est-il allé chercher que j'étais un con puisque le con, c'est lui ? ». Et ainsi de suite. Pour peu que le gosse s'en ouvre à sa mère, son père ou un proche de confiance et que celui-ci aura l'intelligence de la situation, il intégrera la contradiction dans son système d'analyse. Évidemment, si on lui sort une réponse toute faite du genre : « Fais pas attention, c'est un con ! », il aura du mal à étoffer sa sagacité potentielle...

Continuons le gymkhana de l'entendant.

De la contradiction naît l'argumentaire. Pas question de laisser ce litige en souffrance ! Le coup de poing n'ayant pas permis d'apurer le contentieux, il faut donc élever le débat. Revoyons la séquence : « T'es con, toi ! ». « Et toi, t'es pas con, peut-être ? ». Réponse argumentée : « Qu'est-ce qui te fait dire que je suis con, hein ? ». Et hop ! Avec un peu de chance, on a un échange fructueux et une bonne sensibilisation à la démocratie. On peut rêver, non ?

La boucle est bouclée lorsque l'argumentaire participe à son tour de la construction de l'enfant. Car, l'argumentaire est une information en soi qui relance la formation, laquelle résulte d'une agglomération d'apprentissages et s'affine par la capacité à contextualiser, etc. Rassurez-vous, le disque n'est pas rayé.

Prenons maintenant un enfant sourd dans la même situation. Papa, Maman, tonton Pierrot, tatie Bérénice se penchent sur son berceau. Bébé assiste à un spectacle de grimaces, mimiques et autres gesticulations bizarres qu'il n'aura pas le privilège d'associer instantanément au concert d'intonations y afférentes. L'information qu'il reçoit porte sa charge de violence en ce qu'elle n'est jamais policée par le commentaire. Un peu comme ces reportages dont le commentaire crée la distance avec l'horreur d'une guerre. Sur fond de maisons dynamitées, de passants affolés sous la mitraille, de cadavres trimballés à bouts de bras, d'enfants en pleurs et de kalachnikovs en fête, on entend : « Pendant que se poursuivent les affrontements, la négociation semble prendre une tournure favorable qui laisse à espérer en une rapide et heureuse conclusion ». Notre capacité d'indignation s'émousse vite, forcément. Nous pouvons finir tranquillement notre gratin d'aubergines, nous avons fait la part des choses...

Exemple d'un Papa ou d'une Maman qui dirait à son gosse : « Attention, je vais me fâcher ! Je compte jusqu'à trois et c'est la fessée. Un... Deux... » Le visage se fait menaçant, certes, mais le gosse sera surtout sensible à la montée en puissance de la menace proprement dite qui s'exprime par le « travail » d'intonations. Il va graduer de lui-même le danger et saura obtempérer – enfin, je suppose... – à temps. L'enfant sourd ne voit, lui, qu'un visage menaçant qui réduit la requête du Papa ou de la Maman à une pure « bellicosité ». Il n'a aucun recul, aussi bien émotionnel que physique et cela lui restera toute sa vie. Avez-vous remarqué que la plupart d'entre nous ont souvent des attitudes agressives, reptiliennes (encore) ?

À quel moment l'enfant sourd va-t-il contextualiser, relativiser, argumenter, s'armer face à la contradiction, développer une dialectique ? Bref, survivre idéalement ?

Je connais déjà la réponse de certains : l'implant cochléaire dès le berceau ! Et pourquoi pas dès la période intra-utérine pendant qu'on y est, puisque tout commence là ? Bon, on se calme. Ce qu'on oublie de dire, c'est qu'il n'y a pas de norme applicable à cette « problématique ». L'implantation reste une réparation. Or, et je l'ai écrit dans mon livre *Je suis né deux fois* (c'est ma page pub !) : « toute réparation conduit à l'obsolescence du produit sur lequel on intervient. Il en va de la surdité comme d'une automobile : les pièces d'origine sont généralement les plus fiables »...

Raisonnement linéaire ! Revenons-y.

Pour le sourd, les images parlent d'elles-mêmes et c'est de leur succession obligée que nous tirons la cohérence de notre explication du monde. Superposer, juxtaposer ou empiler des images, c'est brouiller d'emblée notre grille de lecture. Nous ne savons pas englober, globaliser. Nous restons confinés au détail, à la description, nous procédons souvent par élimination, car nous ne pouvons pas toujours stocker les informations qui nous parviennent, elles sont évidemment chaque jour trop nombreuses.

On pourrait également évoquer les inconvénients des anciennes méthodes syllabiques exercées par les orthophonistes. Prenons le mot *chapeau* : l'enfant, qui n'a déjà pas le premier mot articulé pour comprendre ce qu'on attend de lui, et n'a pour tout encouragement que le décodage affectif de l'insistant sourire maternel, se voit mettre sous le nez l'image d'un chapeau accompagné de son intitulé. Un casque sur les oreilles lui envoie des sons incongrus, il devine d'autant mieux que ces sons proviennent des lèvres de l'orthophoniste, que celui-ci (ou celle-ci) lui tient fermement le menton vers lui (ou elle). La simultanéité du mouvement labial et des rafales sonores lui fournit une indication précieuse et c'est déjà ça ! Mais, si le comment est à peu près institué, le pourquoi fait toujours défaut. Or, il n'est de comment utile que si le pourquoi est compris.

Des heures, des jours durant, l'enfant va tenter de s'approprier le *CH* de *chapeau*. Quand il y parvient enfin, c'est d'abord la victoire de l'orthophoniste, et par ricochet, celle de la maman, qui éclate : un large sourire, voire un grand rire soulagé, le diaphragme qui se libère, les épaules qui se détendent enfin, et ce hochement frénétique de tête de la maman à son bambin ! L'enfant attribue alors au *CH* une singulière valeur. On passe à la lettre *A*, nouveau chemin de croix, parfois douloureux, parfois joyeux, presque toujours inexpliqué... Avec, à chaque fois, l'impression confuse que la syllabe conquise est un nouveau totem. Quand, après le *P* arrive la dernière syllabe de chapeau, le sésame du mot tout entier... il y a belle lurette que l'enfant entendant du même âge en a saisi toute la signification, toute l'utilité et toute la pratique.

L'orthophoniste d'aujourd'hui est certes beaucoup plus ludique et il bénéficie à cet égard d'une technologie pointue ! Je pense, par exemple, à ce jeu informatique où un personnage contourne des obstacles grâce aux productions vocales de l'enfant sourd. Épatant ! Mais, le résultat reste le même : la conquête du phonème au détriment de la conquête du vaste monde...

Les explications de ce fonctionnement linéaire sont multiples, mais toutes induites par l'iconicité du sourd : la prééminence, je dirais presque reptilienne, de la syllabe sur le mot, du mot sur la phrase, de la phrase sur ce qu'elle narre, de la narration sur le contexte, et ainsi de suite. Reptilienne en ce que le travail accompli par l'enfant se fait sous une menace ou une autre, menace de rompre le sortilège renouvelé du sourire maternel, c'est-à-dire la seule expression claire de leur histoire d'amour, menace de ne plus retrouver l'émotion brute du grand rire soulagé, du diaphragme qui se libère, des épaules qui se relâchent, menace d'être reconduit vers cette nuit d'avant l'invention du feu...

Privés du Commentaire qui nous élève majestueusement vers le limbique, nous demeurons prisonniers de nos peurs irraisonnées et ne pouvons plus espérer atteindre au cortex !

Lyrique, hein. N'oubliez pas que je suis homme de spectacle !

L'acquisition du français sera toujours tardive, même dans les cas de surdité accidentelle. Ainsi, j'ai été victime d'une anoxie à la naissance (autrement dit, je n'ai pas respiré), mais j'ai entendu dans le ventre de ma mère (ça valait le coup parce que mon père était première basse à l'Opéra et ma mère pianiste !)

Il m'était relativement aisé d'accéder à la langue française : une simple surdité sévère-profonde à la naissance (je me demande pourquoi sévère, j'ai toujours été un joyeux drille...), une famille de musiciens certes pauvres, mais d'un bon niveau culturel et dotés tout à la fois d'excellentes dispositions pédagogiques et d'une disponibilité sacerdotale ! Ajoutez à cela une passion dévorante pour la lecture, et vous avez réuni au-dessus de mon berceau tous les ingrédients pour un rapport optimal à la langue française !

Surprise : le français est une greffe qui a plus ou moins bien pris. Mon « corpus » (encore des guillemets, on n'en sort plus !) est resté celui d'un sourd, en l'occurrence spatiovisuel, iconique, gestuant, corporel. Au choix. Pour que se formalise ma pensée, je dois impérativement l'exprimer. Il est rare qu'elle s'organise en amont. C'est dans la dynamique du verbe « dit » que s'agencent les éléments de ma réflexion.

On voit très souvent deux sourds signer en même temps. Le récepteur accompagne systématiquement le propos de l'émetteur de commentaires qui lui permettent de « cerner » sa propre opinion. Ce serait en quelque sorte l'équivalence du commentaire implicite de l'entendant, celui-là à peine ponctué d'un léger hochement de tête qui peut être dubitatif, perplexe, connivent ou autre.

Avez-vous remarqué, à ce propos, combien l'implicite, le sous-jacent, le présupposé, le signifiant, l'ellipse, la parabole, l'euphémisme, l'axiome, l'extrapolation, l'hypothèse, la déduction, la spéculation et tutti quanti peuvent être absents de notre cognitivité ?

Mais, comment ouvrir le sourd à cet univers magique d'outre-monde, où se jonglent les idées, les mots et s'élaborent des vues qui sont d'esprit, des visions qui sont d'ensembles, se rencontrent des impertinents pleins de perspicacité, des fous à l'évidente sagacité, des caractères bien trempés, de fortes têtes et des têtes bien faites. Pour chacun, il faudra au sourd une explication qui, loin de contribuer à son bien-être mental, alourdira le fardeau de son rapport à la langue française, langue ardue, subtile, esthète au point... de valoir presque 30 % d'illettrés en France et 60 % sur l'ensemble des sourds prélinguaux (dont 80 % chez les sourds profonds). Langue de diplomates, en fait, par opposition à l'anglais, langue de commerce… La futile élégance face à la brutale efficacité. Dessinez donc le mot « concept » ou le mot « abstrait » sur une feuille de papier, ne serait-ce que pour l'expliquer à un sourd.

En donner une représentation, c'est tout simplement en dénier la nature…

On peut toujours tenter de l'illustrer verbalement à coups d'exemples et en potassant son dictionnaire ! Traduire le terme « sous-jacent » comme quelque chose qui ne se manifeste pas clairement.

- Ah ? Alors, la CFDT est sous-jacente ? Ben quoi, à propos des intermittents du spectacle ou des 35 heures, par exemple…

- Meuh non, « sous-jacent » veut dire : qui n'est pas clair.

- Ah d'accord ? Y a qu'à acheter une lampe de 60 watts, on verra mieux !

- Meuh non ! « sous-jacent », ça veut dire un peu ambigu, quoi…

- Et c'est quoi, « ambigu » ?

- Ben, « incertain ».

- Ah d'accord ! Donc, si t'es pas sûr de venir à mon anniversaire samedi prochain, t'es ambigu, c'est ça ?

- Meuh non ! Ça, c'est : « pas sûr ». Tu piges ?

- « Pas sur » quoi ?

- Meuh non ! Là, y a un accent circonflexe, c'est pas pareil.

- « Incertain » et « pas sûr », c'est pas pareil à cause d'un accent circonflexe ? Purée, z'êtes drôlement ambigus, vous les entendants !

Je plaisante ? Pas tant que ça, même si l'humour permet de désamorcer bien des désarrois…

Comment faire se rencontrer deux manières radicalement différentes de penser le monde, l'une par la langue française, l'autre par la langue des signes ?

Il n'y a pas de réponse et pas de solution autre que celle de l'empirisme. Agir, non selon des critères généralistes, une vision unilatérale, médico-clinique en somme, de la norme, mais parce qu'en faisant le choix d'être parent, on doit en assumer les conséquences : un enfant est fondé à être un idéal aussi longtemps qu'il relève de l'intention, du projet ou du fantasme. Une fois réalisé, cet enfant nous renvoie à nos terreurs initiales, celles de l'exclusion, la nôtre d'abord, celle de se voir soudain nié, dénié et renié du monde parce que notre enfant ne sort pas du kit prêt-à-porter, parce que sa différence, quelle qu'elle soit, va forcément incommoder, altérer le rapport de soi à l'autre qui est, vous l'avez compris, le rapport de soi à soi.

N'est-il pas significatif qu'on se flatte de voir son enfant entendant s'intéresser à la langue des signes comme d'une heureuse aptitude à la curiosité et à l'éveil quand on déplore de l'enfant sourd qu'il agite ses mains pour dire ses besoins, ses attentes, ses chagrins et ses désirs ?

Organiser des ateliers d'initiation à la langue des signes dans des écoles maternelles ou primaires est un must. Offrir à un enfant sourd un outil immédiat de communication est un frein.

Commençons tout simplement par se considérer pour ce que l'on est, pour ce que la vie a fait de nous, avec sa part d'accidents, de blessures, de ratages, considérons ensuite l'enfant pour ce qu'il peut être et non pour ce qu'on en attend, c'est-à-dire une représentation fallacieuse de soi. Le reste, qui de toute façon est fait de peines autant que de joies, de réussites autant que d'échecs, d'amour autant que de haine, de conneries autant que d'intelligence, est d'abord l'histoire d'une tolérance envers soi-même.

Ah oui, on parlait de biculturalisme et de bilinguisme, je crois... Eh bien, je vous en ai donné un aperçu jusque-là, non ?

Ma conférence est devenue vagabonde, elle a folâtré d'une idée à l'autre, d'un point de vue à l'autre et s'est égarée dans la confusion de mes cultures.

S'agissant des sourds, ou peut-être s'agissant seulement de moi, être biculturel, c'est un état permanent d'incertitude intellectuelle, un funambulisme sémantique et un mauvais concubinage du corps et de l'esprit puisque l'un et l'autre se cherchent, se fuient, s'affrontent, se télescopent, mais jamais ne se rencontrent.

Car, si deux langues orales peuvent s'apprécier et cohabiter du fait qu'elles participent d'un même réseau psychosensoriel, langue des signes et langue orale sont, elles, désespérément antagoniques en ce qu'elles renvoient au concept aristotélicien qui lie pensée et parole, à la sublimation judéo-chrétienne de la parole pour mieux faire le corps tabou ou à l'axiome descartien selon lequel « je pense donc je suis ».

Le corps ne pense pas, croit-on.

Au commencement était le verbe...

On oublie de dire qu'à la fin, c'est un corps qui s'éteint quand bien même la pensée serait encore vive.

Bernard Douet

Psychologue - Psychothérapeute
Maître de conférence et directeur de recherche
à l'Université Paris V

Les jeunes sourds qui voyagent : une occasion pour affirmer une identité

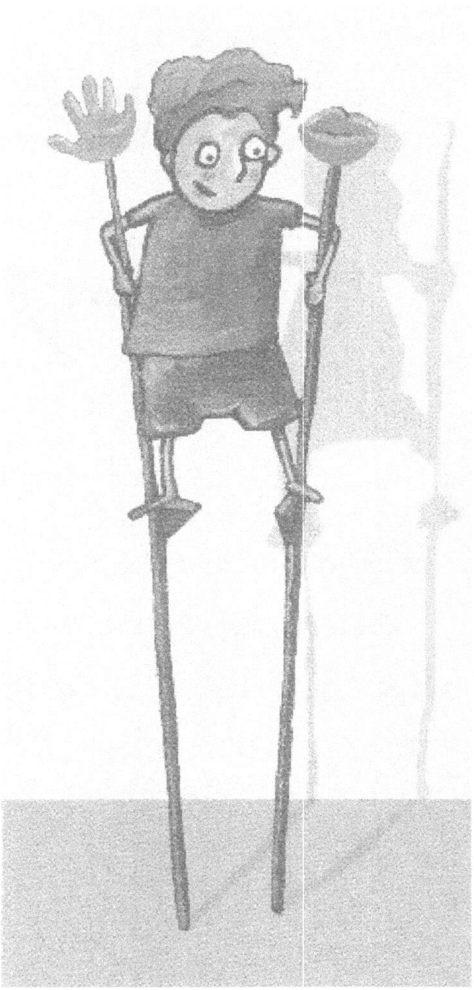

Dessin de Pascal Finjean
pour le colloque du GERS du 20 novembre 2005

L'accès à une identité est un long cheminement pour chacun d'entre nous. Comme l'a bien montré Freud, c'est un cheminement paradoxal parce qu'il s'agit d'emprunter aux autres des caractéristiques qui leur sont propres, de s'identifier à eux c'est-à-dire de les « copier » en quelque sorte, pour finalement se construire une identité qui soit différente de ses modèles, et qui soit originale sinon unique. La difficulté revient finalement à intégrer des modèles tout en réussissant à s'en dégager. Ceci n'est possible que par la multiplication des modèles, leur nombre et leur diversité permettant de ne garder que quelques caractères de chacun d'entre eux, le groupement de ces différents emprunts conduisant finalement à construire un ensemble original où les modèles finissent par disparaître.

La psychanalyse a bien décrit ce travail complexe des identifications et de l'émergence de l'identité. Je n'en ferai ici qu'un bref rappel, car c'est un sujet complexe, mais probablement fondamental pour comprendre la personnalité humaine.

Les premiers modèles pour l'enfant sont évidemment ses propres parents, avec les jeux complexes des identifications qui jalonnent le complexe d'Œdipe entre deux et six ans. Le modèle bien connu des désirs que le garçon dirige vers sa mère, et la fille vers son père se double d'un modèle parallèle, mais en contradiction avec le précédent où le garçon cherche à ressembler à son père et la fille à sa mère en même temps qu'il convoite l'adulte de sexe opposé. C'est d'ailleurs plus compliqué encore pour le garçon puisqu' après une première identification à sa mère, il doit s'en détourner pour s'intéresser au père. D'emblée, les identifications s'inscrivent dans la complexité. Le modèle psychodynamique est d'ailleurs plus complexe encore puisque les constructions identitaires qui émergent à la fin de l'Œdipe ne sont que provisoires, ou plutôt fragmentaires. La personnalité de l'adulte devra compter avec les remaniements de l'adolescence, ou la recherche de modèles dans des registres élargis qui incluent le groupe des pairs, les modèles médiatiques, de nouveaux adultes et de nouvelles rencontres structurantes conduiront finalement à l'identité.

Si l'identité naît ainsi d'un jeu d'identifications multiples, on peut penser que la richesse des rencontres, des modèles, des influences ne peut que favoriser l'émergence de l'identité.

On disait autrefois que « les voyages forment la jeunesse ». C'est une expression intéressante parce qu'elle exprime à peu près la même chose au niveau du sens commun, je dirais du réel. Mais il ne faut pas perdre de vue que ce qui compte, plus que la réalité objective des choses, c'est l'investissement affectif et les fantaisies personnelles qui font écho au réel et qui construisent l'adhésion identificatoire véritable au niveau intrapsychique.

L'identité reste d'ailleurs une construction fragile. Si chez tout un chacun la construction de l'identité est une affaire complexe, on comprendra que chez l'enfant handicapé, l'accès à cette identité est plus difficile encore. Parce que non seulement il devra parcourir le même chemin que les autres, mais en plus il devra y intégrer une identité particulière qui tienne compte de sa différence.

Dans une recherche réalisée avec M-C.Ponserre en 1996 au Centre Médical de Phoniatrie et de Surdité Infantile

1. La Norville, Arpajon (91).

2. Centre Technique National d'Études et de Recherches sur les Handicaps et les Inadaptations, 236 bis, rue de Tolbiac, 75013 Paris.

de La Norville[1] en Région parisienne en collaboration avec le CTNERHI[2], nous nous étions intéressés à « *la prise de conscience de la surdité chez l'enfant* »[3]. Nous avions pu mettre en évidence que l'enfant sourd passait de longues années avant de comprendre sa surdité et de la mettre en sens. Je parle évidemment surtout de l'enfant sourd dont les parents sont entendants, parce qu'on peut penser que le petit sourd né de parents sourds a davantage de chances de s'identifier plus facilement à une communauté et une culture à laquelle il a directement accès. Encore que cela ne fasse pas disparaître tous les problèmes puisqu'il lui reste à mettre en sens les différences de son groupe culturel par rapport aux autres, ses conséquences dans sa future vie d'adulte et la place qui lui est réservée dans la société.

Nos recherches montraient une incompréhension, une véritable sidération des jeunes enfants face à leur handicap. Comme disait une petite fille interrogée « lorsque j'étais petite, le monde me semblait bizarre, je ne comprenais pas ce qui se passait. Maman pleurait toujours et moi je me demandais ce que j'avais fait de mal pour la rendre si triste ? »

Qu'est-ce que c'est « qu'être sourd » quand on n'a jamais entendu ? Est-ce une maladie, une injustice, une incompréhension de la part des autres, et notamment des parents ? Est-ce une faute, une culpabilité à porter, et à cause de quoi ou de qui ? Nous mettions en évidence que ce n'était pas avant 8-10 ans, parfois plus tard encore, que l'enfant parvenait à se représenter correctement la situation et à comprendre la réalité des choses.

Le « roman familial » que nous avions cru reconnaître à travers diverses techniques de recherche illustre bien le besoin et la difficulté à s'identifier chez les enfants sourds.

J'animais à cette époque un groupe de psychodrame avec trois petites filles sourdes d'une dizaine d'années. Dans les jeux de ces enfants, un thème curieux et inhabituel revenait de façon

---

3. Prise de conscience de la surdité et conséquences chez l'enfant, *Handicaps et Inadaptation, Les Cahiers du CTNERHI*, 71, 1996, 1-16.

redondante : celui de l'abandon et de l'adoption. Avec quelques variantes, c'était l'histoire d'un animal ou d'un enfant qui s'était (ou qu'on avait) perdu, et qui après bien des vicissitudes finissait par être adopté par une famille *différente* de la sienne.

M-C.Ponserre trouvait des thèmes de même nature à travers le test de *Patte Noire*. Il s'agit d'une épreuve projective où l'enfant est invité à choisir ou à inventer des histoires face à des images montrant les aventures d'un petit animal qui, évidemment, est confronté à tous les grands thèmes des conflits intrapsychiques infantiles. Quand on leur demandait leur image préférée parmi toutes ces gravures, curieusement, une forte proportion de petits sourds choisissaient celle qui évoque l'adoption, alors que ce choix est très peu fréquent dans la population tout venant des enfants de même âge.

Comment comprendre ces curieuses concordances ? Ne s'agirait-il pas, chez ces enfants sourds nés de parents entendants, d'une tentative pour mettre du sens sur leur différence, pour comprendre leur situation originale, comme s'ils étaient d'une « autre espèce » que leurs parents, si j'ose dire, comme s'ils étaient nés de parents sourds et ensuite adoptés par d'autres parents que les leurs ?

Nous pourrions multiplier ce genre d'exemple à travers nos recherches et nos expériences professionnelles pour montrer qu'une réelle difficulté existe pour qu'émerge une identité chez les enfants qui présentent une différence.

D'importants progrès ont été réalisés lorsque les Institutions ont compris que ce besoin d'identification passait par la proximité des modèles : si l'on veut que l'enfant sourd se structure, il est important qu'il rencontre les autres, semblables à lui-même et à ce qu'il deviendra plus tard, différents de lui-même aussi à quelque degré que ce soit :

- rencontre avec les « entendants » dans le cadre de l'intégration en milieu scolaire ordinaire ;

• rencontre avec d'autres sourds, et notamment des adultes sourds exerçant un métier auquel les enfants puissent s'identifier.

Nous avons assisté à un essor spectaculaire des vocations pour devenir éducateurs lorsque nous avons embauché des éducatrices sourdes. Il est clair aussi que les images des « entendants » se sont modifiées depuis que les petits sourds fréquentent les écoles de leur quartier. Cette idée que les entendants étaient plus intelligents ou plus méchants que les sourds, comme me le disaient parfois les petits sourds qui ne fréquentaient que leurs semblables dans les institutions spécialisées, s'est considérablement améliorée : il en est des entendants comme des autres : certains sont sympas et d'autres sont bêtes…

Lorsque j'ai rencontré Viviane Matar Touba qui est psychologue dans une Institution accueillant des enfants sourds près de Beyrouth au Liban[4], et qu'elle m'a parlé de son projet de partenariat conduisant, entre autres, à des échanges entre nos deux institutions, j'ai très vite perçu tout l'intérêt d'une telle entreprise pour nos enfants sourds. J'ai immédiatement rencontré l'adhésion d'Alain Prat, directeur de La Norville qui a mis tous ses moyens et tout son enthousiasme dans ces échanges, ce dont je tiens à le remercier vivement ici.

Rencontrer d'autres sourds est indispensable. Rencontrer d'autres sourds dans un pays différent du sien, avec des habitudes de vie différentes, une langue différente, est une puissante invitation à mettre du sens sur ce que l'on est, sur sa place dans la société, sur son identité, une chance extraordinaire pour comprendre et structurer les différences et les ressemblances avec les autres.

Viviane va vous parler de cette expérience, et de ce que les jeunes sourds libanais ont tiré de leur visite à Paris. Je ne peux malheureusement pas vous dire la même chose du côté des pe-

4. Institut Père Roberts pour jeunes sourds, Shaylé, Kesrouan, Liban.

tits sourds français : les évènements politiques de ces derniers mois au Liban nous ont malheureusement contraints à annuler le voyage qui était prévu. Mais je pense que ce n'est que partie remise, maintenant que les choses vont mieux dans ce pays, et je ne doute pas un seul instant des bénéfices que les uns et les autres tireront de ces nouvelles rencontres.

Viviane Matar Touma

PhD, professeur assistant à l'Université Saint Esprit Kaslik-FPSH et à l'Université Saint Joseph-Liban. Psychothérapeute. Psychologue clinicienne à l'Institut Père Roberts pour Jeunes sourds-Shailé-Liban. Membre effectif du BIAP.

Si je trouve ma place dans ma famille, je la trouverai partout ailleurs...

Résumé

Une situation est vécue comme difficile par la personne qui la subit, mais pas nécessairement par celle qui la vit. Avoir un enfant portant un handicap est souvent mal vécu par les parents et mal vu par la société. La situation s'avère difficile pour certains, contraignante pour d'autres, souvent accablante et même stressante ; des réactions tout à fait légitimes au départ et même spontanées, mais l'effet de surprise a une fin. Vivre avec un handicap est une réalité de facto affective. Être sourd et vivre comme tel est une question d'adaptation qui exige un soutien familial et social.

Une des questions qui se posent est celle-ci : comment le sourd trouve-t-il son équilibre et son bien-être dans une société qui n'est pas encore prête à accueillir la « différence » ?

De jeunes sourds libanais et français ont partagé des moments ensemble et ont rencontré d'autres jeunes sourds (canadiens, africains, tunisiens, suisses, et bien d'autres) dans le cadre des échanges culturels et pédagogiques entre le Liban et la France. L'impact de ce genre de rencontres peut avoir deux volets : renforcer leur souci d'appartenance à une communauté sourde tout en gardant leur place auprès des « entendant » et s'enrichir d'échanges ou se renfermer dans un système clos en délimitant leur mode de communication.

Vivre avec un handicap est une réalité de facto affective : un fait auquel la personne qui le porte comme celle qui le subit devrait apprendre à s'adapter. Mais il n'est pas dit que le handicap est toujours vécu comme difficile par celle qui en est affectée, à moins qu'on ne la contraigne à le vivre comme tel. Influencée par le regard de l'entourage proche et son vécu du handicap, la personne se voit victime de réactions variées allant du rejet à l'hyper protection en passant par la négligence et la pitié. Dans l'inconscient collectif, le handicap est assimilé à un manque souvent irréversible et une délimitation des capacités de la personne qui le porte.

Lorsque survient la découverte d'un handicap chez un enfant, dans le sens de la déficience ou l'altération d'une fonction, jusque-là non perçu, comme c'est le cas de la surdité, c'est tout l'ensemble du système relationnel de l'enfant qui va être touché. Sa déficience est souvent mal vécue par les parents et mal vue par la société : absence de contacts faciles avec autrui, d'éducation, d'instruction, de vie professionnelle et d'insertion sociale.

À l'annonce du diagnostic, le déni des parents est inévitable. La révolte et le refus ne tardent pas à s'exprimer du moment où ils réalisent la différence. Dans certains cas, le refus est masqué, les parents montrent de l'intérêt en apparence, mais en réalité l'enfant est négligé. Le désespoir ne tarde pas à se faire sentir : on voit apparaître des signes dépressifs qui risquent de subsister très longtemps, à défaut de prise en charge des familles.

Ces étapes rappellent les phases du processus de deuil. À la perte d'une personne chère, les réactions vont de la révolte à l'acceptation. La naissance d'un enfant sourd est vécue comme une perte, une désillusion. Toute maman est en attente du jour J, où elle mettra au monde le bébé tant pensé et idéalisé. Lorsque survient le handicap, c'est en général la déception.

Quelles que soient la condition et la culture des parents, la situation s'avère difficile pour certains, contraignante pour d'autres, souvent accablante et même stressante. La plupart éprouvent au début une difficulté à se faire comprendre et à décoder le message de l'enfant sourd. La difficulté se transformera en obstacle et en conflit, à défaut d'acceptation de la surdité. Ces réactions sont légitimes et spontanées au départ, mais l'effet de surprise a toujours une fin.

Les questions qui se posent aujourd'hui reviennent à savoir si le deuil de la surdité est inachevé. Et si l'image attribuée au sourd relève d'un vécu ou d'une réalité mal gérée ? Quels seraient les facteurs susceptibles d'aider les parents à s'adapter à la situation de leur enfant sourd et de l'amener à s'y adapter à son tour ? Le sourd a-t-il sa place dans la société, un mode de communication propre à lui, une identité, ou doit-il se plier aux normes des entendants ? Peut-on parler d'intégration ou d'inclusion ? Quelle place dans la vie du jeune sourd occuperait l'échange culturel entre différents milieux et pays ?

Pour répondre à toutes ces questions, nous avons mené une enquête auprès des parents[1] des enfants sourds scolarisés au sujet du vécu de la surdité de leur enfant, sur tous les plans. Nous nous

1. Enquête menée auprès de quarante-cinq personnes (père et mère d'enfants sourds), dans le cadre des rencontres trimestrielles à l'Institut Père Roberts pour jeunes sourds, Shailé, Liban.

sommes également basés sur les protocoles de TSEA (Touma et Virole, 2004) des adolescents sourds, un matériel projectif qui sert à évaluer le vécu subjectif du sujet, pour ce qui a trait au contexte relationnel, familial et social.

Nous avons choisi d'illustrer notre exposé par un cas d'enfant ayant souffert d'une carence affective d'origine maternelle à cause de sa condition d'enfant sourd, dans un contexte culturel qui gère mal la « différence ».

Par ailleurs, dans le cadre des échanges culturels et pédagogiques entre le Liban et la France, quatre jeunes sourds libanais témoignent de leur voyage en France et et de leurs rencontres avec des sourds français, canadiens, africains, tunisiens, suisses..., dans un reportage filmé. L'impact de ce genre de rencontres est soit de renforcer leur souci d'appartenance à une communauté sourde en restant proche des « entendants » et s'enrichir d'échanges, soit se renfermer dans un système clos en délimitant leur mode de communication.

L'éducation en famille joue un rôle primordial. L'enfant est en quête d'une place parmi les siens. Il cherche à profiter de leur soutien et de leur sagesse, avant d'aller s'aventurer dans la grande jungle et cueillir seul ses propres fruits. Si le savoir faire et le savoir être lui manquent, il sera toute sa vie dépendant.

Handicap et société orientale

De nos jours, on ne peut s'empêcher de s'interroger sur la disposition de notre société libanaise à accueillir le déficient auditif, à faciliter son intégration et lui assurer des possibilités de travail. Souvent, la personne sourde est victime d'interprétations mal fondées et de comportements non adaptés venant de son entourage, comme : « avoir une audition déficiente signifie être déficient mental ». Il s'ensuit une tendance à sous-estimer la personne déficiente et à limiter son champ d'action. Penser que la surdité peut limiter la compréhension de la personne qui la porte est une constatation hâtive sans fondement logique. Mais chercher à mesurer la compréhension d'une personne en fonction de ses propres capacités et limites, c'est penser objectivement les situations.

Souvent, les parents se trouvent pris au piège d'interprétations mal fondées et manquent à leurs devoirs.

Ainsi, le vécu négatif de la surdité les empêche de s'investir et d'investir dans la relation avec leur enfant. Ils sont convaincus qu'être sourd c'est *être incapable d'évoluer et d'apprendre comme les entendants et par conséquent rester toute sa vie dépendant*[2].

À la naissance, tout bébé est plongé dans son immaturité (Winnicott, 1970). Sujet à des changements et tensions, il risque de ressentir l'angoisse. C'est un être dépendant et sans défense. La fonction de la mère à ce stade a une importance vitale. C'est elle qui va le tenir à l'écart de cette angoisse, par sa capacité d'être à l'écoute des besoins de son propre corps et de sa personne (prévention). Sa disponibilité au côté de son bébé est une expression d'amour et d'acceptation et une véritable sécurité pour le développement affectif de ce dernier. Une telle attitude permettra au tout petit de passer du stade de la dépendance absolue à celui de la dépendance relative puis à celui de l'indépendance (Winnicott, 1970). Avec le *holding* de la mère, l'intégration de l'enfant se fait plus facilement ainsi que son accès à l'indépendance. Sourd soit-il ou entendant, les besoins humains sont les mêmes.

À l'annonce de la surdité, les parents ont des réactions assez variables dont la plupart relèvent des phases du deuil normal ou pathologique. En référence à ces phases, telles qu'évoquées par plusieurs auteurs (Freud, 1940 ; Bacqué, 1995 ; Hanus, 1994 ; Augagneur, 1995), nous avons retracé les phases correspondantes au deuil de la perte de l'audition.

2. Propos de parents d'enfants sourds.

Parler de deuil fait toujours allusion à une perte et le handicap sensoriel est une perte potentielle de ce qui se présente comme essentiel dans la vie de la personne humaine : le sens. Les phases du deuil normal commencent en général par l'annonce de la surdité. Celle-ci est souvent accompagnée de réactions spontanées qui se résument par des paroles marquant le refus de l'information et les exclamations comme « je ne peux pas y croire », « ce n'est pas possible », « je ne vois pas la raison ». Ces paroles ne sont que des « appels de détresse » qui ont pour but de mettre en doute l'examen médical de l'enfant. Ces « appels » sont souvent assimilés à une tentative de « réparer l'erreur ». Le parent « paralysé » par l'annonce n'est plus responsable de ses actes. Il agit comme si rien ne s'était passé. Ce *déni* est une attitude qui succède normalement à l'annonce de la surdité et est suivie de *révolte* : « pourquoi cela m'arrive-t-il à moi », « ce n'est pas vrai, je rêve ». Tôt ou tard, le parent se trouve confronté à la réalité. Ce n'est qu'au moment de l'apparition des larmes et de l'investissement positif auprès de son enfant qu'on pourrait parler du début du travail de deuil.

L'expression des émotions est fondamentale pour entamer un tel travail puisqu'il s'agit d'une décharge de tensions, suivie d'un soulagement. *L'état dépressif réactionnel* reste la phase la plus importante du deuil qui s'installe avec le retour du principe de réalité. Les signes dépressifs ne passent pas inaperçus et l'enfant en subit les conséquences : la négligence, le laisser aller ou l'hyper protection et la sollicitation anxieuse.

Par ailleurs, une tristesse profonde et une hypersensibilité rendent les parents de l'enfant sourd fragiles et prêts à fondre en larmes à tout moment. Ils deviennent vulnérables et très peu réceptifs à l'information.

---

3. Extrait du questionnaire destiné aux parents de l'IPRJS. Le but est de cerner l'aspect relationnel et le degré d'investissement des parents auprès de leur enfant sourd.

Nous avons enquêté[3] auprès de quarante-sept personnes au sujet du vécu de la surdité de leur enfant (question à choix multiple). Les réponses penchaient plutôt du côté négatif : 90 % trouvent que la surdité est un « fardeau », 85 % un « déterminisme » et 82 % une « réalité insurmontable ».

Souvent les parents s'abstiennent de parler à leur enfant parce que ce dernier est sourd. Or la communication n'est pas uniquement orale. Bien avant l'acquisition du mot, le nourrisson s'exprime et se fait comprendre de différentes manières : il émet des sons, gesticule, s'agite, tend la main, fixe un objet et le suit du regard, sourit, pleure, fait une grimace ; autant de façons d'exprimer son intérêt, sa joie ou sa gêne. Son regard est très expressif : il peut être triste et larmoyant, en quête de consolation ou un regard attendri, à la recherche de câlins ; ou encore, des yeux grands ouverts, il signe une certaine curiosité ou un intérêt.

Quelle que soit la nature de l'échange, une relation de complicité exclusive s'établit normalement entre la mère et son enfant. La proximité avec l'enfant pourrait favoriser une relation complice et permettre au parent de déchiffrer le sens du moindre geste. Le bébé, de son côté, a besoin d'un cadre familial sécurisant.

La disponibilité du père est aussi importante que celle de la mère. Son rôle ne se limite pas à celui de garant des règles et des normes, mais surtout celui dont la présence est nécessaire à l'épanouissement du couple et de l'enfant. Son rôle est primordial et vient en complément à celui de la mère pour assurer à l'enfant l'équilibre psychique dont il a besoin.

Bien que le pouvoir de familiariser l'enfant avec le visage paternel revienne à la mère, l'équilibre relationnel au sein du couple favoriserait une ambiance sécurisante au bébé et rapprocherait ainsi les liens au sein de la famille.La vie du

4. Institut Père Roberts pour jeunes sourds (IPRJS), Liban.

couple influence ainsi étroitement le développement du bébé. Une relation déséquilibrée provoquerait des réactions inadaptées chez l'enfant. Mais il est également vrai que l'équilibre du couple relève de la situation de l'enfant.

Nous avons suivi pendant des années les familles d'enfants sourds scolarisés, dans le cadre du programme institutionnel[4]. Les groupes de parole se présentaient comme un lieu de rencontres et une occasion de partage, d'expression et d'information. La plupart des parents (80 %), rencontrés dans le cadre de nos groupes de parole, n'ont dépisté la surdité de leur enfant qu'au cours de la deuxième année de vie et plus, bien que dans certains cas, il s'agissait de surdités familiales ou de facteur de consanguinité. Il semble que ces indices non négligeables n'ont éveillé aucun soupçon chez les parents, du moins apparemment. En réalité, beaucoup de mères ressentaient un problème auditif chez l'enfant, mais ne se prononçaient pas ouvertement. Les différents témoignages montrent que la plupart n'osaient pas « en parler » ou « inspecter » ou encore « s'informer ». Elles étaient dans le déni le plus total. Une fois la surdité dépistée, elles la reliaient à un événement postnatal comme la méningite ou la forte fièvre. Cette attitude est assez commune et fréquente dans les familles qui n'ont pas bénéficié, au départ, de soutien et d'accompagnement. La prise en charge informe les parents au sujet de la surdité, elle les aide à surmonter la douleur et à s'adapter à la situation de leur enfant.

La maman accablée par la douleur du handicap, et non soutenue dans l'éducation de son enfant, vit un malaise qui l'empêchera d'avoir des échanges équilibrés avec lui. Ceci est dû, avance Virole (1996), *à la perte du sentiment naturel chez la maman prise dans les représentations rééducatives de la surdité ou à un excès réparateur, ou encore à d'autres modalités, comme l'agressivité inconsciente contre l'enfant porteur du malheur.*

L'effort déployé par les parents pour surmonter leur douleur est une tâche des plus difficiles. Mais l'intérêt et l'amour qu'ils portent envers leur enfant sont en soi une source de motivation et d'encouragement. C'est à eux que revient le mérite d'une relation solide et équilibrée. Encore faut-il qu'ils fassent le deuil de la surdité, et qu'ils croient aux capacités mentales de l'enfant. 48,93% pensent que leur enfant a un retard mental : *mon enfant a un retard par rapport aux entendants.*

Le désespoir de ces parents ne fait qu'enfoncer le sourd dans le repli sur soi et le retrait vis-à-vis de la société. Les moments qu'il va passer avec ses parents déterminent, ajoute Virole, les fixations les plus profondes qui, à leur tour, vont déterminer ultérieurement sa personnalité, son caractère, sa confiance en lui et la qualité affective de ses relations avec autrui.

Lorsque l'enfant est déficient auditif, les parents vivent mal l'annonce de la surdité au début. Certains trouvent le moyen de surmonter alors que d'autres vivent encore sous l'effet du choc. Dans ce dernier cas, l'enfant sourd risque d'en subir les conséquences pendant très longtemps.

Voici un exemple pour illustrer nos propos et montrer l'influence du contexte culturel dans le vécu d'une situation stressante.

Le cas de Sam

Sam, dix ans, est l'aîné d'une fratrie de deux garçons. Les parents travaillent. Le père a un niveau secondaire et la mère un niveau universitaire. Les relations en famille sont en apparence équilibrées. À l'école, les enseignants se plaignent de l'agitation de Sam, de son manque de concentration et attention et surtout du manque de respect à l'égard d'autrui. Son attitude instable affecte son rendement. Sam a une déficience auditive profonde et ne profite pas de ses prothèses.

5. Propos de la mère.

Dans une société orientale, la naissance d'un garçon est un événement d'une grande importance ; elle constitue la fierté des parents. Et lorsque l'aîné est un garçon, la joie est beaucoup plus marquée.

Les parents de Sam n'ont jamais accepté sa déficience. La maman a tout tenté pour « remédier » à la surdité de son enfant, voire « l'annuler »[5]. Vivant dans le déni, son seul souci était de voir son enfant *parler*. L'implant cochléaire restait son seul espoir, la solution « miracle ». Elle voulait à tout prix *lui faire subir l'opération*, bon gré, mal gré. L'enfant a fini par se plier aux désirs de sa mère, ou plutôt à la pression morale exercée par celle-ci (chantage affectif). Cela dit, la mère de Sam n'était pas toujours disponible pour son enfant. Elle avait suffisamment d'activités qui l'empêchaient d'assumer ses responsabilités familiales. L'absence fréquente de la mère avait des répercussions négatives sur l'enfant. Ce dernier a développé un attachement excessif à sa mère au point de s'identifier à elle. Les séances de préparation à l'implant n'ont pas été d'une grande aide, d'autant que la présence à ces séances n'était pas régulière et le plus souvent, l'enfant était sur la défensive.

Un bilan psychologique pré-implant a été fait à la demande de l'ORL. Sam n'a éprouvé aucune difficulté majeure dans l'application des épreuves relatives à son âge. Il a fait preuve d'une bonne assimilation et compréhension de la consigne ainsi que d'une manipulation aisée des objets (motricité fine). Il a réussi les subtests de classifications et de sériations à deux critères. Notons que son attention lâchait par moments (fatigue).

Quant au volet affectif-relationnel, nous avons eu recours au TSEA (Touma et Virole, 2004), un test de socialisation qui est constitué de planches présentant des scènes de la vie dessinées de façon volontairement ambiguë de manière à favoriser un processus d'interprétation projective chez le sujet. Le système d'interprétation des réponses est bâti sur l'analyse du contenu verbal des réponses.

Dans le protocole de Sam, les différents récits laissaient entrevoir une inhibition et une tendance à l'évitement, devant toute situation vécue comme stressante :

• Description brève et réticence dans les identifications avec absence de liens et d'interaction entre les personnages des planches (contexte scolaire 1E, 5EA).

• Une mise à distance (refus, banalité, déni, scotome) des situations qui renvoient à l'engagement ou à l'investissement relationnel (contexte social 12EA, 15EA, 17A, 18A), à l'appartenance (contexte familial 4EA-petit déjeuner, 9E -la plage, 20EA- la sortie),à la différence de l'autre, voire le manque (13A et 19A) ou à l'aperception de la solitude (2EA et 16A).

• L'absence de perception du « handicap », représenté par les personnages à la 13A et la 19A ainsi que la personne de l'adulte vécue comme menaçante, voire inquiétante (à la 13A, l'enseignant qui impose la loi à l'école et à la 19A, le papa « égoïste » qui « ne veut pas aider »), reflètent la non-acceptation de l'enfant de son propre handicap (la surdité).

• L'absence de perception de la famille en tant qu'entité (avec tout ce qu'elle implique sur le plan relationnel), et la prégnance de l'image du père, laissent entrevoir un déséquilibre relationnel familial : « Papa s'en va au travail » (4EA), « le père veut aller à la mer » (9E), « papa a fermé la porte » (20EA).

• L'absence de perception du couple en général et des figures parentales en particulier, à la planche 17A par exemple, marque l'évitement du conflit et l'éloignement de la situation qui évoque principalement une problématique génitale avec ambivalence dans les sentiments. Le mécanisme de défense retenu dans le récit à cette planche est le déplacement puisque l'affect est attribué à une autre représentation (relation fille/mère).

• L'absence de perception d'une image maternelle sécurisante. Les planches de la relation à la mère reflètent plutôt une image défaillante, sans attributs féminins (maternité, tendresse, caresse, etc.). Le conflit mère-enfant est évident.

La mise en dialogue dans la majorité des planches met l'accent sur une problématique orale. Le rapproché entre les deux sexes rend une connotation plutôt orale (tendance régressive) s'éloignant de l'investissement libidinal de type génital.

En somme, l'inhibition est assez marquée chez Sam avec tendance à l'évitement du conflit et une angoisse d'abandon assez prégnant. La mise à distance et le déni sont des mécanismes qui maintiennent l'équilibre psychique de l'enfant. La régression se fait sentir ainsi que le besoin du retour au sein maternel.

Sam est loin d'être accepté par ses parents comme quelqu'un qui a besoin d'amour, de sécurité et de soutien. Il est assimilé à un « tabou », ou encore à un « cauchemar » auquel il faudrait mettre fin : « l'aîné garçon de la famille est sourd ». Le recours à l'implant cochléaire était une façon d'annuler la surdité et de raviver le langage.

Dans ce cas de figure, la prise en charge de la famille était primordiale. La guidance parentale a offert un cadre sécurisant aux parents et un lieu d'expression et de soutien. Le suivi thérapeutique a aidé Sam « à faire des liens » et à retrouver un équilibre relationnel tant sur le plan social que sur le plan familial. Les parents ont compris que leur enfant a besoin de trouver ses propres références et son mode d'expression, oral ou gestuel.

Surdité et communication

L'institution est l'équivalent d'une seconde famille aux yeux de nos enfants sourds. Ils y trouvent l'enseignement, le suivi et l'orientation mais aussi des programmes adaptés, voire personnalisés dans certains cas et des ateliers de coordination. C'est également un lieu qui propose une prise en charge thérapeutique et orthophonique et une guidance parentale.

Dans le cadre des activités de l'institut, l'atelier de danse et d'expression corporelle vise à aider l'enfant sourd à prendre conscience de son corps et des possibilités d'expression non verbale, renforçant ainsi sa confiance en lui-même.

Cet atelier fut une ouverture qui a permis aux enfants de faire des voyages dans différents pays, dont la France (en juin dernier), afin de présenter leur spectacle de danse en public. Ils ont rencontré des sourds venant de différents pays. Ces moments furent pour eux une occasion d'entamer de nouvelles expériences dans leur vie. Ces moments, ils les racontent dans un reportage filmé (durée cinq minutes : témoignages personnels, vécu de l'expérience de l'échange culturel et la rencontre avec les sourds étrangers, l'impact du voyage sur le plan personnel).

Ces jeunes adultes ont fait le même cheminement scolaire, mais ils ont évolué dans des contextes sociaux différents et des conditions de vie différentes.

A. et W. ont été bien encadrés par leurs parents respectifs dès le dépistage de la surdité : éducation précoce, appareillage, investissement parental, échange, vie familiale équilibrée...

J. et Ja. sont deux frères jumeaux qui ont connu une enfance et une adolescence difficiles. Leurs parents n'ont pas pu leur assurer un cadre familial sécurisant. Les frères étaient soumis à des lois strictes délimitant leurs champs d'action. Couvés, ils ont du mal à voler de leurs propres ailes.

A. et W. sont aujourd'hui épanouis, confiants et assez débrouillards en société. Ils s'expriment aisément, oralement et en signes.

J. et Ja. sont réservés, hésitants et s'abstiennent de prendre des initiatives. Leur mode d'expression est gestuel et ils ont du mal à interagir avec les autres. Aujourd'hui, ils ont vingt-quatre ans et sont toujours sous l'emprise de leurs parents.

Les résultats au TSEA montrent un écart assez important entre les uns et les autres.

Les scores de socialisation permettent de mesurer le degré d'intégration (I), d'inhibition (H) ou d'évitement (EC) du sujet.

A. a un score de socialisation de 15I/20 (9a, 14c). Il est bien intégré. Alors que J. a un score de 17H (5a, 3c). Il est plutôt dans l'inhibition.

L'expression des affects (a) est faible dans les deux cas, mais les aspects communicatifs (c) sont plus prégnants dans le cas de A.

Tout ceci revient à dire que le milieu d'appartenance et la nature de l'éducation parentale ont une influence importante sur le développement et l'équilibre affectif des sujets.

Bien que primordiale, établir une communication avec son enfant sourd est une épreuve difficile pour la majorité des parents, du moins au départ. La difficulté réside dans le codage comme dans le décodage du message. Dans certains cas, elle va au-delà du décryptage pour atteindre le contenu du « dit » et la réponse en retour qu'il exige. Comme c'est le cas des sujets en rapport avec la sexualité, la création et la surdité : *Pourquoi je n'entends pas et toi tu peux ?* Parmi les réponses des parents qui reflètent la mise à distance, nous retenons la plus fréquente : *C'est la volonté de Dieu.*

S'abstenir d'avoir recours à la langue des signes est un obstacle à la communication. Ceci serait assimilé à une négligence ou à un refus ou à un déni de la surdité. 57,44 % disent : *Je me retiens de signer pour aider mon enfant à parler* et 61,70 % refusent que leur enfant signe : *Je refuse que mon enfant signe, il doit faire l'effort de parler.* Refuser à l'enfant sourd sa langue maternelle, c'est le contrarier.

L'image que la société au Liban a de l'enfant sourd est en partie influencée par l'image que les parents reflètent. Lorsque les parents surprotègent leur enfant et délimitent son autonomie, c'est soit par peur : *J'ai peur que mon enfant ne puisse pas se débrouiller seul dans la vie* (38 %), soit par manque de confiance : *Je n'ai pas confiance en*

6. Extrait du questionnaire destiné aux parents de l'IPRJS. Le but est de cerner l'aspect relationnel et le degré d'investissement des parents auprès de leur enfant sourd.

mon enfant sourd (10 %) ; cette réponse laisse penser que l'enfant n'est pas sous pression parentale. Or à la question « faut-il surveiller l'enfant sourd ? »[6], 66 % ont donné une réponse positive : *Mon enfant sourd ne doit pas rester sans surveillance*, une réponse qui marque le manque de confiance.

Les conséquences de telles attitudes se font sentir sur le plan professionnel : les possibilités de travail pour les jeunes sourds sont limitées. La société est réticente à cet égard, par manque d'informations au sujet de leurs capacités, mais aussi par manque de confiance et par peur qu'ils n'assument pas leurs responsabilités. Les jeunes sourds se voient dès lors relégués à un troisième plan et confiés à des tâches inversement proportionnelles à leurs compétences et à leurs diplômes.

La transparence et la disponibilité des parents aident le sujet sourd à retrouver son équilibre relationnel et à vaincre sa différence. Toute mise à distance risque de le déstabiliser et d'inhiber sa pensée.

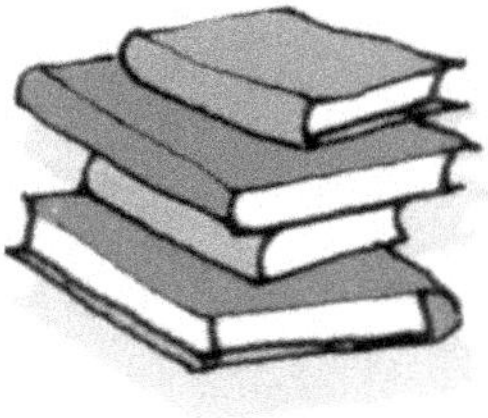

Bibliographie

Augagneur (M.-F.), 1995, *Vivre le deuil*. Paris, Chronique sociale.
Bacque (M.-F.), 1992, 1995, *Le deuil à vivre*. Paris, Odile Jacob.
Freud (S.), 1940, Deuil et Mélancolie, dans *Métapsychologie*. Paris, Gallimard.
Hanus (M.), 1994, *Les deuils dans la vie*. Paris, Maloine.
Touma (M. V.), Virole (B.), 2004, *Test de socialisation pour enfants et adolescents* (TSEA). Paris, ECPA.
Virole (B.) (dir.), 2000, *Psychologie de la surdité*. Paris, Bruxelles, De Boeck Université (première éd. 1996).
Winnicott (W.), 1970, *Processus de maturation chez l'enfant, développement affectif et environnement*. Paris, Payot (première éd. 1965).

Autres éléments bibliographiques

Bowlby (J.) :
- 1984, *Attachement et Perte*, vol. 3 : *La perte, tristesse et dépression*. Paris, PUF, « Le fil rouge ».
- 1992, *Attachement et Perte*, vol. 1 : *l'Attachement*. Paris, PUF, « Le fil rouge », deuxième édition (première édition : 1978).

Cyrulnik (B.), 1989, *Sous le signe du lien*. Paris, Hachette.
Guideti, Tourette, 1999, *Handicaps et développement psychologique de l'enfant*. Paris, Armand Colin.
Hurstel (F.), 1996, *La déchirure paternelle*. Paris, PUF, « L'éducateur ».
Lepot-Froment (Ch.), Clerebaut (N.), 1996, *L'enfant sourd*. De Boeck et Larcier Université.
Lubtchansky (J.), 1994, Travail du deuil, douloureuse souffrance, dans *Monographie de la Revue française de Psychanalyse : Le deuil*. Paris, PUF, 127-142.
Mises (R.), Quemada (N.), 1993, Troubles mentaux et du comportement, dans *Classification française des troubles mentaux de l'enfant et de l'adolescent*. CTNERHI, Ministère des affaires sociales et de l'intégration, diffusion PUF.
Spitz (R.), 1976, *De la naissance à la parole*. Paris, PUF.

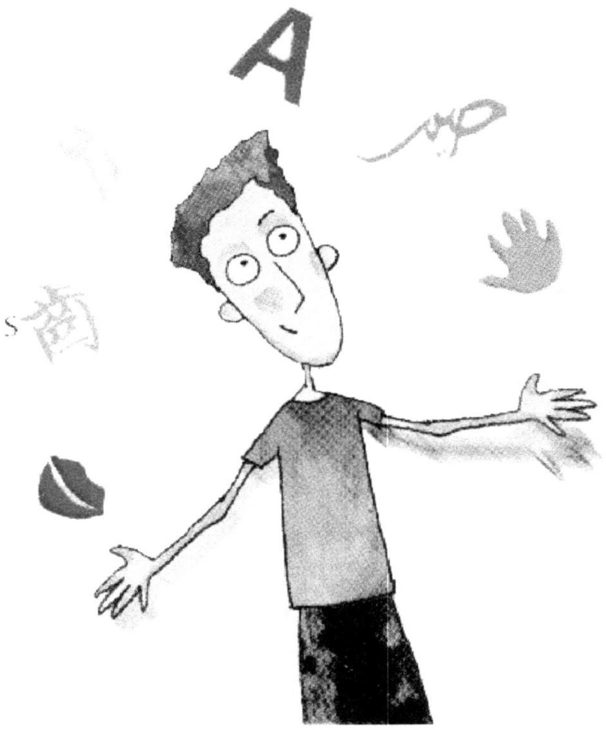

Dessin de Pascal Finjean
pour le colloque du GERS du 25 novembre 2006

Yves Delaporte

Ethnologue
CNRS

De l'étymologie du signe FRANÇAIS et de quelques autres : genèse des signes et biculturalisme

Résumé

Les signes stylisent des objets du monde, avant d'être métaphorisés pour exprimer la pensée abstraite. Mais usés par une pratique quotidienne, soumis à la pression de l'économie gestuelle, un grand nombre d'entre eux voient leur forme ou leur sens se modifier. Faisant apparaître des liens jusqu'ici insoupçonnés entre des signes dont les formes et les sens ont divergé au cours de l'histoire, la recherche étymologique montre que ce lexique est structuré par des familles fondées sur des étymons communs et par des champs morphosémantiques fondés sur le sémantisme des paramètres de configuration, d'emplacement ou de mouvement. De nombreux exemples, à commencer par celui du signe FRANÇAIS, montrent comment le lexique signé est ancré dans l'univers culturel et langagier de la France des XVIIIe et XIXe siècles. Cet ancrage ne saurait être confondu avec les emprunts malhabiles imposés par le français signé ; il renvoie à des strates culturelles autrement profondes. Sans rien céder de son génie propre, la langue des signes rejoint des représentations, des expressions, des images, des métaphores anciennes qui sont le bien commun de tous, sourds et entendants.

Appliquée au cas des sourds, la notion de biculturalisme implique celle de « culture sourde », notion qui a entraîné quelques réticences et quelques craintes. Dans l'esprit de certains commentateurs[1], ce ne serait qu'un concept idéologique apparu dans un climat militant, avec tout ce que peuvent avoir de légitimement détestable ces deux qualificatifs. Dans le livre *Les sourds, c'est comme ça*, j'ai montré qu'il s'agissait de tout autre chose, qui est de nature anthropologique : si l'expression « culture sourde » est récente, elle ne fait que traduire la certitude, partagée depuis au moins deux siècles par les sourds locuteurs de la langue des signes, de n'être pas une catégorie déviante par rapport à la norme, mais de constituer une autre norme, égale en mérites, en droits et en devoirs à la norme « entendante ». Au XIXe siècle, un contenu identique était porté par les expressions « nation sourde-muette », « us et coutumes de la France sourde-muette », fréquentes sous la plume de Ferdinand Berthier et des élites sourdes qu'il rassemblait dans la Société centrale des sourds-muets.

1. J.-P. Stiker conseille ainsi aux sourds de « se méfier » des conséquences néfastes que cela pourrait entraîner pour eux : en l'occurrence une attitude de rejet, symétrique d'un supposé retrait de la communauté nationale.
Interview par la chaîne télévisée KTO, émission sur le handicap du 14 novembre 2006.

La conception culturelle de la surdité n'exclut évidemment pas l'appartenance à des communautés humaines plus vastes : pour les sourds français, le premier niveau d'inclusion est la nation et la culture françaises. Il y a bien des manières de le montrer ; je le ferai ici à partir de l'histoire et de l'étymologie de la langue des signes française.

En guise d'ouverture : le signe FRANÇAIS

Puisque l'on vient de rappeler que le très fort sentiment identitaire qui unit les sourds locuteurs de la langue des signes n'est en rien incompatible avec le sentiment d'appartenance des sourds français à la nation française, on ne saurait mieux commencer cette démonstration que, justement, par l'étymologie du signe FRANÇAIS (fig. 1).

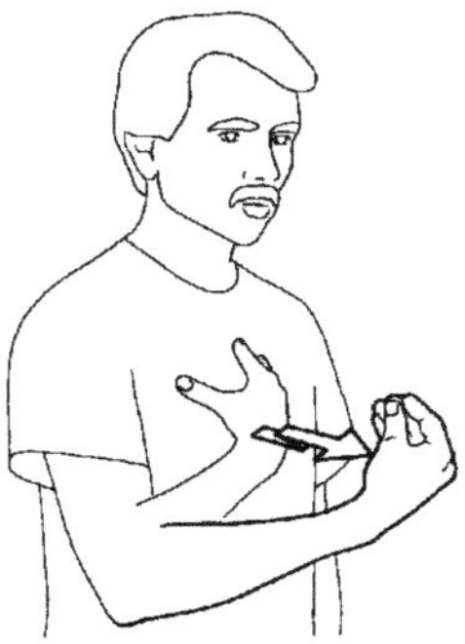

Fig. 1. FRANÇAIS. © IVT.

Voilà un signe bien obscur. Selon une tradition orale rapportée par Benoît Virole (1996), il serait issu d'un geste propre à la noblesse française, celui de tirer un mouchoir de la manche de l'habit. C'est une étymologie, que l'on veuille bien me pardonner, qui ne m'a jamais convaincu. Je veux bien que des sourds étrangers, en visite en France, soient frappés par ce geste et construisent là-dessus le signe FRANÇAIS dans leur propre langue des signes. Mais on saisit mal par quel cheminement des sourds eux-mêmes français en seraient venus à désigner leur propre nationalité en fonction d'une coutume aristocratique. Il m'a toujours paru que l'explication devait être recherchée ailleurs.

Elle peut être débusquée à partir de la description qu'Alexandre Blanchet, chirurgien à l'institut Saint-Jacques en 1850, a laissée de l'ancien signe ENFANT : « *les doigts d'une main fléchis, les porter sur la partie médiane du ventre, simuler l'action de tirer quelque chose de cet organe* ». Ce signe s'est maintenu inchangé au Québec, probablement après y avoir été introduit par Jacques Lejeune, professeur à l'institution de Lyon puis directeur de l'institution de Montréal à partir de 1856 : il a exactement la forme du signe actuel FRANÇAIS (fig. 2). Le même signe se laisse également reconnaître dans la glose que l'abbé Ferrand, contemporain de l'abbé de l'Épée, fait de NAÎTRE : « *sortir du sein de sa mère* ». C'est l'étymon du signe actuel FILS qui, dans certaines localités de province, a également le sens de « fille » : la configuration en faisceau a seulement été remplacée par la lettre manuelle F. Cette configuration a en revanche été maintenue dans le signe actuel ENFANT (fig. 3), le lien étymologique étant rompu par l'éloignement du corps et la transformation d'un mouvement long et unique en un mouvement court et redoublé.

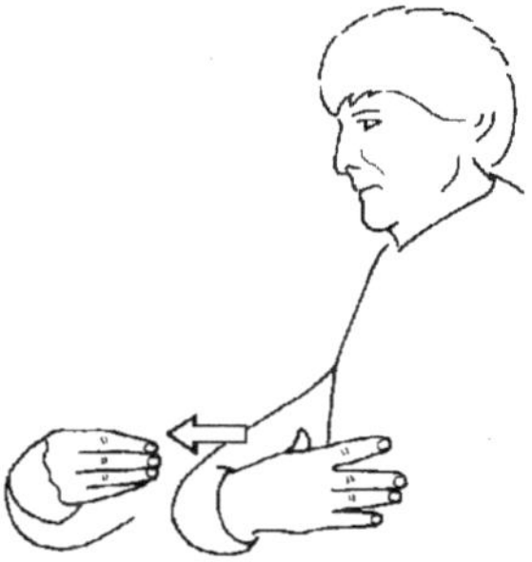

Fig. 2. ENFANT (Québec). Dessin de l'auteur d'après Bourcier et Roy, 1985.

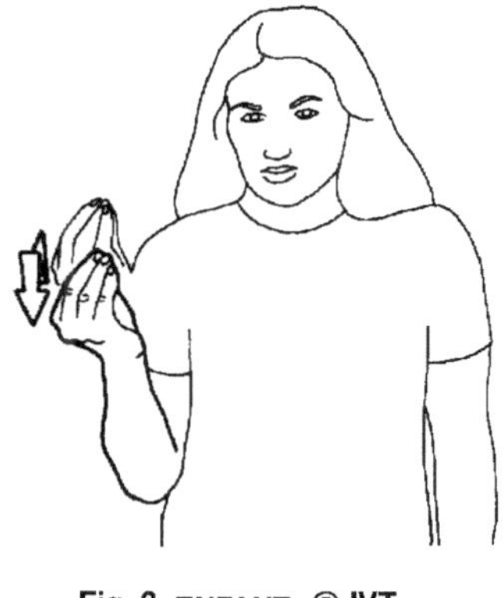

Fig. 3. ENFANT. © IVT.

Or, dans son *Dictionnaire des sourds-muets*, l'abbé Ferrand nous apprend que, répété plusieurs fois, ce signe NAÎTRE prend le sens de « nation ». Voilà donc une unité lexicale qui signifiait autrefois « enfant », « naître », « nation » et qui a pris aujourd'hui le sens de « français ». La relation sémantique entre « enfant » et « naître » d'une part, entre « nation » et « français » d'autre part est évidente ; mais quelle est la relation entre ces deux groupes de significations ? La réponse à cette question se trouve dans l'étymologie du mot français *nation* : ce mot est issu du latin *nasci* « naître ».

Le signe FRANÇAIS, exactement comme le mot *nation*, est donc une métaphore de la filiation entre les Français et leur nation. C'est une transposition gestuelle de l'expression qui a fait florès pendant la période révolutionnaire, et qui forme le couplet le plus célèbre de l'hymne national : « Allons, *enfants* de la patrie… » Il ne reste plus qu'à rappeler que le mot *patrie* provient du latin *pater* « père », et la boucle est bouclée. Sans oublier l'expression qui redouble la métaphore de manière quelque peu antagoniste : « *la mère patrie* ».

La patrie, la nation sont les parents symboliques des Français, qu'ils soient sourds ou qu'ils soient entendants, et c'est ce que montrait le signe FRANÇAIS lorsqu'il a été créé.

Ce signe est donc un archétype de ce que peut produire le biculturalisme[2] dans la genèse des signes : à partir d'une vision du monde qui leur est propre et d'une expression langagière hautement spécifique, les sourds ont produit un signe qui, sans rien céder sur le génie de leur langue (aux antipodes donc du français signé, qui est une influence directe, grossière et

2. J'emploie ici ce mot dans son acception minimale, celle qu'utilise ici-même François Grosjean : « Les personnes sourdes […] participent, à des degrés divers, à la vie de deux mondes, celui des sourds et celui des entendants ; elles sont donc biculturelles ». Mais que le biculturalisme d'une personne sourde ne puisse jamais être aussi achevé que celui d'une personne entendante, et que ce mot prenne donc nécessairement dans ce cas une tonalité particulière, cela est assez évident (voir la contribution de Benoît Virole).

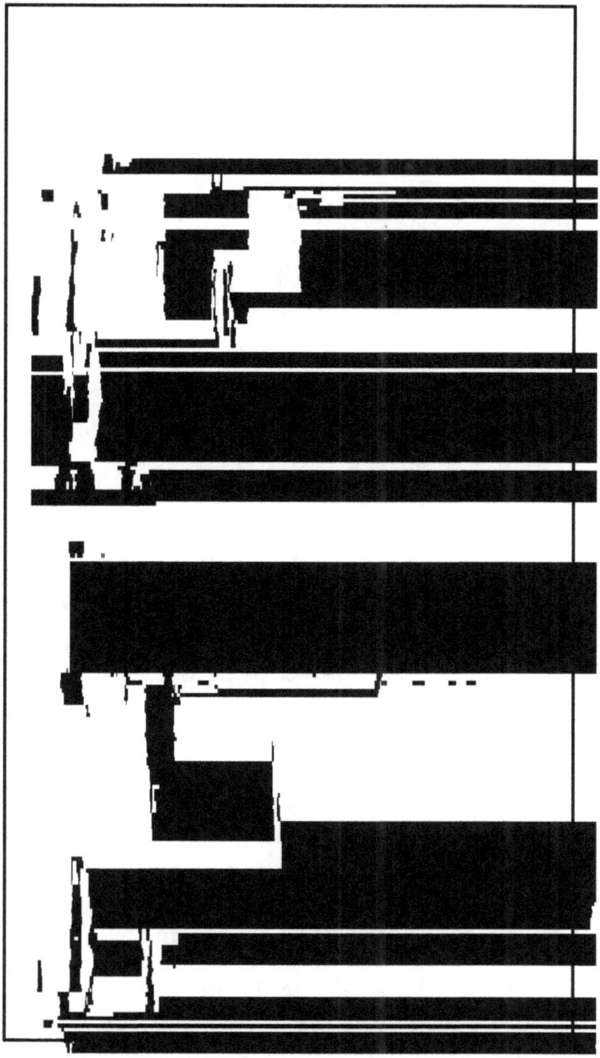

Brochure du « citoyen Desloges », 1793.

maladroite), rejoint des représentations qui s'expriment également en français. Certaines de ces représentations remontent à l'Antiquité ; d'autres ancrent plus particulièrement la genèse des signes dans une époque déterminée : pour FRANÇAIS, celle de la Révolution française, à laquelle des sourds-muets ont évidemment participé. Il suffira de rappeler le nom de Pierre Desloges, auteur des célèbres *Observations d'un sourd et muet* (1779), qui, dès le lendemain de la prise de la Bastille, signe « *un citoyen français sourd et muet* » l'opuscule qu'il publie à la gloire des Gardes-Françaises s'étant ralliées au mouvement populaire (Bézagu-Deluy, 1993) ; ou celui de Claude Deseine, qui met son talent de statuaire au service de la Révolution avec des bustes de Mirabeau et Robespierre, et offre en 1791 celui de l'abbé de l'Épée à l'Assemblée nationale.

Structures étymologiques de la langue des signes : familles lexicales et champs morphosémantiques

Comme chacun sait, les langues signées sont doublement articulées, cette double articulation présentant par ailleurs autant de points de divergence que de points communs avec celle des langues vocales en monèmes et phonèmes. À chacun de ces deux plans d'articulation peuvent être dégagées des structures étymologiques.

Au plan des signes, le lexique s'organise en familles qui, comme les familles de mots, dérivent d'un ancêtre commun ou étymon, masqué par l'évolution des formes et des sens. C'est que les signes, comme les mots, s'usent au cours du temps. Des signes en contact avec le corps s'en éloignent ; des configurations et des mouvements asymétriques deviennent symétriques ; des mouvements se raccourcissent, d'autres changent d'orientation ; des signes composés perdent un de leurs composants, d'autres fusionnent en un signe unique. Une trentaine de tendances évolutives, presque toutes fondées sur un principe général d'économie gestuelle ou neuronale, concourent ainsi à obscurcir peu à peu la motivation initiale de signes institués depuis la seconde partie du XVIIIe siècle (Delaporte, 2004). Contribuent également à cette démotivation d'innombrables glissements sémantiques : le lien entre la forme et le contenu de PROVOQUER était sans ambiguïté lorsque ce signe était utilisé au sens de « être la cause de quelque chose » ; il n'est plus perçu depuis que le même signe a pris le sens de « agir par provocation ».

Au plan des unités sublexicales (forme de la main, emplacement, mouvement) que la tradition établie par les éditions IVT nomme « paramètres », les formes et les sens s'organisent en champs morphosémantiques. J'emprunte cette notion à Pierre Guiraud (1986) qui a mis en évidence l'existence de tels champs en français : par exemple celui qui, fondé sur la structure « T.K », ne regroupe pas moins de quatre cents mots ayant un rapport avec la notion de « coup » (*attaque*, *toquer*, *tocsin*, etc.). À un même mouvement de la langue dont la pointe se porte en avant contre les dents avant que sa racine ne vienne heurter la partie postérieure du palais, correspond un même sémantisme, celui du coup porté. Il est à peine besoin de souligner quelles perspectives théoriques laisse entrevoir cette passerelle entre langues vocales et langues signées. Comme nous allons le voir, à chacun de ces deux plans le lexique signé est étroitement lié aux codes culturels, symboliques, langagiers, du monde dans lequel les sourds sont immergés.

Mots et signes : des métaphores partagées

Les étymons qui fondent les familles de signes sont très souvent des représentations de la vie civile ou religieuse qui constituaient, en institution et au dehors, l'environnement des sourds. En voici quelques exemples[3].

L'image du duel, rituel dont on connaît l'importance dans l'ancienne culture française, a généré les signes ENNEMI, SE DISPUTER, DÉBAT, DISCUTER, INTERDIRE et CONVAINCRE, dans lesquels les index tendus représentent deux épées. DIALOGUER diffère de DISCUTER par sa configuration en clé : les mains ne représentent plus des épées, mais leur tenue ; le sens ancien du mot *disputer* « discuter, argumenter » fournit un passage entre « se disputer » et « dialoguer ». L'image qui fonde DIALOGUER et DÉBAT se retrouve en français avec l'expression « *joute oratoire* ». Le signe CONVAINCRE (fig. 4), qui montre une épée contraignant l'autre à s'abaisser, est l'équivalent gestuel de la métaphore « *rendre les armes* » à la fin d'une discussion.

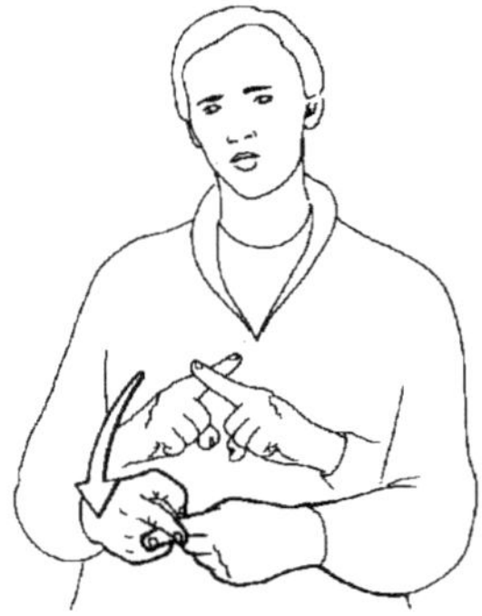

Fig. 4. CONVAINCRE. © IVT.

Les menottes menaçaient tout sourd-muet arrêté pour vagabondage ou chapardage[4] : elles fondent les signes EMPÊCHÉ, GÊNÉ, PUNIR et, par inversion du mouvement, LIBRE. Elles sont également à l'origine d'un ancien signe HABITUDE glosé « emmenotté » par l'abbé Lambert (1865), disparu en France, mais maintenu aux États-Unis ; la même image est à l'origine de l'expression « *être l'esclave de ses habitudes* ».

3. Certaines des étymologies avancées ci-dessous ne manqueront pas de surprendre le lecteur. On en trouvera les démonstrations dans un dictionnaire étymologique à paraître prochainement (Delaporte, 2007).

4. Témoignages chez Paulmier (1844).

En institution, le rituel de la distribution des prix au mois d'août s'accompagnait de la pose d'une couronne de laurier sur la tête des meilleurs élèves. Cette couronne a généré un ancien signe parisien AOÛT qui, par dérivation sémantique, est devenu l'actuel signe ÉTÉ (fig. 5), ce qui explique la paronymie entre ÉTÉ et SAINT : dans les deux cas c'est la représentation d'une couronne, laurier pour le bon élève, auréole pour le saint. Un mouvement circulaire, ample et unique au-dessus de la tête s'est réduit à un mouvement du poignet, court et redoublé, sur le front. Les changements intervenus dans le calendrier scolaire en ont fait le signe JUILLET à Marseille et Montpellier, puis le signe JUIN à Bordeaux et au Puy.

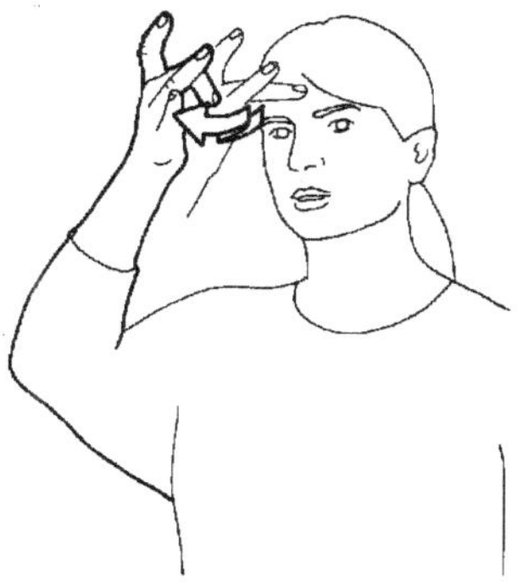

Fig. 5. ÉTÉ. © IVT.

Des fiacres qui sillonnaient les rues, les sourds ont retenu le geste de tenir des rênes, d'où ils ont tiré les signes DIRIGER, celui des deux signes ATTENTION (fig. 6) qui se réalise avec les mains en clé, SE FAIRE DU SOUCI et un signe archaïsant MÉTRO analysable en RÊNES suivi de RAILS. Ce geste fournit aussi l'étymologie de NATURE et de ses dérivés sémantiques NATUREL et NATURELLEMENT : la main en clé animée d'un mouvement autrefois circulaire symbolise Dieu qui gouverne le monde naturel.

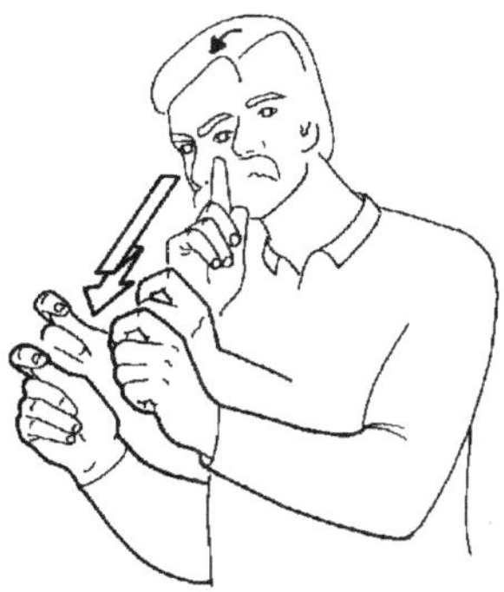

Fig. 6. ATTENTION. © IVT.

Symbole d'abstinence, la fermeture des lèvres a produit FORCER,

SOUFFRIR, PATIENCE, PAS ENCORE, TOUT À L'HEURE, VENDREDI (Nantes), ainsi que des signes pour les trois mois pendant lesquels peut se dérouler le carême : MARS, AVRIL et un signe FÉVRIER (fig. 7) archaïque à Paris (Delaporte, 2005).

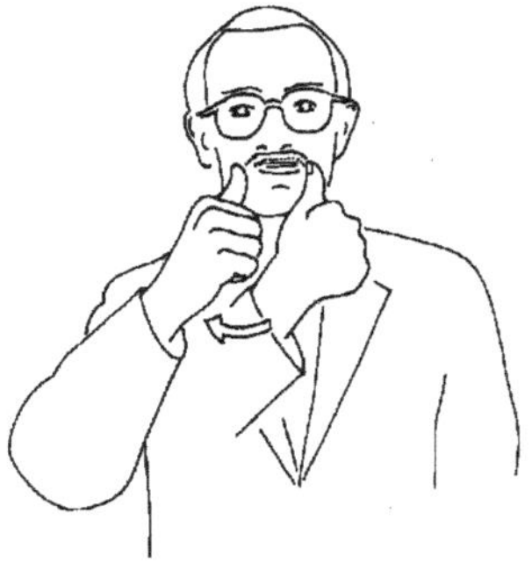

Fig. 7. FÉVRIER. Dessin de l'auteur d'après les archives de la Fnsf.

On sait la prégnance de l'image du diable, tant dans la société ancienne que dans les institutions pour sourds longtemps dirigées par des congrégations religieuses[5]. Symbolisée par la configuration en fourche, ici bien nommée puisqu'elle évoque à la fois les cornes, la queue, les griffes et les sabots fourchus du diable, ainsi que l'outil avec lequel il tourmente les damnés, elle a notamment produit DANGER, MAUVAIS, PAS MAL ainsi qu'un signe ATTENTION (fig. 8) autre que celui déjà cité.

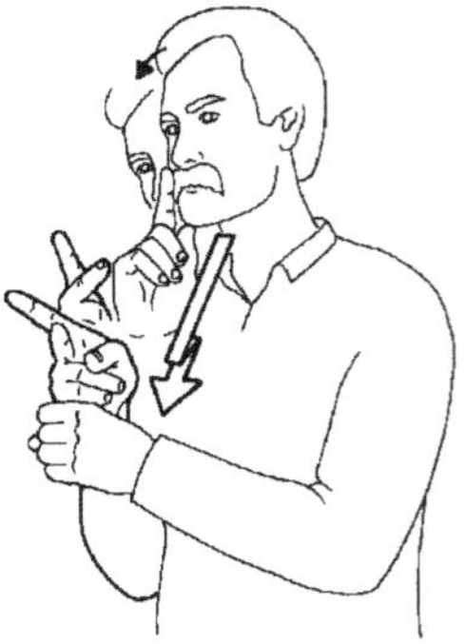

Fig. 8. ATTENTION. © IVT.

Si le lexique est imprégné du monde dans lequel sont immergés les sourds, il porte aussi la trace du fait qu'il s'est construit dans les grands centres urbains : on y retrouve le regard négatif que les citadins portaient sur le monde rural. Une imitation caricaturale de la démarche des paysans a produit les signes PAYSAN, VILLAGE, IMPOLI (fig. 9), MERDE.

5. Témoignages chez Prémilieu et Bonnot (1997 : 50), Pelletier et Delaporte (2002 : 55).

La dérivation sémantique de PAYSAN vers IMPOLI s'explique par le sens ancien du mot *impoli*, antonyme de *poli* au sens de « civilisé, cultivé » (Delaporte, 2003).

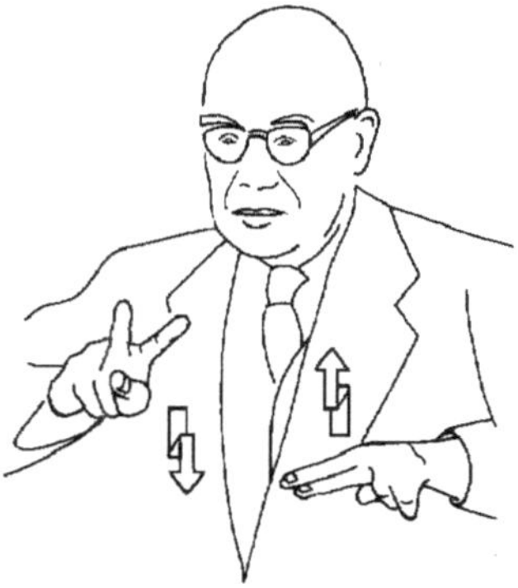

Fig. 9. IMPOLI. Dessin de l'auteur d'après Oléron (1974).

La gestualité des entendants est une autre source importante de création lexicale (Delaporte, 2006a). Parmi les gestes qui se sont montrés les plus productifs, on citera le geste de protection contre le mauvais œil, mains en cornes brandies vers un adversaire : en dérivent SE TROMPER, FAUX, ARTIFICIEL, DÉGUEULASSE, SE FAIRE EXPLOITER, MALADROIT ou SE MOQUER, ce dernier étant aujourd'hui initialisé en M.

À la lumière de la recherche étymologique, la langue des signes d'aujourd'hui nous montre donc une culture matérielle et un univers social où les rues sont sillonnées par des fiacres (DIRIGER, etc.), où l'on se bat en duel (ENNEMI, etc.), où les femmes portent des coiffes à brides (FEMME, FILLE) et les hommes des chapeaux (HOMME, aujourd'hui GARÇON), où les fonctionnaires sont installés devant des bureaux à tambour (ADMINISTRATION), où l'on commente les dernières découvertes de Laplace ou Le Verrier (RÉVOLUTION, qui représente la *révolution*, c'est-à-dire la trajectoire, d'un astre autour d'un autre), où les marchands attirent le chaland en agitant un tissu (VENDRE) et où les bons élèves reçoivent des couronnes de laurier (ÉTÉ)...

Le lexique signé, conservatoire de significations disparues de la langue française

L'une des manifestations – ce n'est pas celle qui étonnera le moins les sourds d'aujourd'hui – des liens étroits entre langue des signes et langue française est le fait que la première garde la trace de significations qui ont disparu de la seconde.

Le signe SYMBOLE renvoie à un sens ancien du mot *symbole*, en l'occurrence le symbole des apôtres qui résume les douze principaux dogmes de la foi catholique : l'existence de Dieu, la création du monde, un Dieu rédempteur, etc. C'est la représentation d'un ensemble (main droite ouverte) que l'on résume (poing fermé) avant de l'inscrire dans le Livre représenté par la main gauche.

Les bras croisés de SAGE ne réfèrent pas à une attitude de sagesse comme on le croit communément : elles montrent une fille vertueuse qui ramène pudiquement les deux pans d'un fichu sur la poitrine. L'étymologie de SAGE garde donc la trace de l'ancien sens du mot *sage* « vertueux ».

La configuration en clé réfère toujours à la tenue d'un objet mince et/ou souple : dans ÉDUCATION, une lanière de cuir utilisée comme fouet. Cette étymologie ne doit pas surprendre, encore moins heurter : elle s'explique par le sens ancien du mot *éducation* qui signifiait « dressage » : au XIXe siècle, on ne parlait pas du dressage des animaux, mais de l'éducation des animaux.

Le recours à des sens anciens de mots français permet également d'expliquer quelques apparentes bizarreries, telles des polysémies qui ne paraissent curieuses que parce qu'elles gardent la trace de sens anciens du français, sens aujourd'hui tombés en désuétude. Si c'est un seul et même signe qui, selon le contexte, a la valeur de « honneur » ou « honnête », ce n'est certainement pas, comme je l'ai entendu dire, en raison d'une supposée pauvreté du lexique signé, mais parce que le mot *honnête* signifiait naguère « vertueux, qui a de l'honneur » – sens qui s'est longtemps maintenu dans l'expression aujourd'hui désuète « *une femme honnête* ».

De même, si c'est un seul et même signe qui peut être traduit tantôt par *incroyable* et tantôt par *formidable*, c'est parce que le signe garde la trace du sens ancien du mot *formidable* « étonnant, incroyable » (cf. le titre du roman fantastique de Maurice Leblanc, le créateur d'Arsène Lupin, *Le formidable événement*).

L'homonymie entre CRUEL et EFFORT ne doit rien au hasard ; elle s'explique par un autre sens du signe CRUEL : « professeur cruel » est à comprendre, et à traduire, comme *professeur sévère*. La langue des signes garde ici la trace de sens anciens du mot *cruel* : *une peine cruelle* était « une peine sévère », tandis que *cruellement laid* signifiait « très laid ». Or les notions de cruauté au sens ancien du mot, de sévérité et d'efforts ont en commun un sème d'intensité qui les rend souvent interchangeables : par ex. *remplir des devoirs cruels* « des devoirs qui demandent beaucoup d'efforts », *exercice sévère* « qui exige des efforts ».

La paronymie entre AMATEUR et PROFESSIONNEL, dont les significations sont aujourd'hui opposées, a de quoi surprendre. Elle est due à ce que ces signes dérivent tous deux de l'ancien APPRENDRE, qui montrait l'intégration de connaissances dans la tête. Le signe AMATEUR garde la trace du sens premier du mot *amateur* : quelqu'un qui a des compétences approfondies dans un domaine de la culture, par exemple un amateur d'art. L'antonymie actuelle entre « amateur » et « professionnel », issue du domaine sportif, est récente.

HASARD : un signe « biculturel »

Si le signe FRANÇAIS a été pris comme exemple de la manière dont la citoyenneté française des sourds se traduit dans la langue des signes, un autre signe, HASARD (fig. 10), peut être pris comme exemple de la manière dont deux traditions culturelles peuvent se rejoindre dans un même signe.

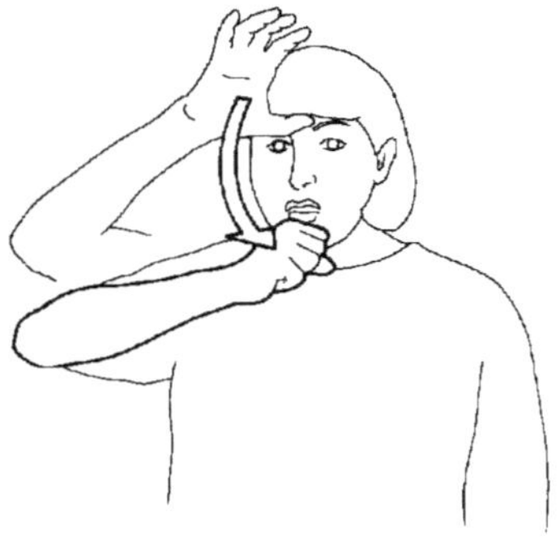

Fig. 10. HASARD. © IVT.

HASARD est analysable en deux composants, un mouvement de descente de la main devant le visage et un mouvement simultané de fermeture de la main. Le premier mouvement rattache ce signe à une famille fondée sur l'image d'un visage vu de profil, dont les plus usuels sont MUSÉE (visages des tableaux et sculptures), PORTUGAL (dont la carte présente l'aspect d'un visage) ou PILE OU FACE (dans lequel l'élément FACE est représenté par l'index descendant devant le visage). La même image se retrouve dans les anciens signes LUNE (conformément à l'iconographie populaire qui donne au satellite de la Terre des traits humains) et TIMBRE-POSTE (visage de la déesse Cérès figurant sur les timbres du XIXe siècle). Replacé dans cette famille lexicale, le déplacement du front au menton de HASARD peut être aisément interprété comme la représentation du visage figurant sur les pièces de monnaie, celles-là même qui permettent de jouer au jeu de hasard dénommé en français *pile ou face*.

Quant au mouvement de fermeture de la main, il se retrouve à l'identique dans GAGNER, dont les abbés Ferrand et Jamet nous disent que c'est le geste de ramasser les dés. Or, c'est également le jeu de dés qui fonde le mot fr. *chance*, puisqu'il provient du latin *cadere* « tomber » d'où dérivent *choir* et *chute*, en référence à la chute des dés. Le mot *hasard*, lui, provient de l'arabe *az-zahr* « le dé ».

Analysé en ses deux éléments, le signe HASARD apparaît donc comme résultant de la conjonction entre une vision du monde spécifiquement sourde, la création de signes à partir de la stylisation de la forme d'objets, et une tradition langagière vocale qui puise ses racines jusque dans les langues latine et arabe.

De la profondeur des liens entre langue des signes et français, voici un autre exemple, celui de COMPLIQUÉ (fig. 11). Son étymologie, qui explique le mouvement de retournement des mains, transparaît dans la description de l'abbé Ferrand : « *signe de plier et replier ensemble* ». L'ajout ultérieur de la configuration en griffe, au sémantisme péjoratif, montre ce que peut avoir de fâcheux une situation compliquée. Or, cette étymologie est aussi celle du mot *compliqué*, qui vient du latin *cum plicare* « plier ». Le mot et le signe sont fondés sur la même métaphore. C'est aussi l'étymologie du signe PROBLÈME, sous l'influence de l'emploi péjoratif « complications ». Mais il y a plus : PLIER a un autre sens, « complice », fondé sur une poignée de main exécutée deux fois, en se plaçant successivement du point de vue de chacun des partenaires (Delaporte, 2006b). Or, le mot *complice* vient du latin *cum plectere* « entrelacer », dans lequel *plectere* est une forme intensive de *plicare* « plier ». Voilà donc deux signes homonymes, COMPLIQUÉ et COMPLICE, qui ont exactement la même étymologie que les deux mots fr. *compliqué* et *complice*. Cet exemple montre la profondeur de liens insoupçonnés entre les deux langues, qui puisent dans un même fonds commun de métaphores culturelles et langagières.

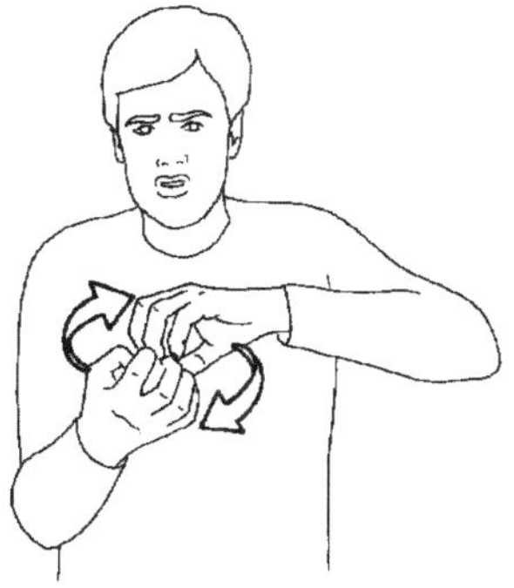

Fig. 11. COMPLIQUÉ. © IVT.

Les champs morphosémantiques : un autre héritage culturel

Plus encore que les signes, les unités sublexicales apparaissent ancrées dans la culture ambiante. On se contentera d'en faire ici la démonstration sur un unique paramètre d'emplacement, celui du nez, qui fonde entre autres les signes DEVINER, HASARD (synonyme de celui que l'on a déjà évoqué), FAIRE L'AMOUR, JOUIR, PROSTITUÉE, MENTEUR et HUMOUR.

Le nez est le siège de la connaissance intuitive : le signe DEVINER est un exact équivalent du mot *subodorer* « sentir dessous ». Le nez étant le siège de l'intuition et non celui de la rationalité, ses jugements comportent une part d'incertitude qui le relie au hasard : *j'ai donné les réponses au pif*, qui signifiait naguère « en suivant mon intuition », prend aujourd'hui le sens de « au petit bonheur, au hasard » : c'est ce qu'exprime un signe HASARD, celui où la main en pinceau tapote le nez (fig. 12).

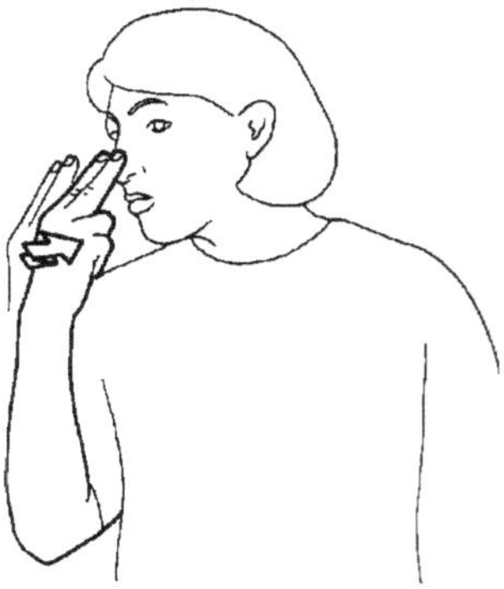

Fig. 12. HASARD. © IVT.

Organe saillant que rien ne dissimule aux regards – « ça se voit comme le nez au milieu de la figure » dit-on d'une chose évidente – le nez peut servir de substitut à l'autre organe saillant du corps masculin, le pénis, celui-là dissimulé et tabou. Ceci, qui a été popularisé par la psychanalyse, est depuis longtemps inscrit dans les représentations collectives. Un excès de nez laisse soupçonner une sexualité débordante ; un bout très convexe dénote « une très forte sensualité », les narines épaisses sont la marque d'« appétits grossiers » (Guiraud, 1980). Au faux nez du clown répond le faux nez en forme de pénis, disponible dans tous les magasins de farces et attrapes. L'analogie s'inscrit dans le langage argotique : « *peler le nez* », ennuyer, est devenu « *peler le gland* » ; une chose de peu de valeur, « *à la mords-moi le pif* », est devenue « *à la mords-moi le nœud* ». Dans le vocabulaire de la vénerie, le *nez* est le sexe du cerf. C'est donc dans un cadre

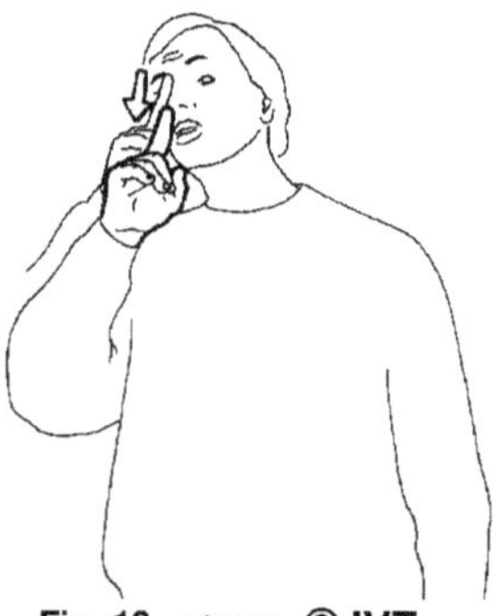
Fig. 13. JOUIR. © IVT.

culturel, langagier et symbolique très élaboré et très ancien que viennent s'inscrire les signes FAIRE L'AMOUR, JOUIR (fig. 13) et PROSTITUÉE.

Le nez est également le siège du mensonge : « *je vois ton nez qui remue* », disent les mamans au petit enfant pour lui faire avouer un mensonge, tandis que le nez de Pinocchio s'allonge à chaque nouveau mensonge. Le signe MENTEUR consistait à tracer une ligne transversale devant la bouche, pour symboliser des « paroles qui vont de travers » ; il a ultérieurement été attiré par le sémantisme du nez (fig. 14).

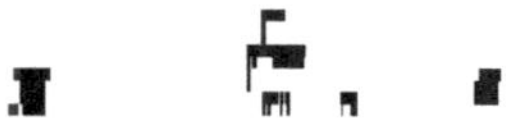
Fig. 14. MENTEUR. Lambert, 1865.

Enfin, le nez prête à rire, exerce la verve et provoque la moquerie. Pour conclure, une fois de plus, sur un substrat latin, on rappellera à propos du signe HUMOUR (fig. 15) que le mot latin *nasus* d'où est issu *nez* signifiait « esprit moqueur ».

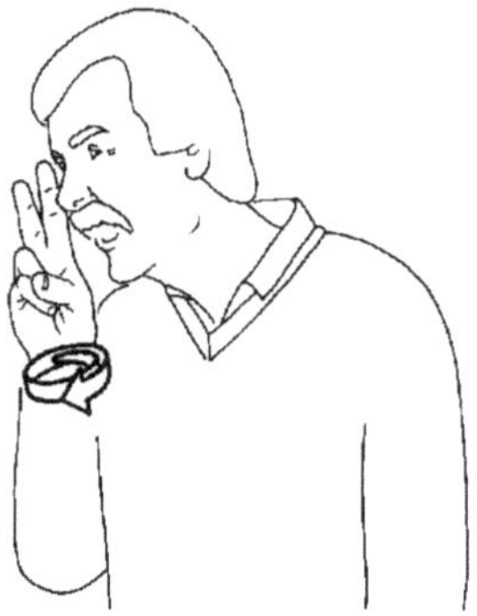
Fig. 15. HUMOUR. © IVT.

La même démonstration pourrait être faite pour tous les signes se réalisant sur le nez, en mettant en évidence quelques autres sémantismes. Elle pourrait tout aussi bien être étendue à la totalité des paramètres d'emplacement, poitrine, front ou bras.

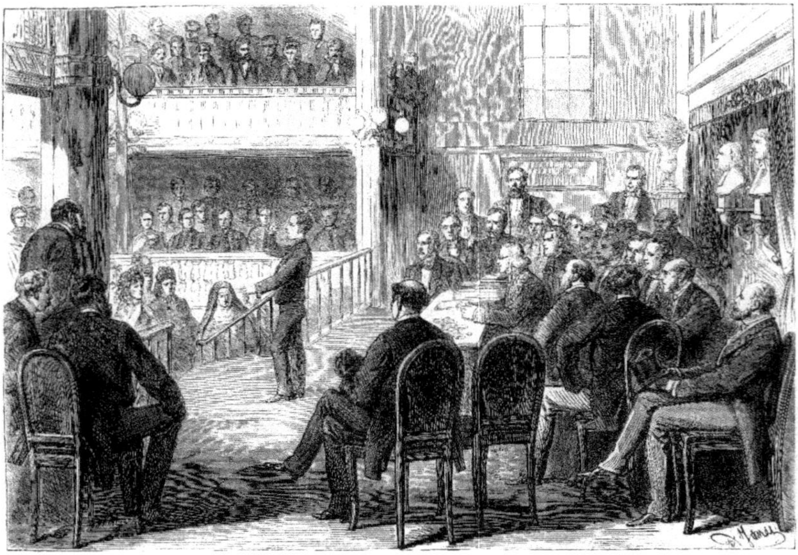

**Distribution des prix à Saint-Jacques, 1872 :
un élève récite en signes une fable de La Fontaine.**

Conclusion

Nul doute qu'une grande part de ce qui vient d'être établi laissera sceptiques de nombreuses personnes sourdes, nées dans un monde marqué par l'interdiction et le mépris de la langue des signes, et qui ont entretenu avec la langue française, dans sa modalité écrite, un rapport toujours difficile, mêlé de gêne et de souffrance. Les liens que nous avons fait ressortir entre des signes français et des mots latins sont ce qui paraîtra le plus mystérieux. On peut sans doute y voir, dans quelques cas, une influence directe des premiers abbés qui se sont occupés des enfants sourds, à une époque où le latin était à la fois langue mère, langue de culture et langue d'église. Plus souvent, on doit les interpréter comme la manifestation de métaphores imprégnant la civilisation occidentale depuis des siècles. Il n'est pas nécessaire de supposer une filiation linéaire entre le mot et le signe : ce sont seulement deux maillons éloignés d'une chaîne de concepts, de

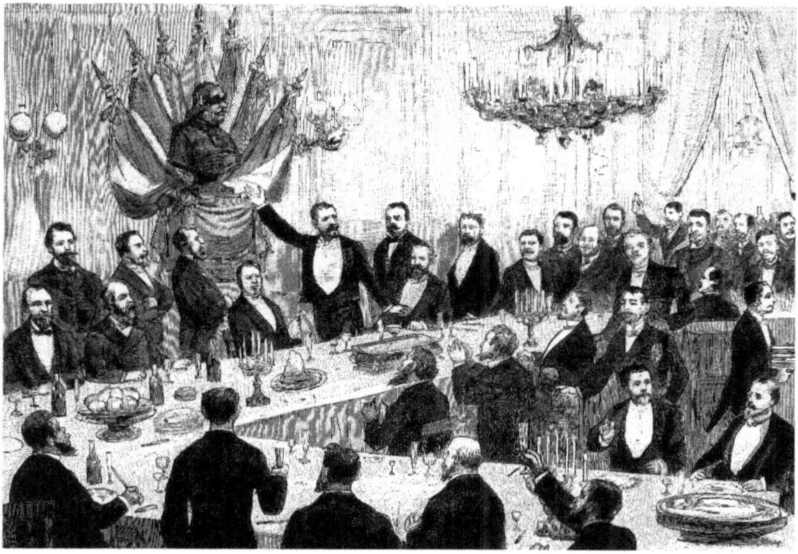

Banquet annuel des sourds-muets, 1887.

symboles, d'images, de gestes qui se sont transmis pendant des siècles dans un même ensemble culturel. Ainsi du lien entre le signe HUMOUR et le mot latin *nasus* : nul emprunt de la langue des signes au latin, cela va sans dire, mais expressions langagières issues d'un système de représentations multiples associant le nez et le rire, parmi lesquelles on doit faire figurer des images immédiatement accessibles aux sourds, telles le nez péninsulaire de Cyrano ou le nez rouge des clowns.

S'agissant des innombrables expressions françaises pour lesquelles il existe des équivalents signés, on peut de même supposer des créations apparues indépendamment à partir d'un même trésor culturel commun aux sourds et aux entendants. Mais dans ce cas, il semble bien que les liens entre mots et signes soient plus souvent immédiats, et qu'ils aient été construits par les sourds eux-mêmes. Les sourds ont une vraie appétence pour ces expressions imagées lorsqu'elles leur sont traduites et expliquées en signes[6], alors qu'elles sont en même temps ce qu'ils connaissent le moins bien de la langue française, en raison d'un enseignement inadapté. Or, ce n'était pas le cas au XIXe siècle, lorsque les enfants sourds étaient instruits en langue des signes. Faut-il rappeler qu'au cours des huit décennies qui ont précédé le congrès de Milan et qui ont été baptisées, non sans raison, « l'âge d'or », ce sont des centaines de sourds qui ont participé à l'éducation des enfants sourds, parmi lesquels une quinzaine ont fondé ou dirigé des institutions ? Beaucoup de ces sourds signeurs étaient en même temps de talentueux écrivains, tels Joseph-Eugène Allibert, Ferdinand Berthier, Victor-Gomer Chambellan, J.-B. Chatelain, Claudius Forestier, François Gard, Adolphe Gazan de la Peyrière, Jacques Lejeune, Alphonse Lenoir, Joachim Ligot, Pierre Pélissier, Claude-Joseph Richardin et tant d'autres. Les discours signés de Berthier et Pélissier étaient illustrés de références aux grandes œuvres littéraires et à la culture gréco-latine, que ce soit pour évoquer la République de Platon, le tonneau des Danaïdes ou le supplice de Sisyphe ; parfois même émaillés de citations latines : « *et fiat unum ovile et unus pastor* » (« *qu'il n'y ait qu'une seule bergerie et qu'un seul pasteur* »)[7].

Avec le concept de « nation sourde-muette », les élites sourdes du XIXe siècle ont construit la surdité comme catégorie anthropologique. Elles ont proclamé la puissance de la langue des signes et son universalité. En même temps, elles n'ont cessé de revendiquer leurs droits et de protester de leurs devoirs de citoyens. Pétries de culture et de langue françaises, elles leur rendaient de permanents hommages. Si le mot avait existé, elles se seraient revendiquées du biculturalisme[8]. Aux banquets des

6. Cette fascination est exprimée par une élève de l'institut Saint-Jacques dans le *Pays des sourds*, film de Nicolas Philibert.

7. Société centrale des sourds-muets (1842 : 260, 1864 : 15, 141).

8. Berthier déclare explicitement que la qualification de « nation sourde-muette » ne renferme aucune intention « de repousser la société de nos frères parlants » (Société centrale des sourds-muets, 1864 : 124)

sourds-muets fondés par Berthier en 1834 étaient accueillis avec ferveur des directeurs de journaux, des députés, des dirigeants politiques, des écrivains célèbres, tous les discours étant interprétés d'une langue vers l'autre. La grande presse rendait régulièrement compte, toujours de manière admirative, de ces agapes bilingues et biculturelles[9].

C'étaient une autre époque et un autre monde, mais c'est dans cette époque et dans ce monde qu'a été forgé le lexique aujourd'hui pratiqué par une population souvent à la limite de l'illettrisme.

Au cours des vingt dernières années, le mouvement de « réveil sourd » a jugé sévèrement l'influence du français sur la langue des signes. Ces conceptions négatives sont évidemment dues au français signé. Avec des absurdités telles que le signe QUAND MÊME réalisé par des enseignants entendants au moyen de QUAND suivi de MÊME, la langue des signes a été violée. Mais il y a heureusement d'autres relations sexuelles que le viol, plus douces et plus respectueuses : « les mots font l'amour » disait André Breton. La langue des signes et le français entretiennent, le plus souvent sans le savoir, cette relation amoureuse quand, chacune avec son génie propre, se fonde sur un ensemble de références culturelles partagées.

9. *Le Moniteur*, *Le Journal des Débats*, *Le National*, *Le Temps*, *Le Courrier français*, *Le Constitutionnel*, *Le Droit*, *La Quotidienne*, etc.

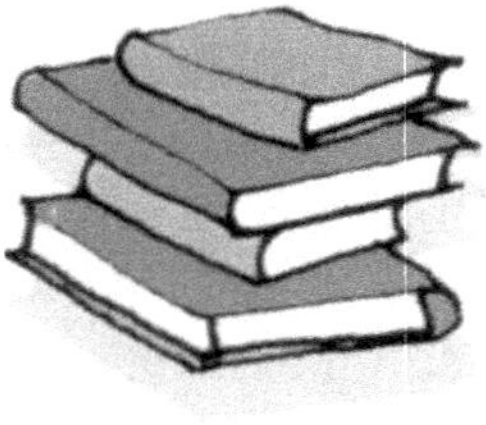

Bibliographie

Bézagu-Deluy (Maryse), 1993, *Dans les silences et la fureur de l'histoire. Des Sourds et Muets, à Paris, au XVIIIe siècle*. Mouvement des Sourds de France, « Lespée ».

Blanchet (Alexandre), 1850, *La surdi-mutité. Traité philosophique et médical suivi d'un petit dictionnaire usuel de mimique et de dactylologie*. Paris, chez Labé.

Bourcier (Paul), Roy (Julie Élaine), 1985, *La langue des signes (LSQ)*. Bibliothèque nationale du Québec.

Brouland (Joséphine), 1855, *Spécimen d'un dictionnaire des signes*, accompagné d'une *Explication du tableau spécimen d'un dictionnaire des signes du langage mimique*. Paris, Institution impériale des sourds-muets. Les dessins de signes ont été réédités par M. Renard et Y. Delaporte, *Aux origines de la langue des signes française*. Paris, Langue des signes éditions, 2002.

Delaporte (Yves) :

- 2002, *Les sourds, c'est comme ça. Ethnologie de la surdimutité*. Paris, Éditions de la Maison des sciences de l'homme, « Ethnologie de la France ».
- 2003, Le signe IMPOLI, *Patrimoine Sourd*, 3.
- 2004, Deux siècles d'histoire de la langue des signes française : les tendances évolutives, *Silexicales*, 4.
- 2005, De FÉVRIER à AVRIL, de PATIENCE à TOUT À L'HEURE : une famille de signes fondée sur le carême chrétien, *Patrimoine sourd*, 13.
- 2006a, Quand les signes empruntent à la gestualité des entendants : MAL, MALHEUR, DOMMAGE, *Patrimoine sourd*, 15.
- 2006b, Homonymes étymologiques et homonymes de hasard en langue des signes, *Patrimoine sourd*, 16.
- 2007, *Dictionnaire étymologique et historique de la langue des signes française*. Les-Essarts-le-Roi, Éditions du Fox.

Desloges (Pierre):
- 1779, *Observations d'un sourd et muet, sur un cours élémentaire d'éducation des sourds et muets publié en 1779 par M. l'Abbé Deschamps, Chapelain de l'Église d'Orléans*. Amsterdam et Paris, Morin. Réédité par l'association Étienne de Fay, Saint-Jean de la Ruelle.
- 1789, *Lettre adressée à MM. les Électeurs de Paris*, 15 juillet.

Ferrand (abbé Jean), vers 1785, *Dictionnaire des sourds-muets*. Manuscrit édité par J.A.A. Rattel « collection ancienne et moderne d'otologie », 7, Laval, 1896.

Guiraud (Pierre) :
- 1980, *Le langage du corps*. Paris, Presses Universitaires de France.
- 1986, *Structures étymologiques du lexique français*. Paris, Payot.

Jamet (abbé Pierre), vers 1830, deux dictionnaires manuscrits, Albi et Caen. Le second est conservé par la congrégation du Bon Sauveur de Caen ; un exemplaire photocopié en a été déposé par l'auteur à la bibliothèque de l'Institut national de jeunes sourds de Paris.

Lambert (abbé Louis Marie), 1865, *Le langage de la physionomie et du geste mis à la portée de tous*. Paris, Lecoffre. Réédité sous le titre *La langue des signes française d'autrefois*. Paris, CTHS, 2005.

Oléron (Pierre), 1974, *Éléments de répertoire du langage gestuel des sourds-muets*. Paris, Éditions du CNRS.

Paulmier, Louis-Pierre, 1844. *Considérations sur l'instruction des sourds-muets*. Paris, Institut royal des sourds-muets.

Pelletier (Armand), Delaporte (Yves), 2002, *Moi, Armand, né sourd et muet*. Paris, Plon, « Terre Humaine ».

Prémilieu (Jean-François), Bonnot (Michelle), 1997, *Cent cinquante ans d'histoire*. Bourg-en-Bresse, Institut de jeunes sourds.

Société centrale des sourds-muets de Paris, 1842 et 1864, *Banquets des sourds-muets réunis pour fêter les anniversaires de la naissance de l'abbé de l'Épée*. Paris, Jacques Ledoyen (vol. 1) ; Paris, Hachette (vol. 2).

Virole (Benoît) (dir.), 1996, *Psychologie de la surdité*. Paris, Bruxelles, De Boeck Université.

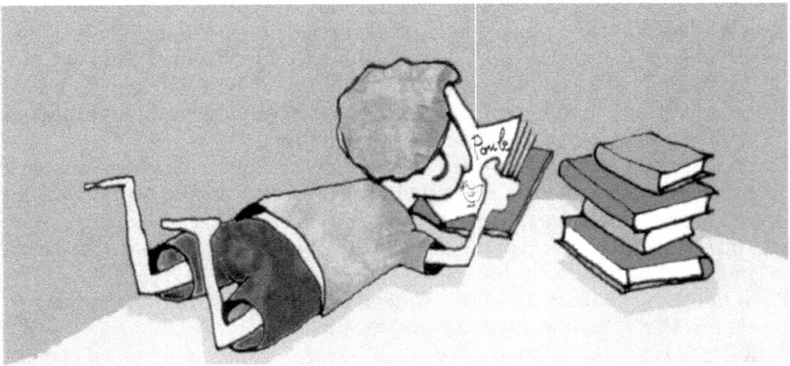

Dessin de Pascal Finjean
pour le colloque du GERS du 21 novembre 2004

Fabrice Bertin

Professeur
à l'Institut national Supérieur de Suresnes.
Chargé de cours à l'université de Paris VIII

Vers une éducation interculturelle pour les enfants sourds ?

Résumé

La reconnaissance de la langue des signes française (LSF) est indissociable de celle du biculturalisme. En effet, langue et culture sont étroitement liées et la LSF n'est pas une technique de communication, mais bien une langue vivante à part entière, ce qui implique nécessairement la prise en compte de la dimension culturelle. En particulier dans l'éducation des jeunes sourds. Alors même que « l'intégration » scolaire se trouve renforcée par la loi du 11 février 2005. Ce concept se place historiquement du côté de la perspective oraliste, dans une dialectique qui *a prior*i met en cause la LSF et la groupalité. Il s'agit donc de s'attarder sur la place et le rôle que peut avoir la culture Sourde et sur sa transmission qui devient problématique et l'objet de cette contribution se situe dans cette réflexion.

Plus personne ne contesterait aujourd'hui que la langue n'est pas un simple vecteur arbitraire de la pensée, mais qu'elle est intimement liée à la culture. C'est pourquoi, il est absurde de penser un bilinguisme pour les personnes Sourdes[1] sans reconnaître en amont leur culture. La notion de bilinguisme entraîne donc, et il faut le rappeler, celle de biculturalisme. Le bilinguisme français-LSF, qui n'est pas en soi un phénomène nouveau, est un fait difficilement contestable. Nombre de Sourds, à des degrés divers, vivent le quotidien en utilisant deux langues, et ceci au sein de deux cultures, c'est-à-dire deux systèmes de référence au monde, deux manières de l'appréhender. Penser le biculturalisme est donc une nécessité, qui va de pair, et il ne saurait en être autrement, avec la reconnaissance linguistique de la LSF, dans la sphère sociale, et en amont dans le cadre scolaire.

Notre propos ici n'est pas de définir la culture Sourde, vaste entreprise, amorcée par ailleurs (Delaporte, 2002). Il est ici question de la culture, entendue au sens anthropolo-

1. Conformément à un usage établi dans la littérature scientifique, le mot « sourd » est orthographié ici avec une majuscule pour faire référence à l'individu en tant que membre de la communauté Sourde, et non en tant que personne déficiente auditive.
2. Voir la définition de la culture anthropologique par Camilleri (1985 : 8).

gique[2], c'est-à-dire manières d'être, d'appréhender le monde et d'interagir avec lui. Il s'agit donc pour nous d'une notion dynamique, qui est véhiculée par l'intermédiaire des individus, de leurs modes de vie (et non des seules institutions sociales ou culturelles) et qui varie selon les contextes, les situations, les époques. « Le terme culture étant entendu en ce sens, il est clair qu'un certain nombre de questions telles qu'« Existe-t-il ou non une culture sourde ? », « Celle-ci est-elle peu développée ? », « Doit-elle et peut-elle être développée ? » sont dépourvues de sens. Il existe à l'évidence une culture sourde. Elle est ce qu'elle est, comme toute culture, et il n'y a pas de place possible pour des jugements de valeur. Il n'y a pas de critères au nom duquel une culture, entendue dans ce sens, peut être jugée meilleure ou plus développée qu'une autre et par conséquent améliorable » (Mottez, 1979).

L'objet de cette contribution se situe donc plutôt dans une démarche transversale et s'appuie essentiellement sur une expérience universitaire de tutorat auprès de six étudiant(e)s sourd(e)s au cours des années universitaires 2004-2005 et 2005-2006[3]. En effet, il convient de s'interroger, alors que le « visage » de la surdité évolue considérablement ces dernières années, sur la composante culturelle et ses mutations : l'interrogation principale n'est donc pas, à nos yeux, « Qu'est-ce que la culture Sourde ? », mais plutôt « Quels peuvent être et quels devraient être son rôle et sa place, en premier lieu, dans l'éducation des enfants sourds ? ».

D'une culture par opposition…

Le concept de culture Sourde suscite bien des controverses, révélatrices sans doute de l'angle selon lequel la surdité est appréhendée dans nos civilisations, c'est-à-dire celui de défi-

3. Remerciements aux étudiants de la licence professionnelle d'enseignement de LSF en milieu scolaire (Université Paris VIII, INS HEA, Visuel-LSF) pour les échanges qui ont nourri, en partie, notre réflexion. Tutorat réalisé avec Andrea Benvenuto, doctorante en philosophie.

cience sensorielle. Cet audiocentrisme, forme d'ethnocentrisme, occulte, pour ne pas dire dénigre, la singularité revendiquée par les personnes Sourdes : l'appartenance à un groupe culturel.

Un des arguments avancés, par exemple, est qu'une culture ne pourrait se construire sur ce qui n'est, *a priori*, qu'une déficience de l'ouïe. Or, toute culture n'existe que parce qu'il est besoin, entre autres, de décrypter, d'expliquer et de comprendre le monde qui nous entoure. Dans le cas présent, elle répond à un énorme défi : vivre sans entendre, ou insuffisamment, dans un monde où la parole vocale est quasi omniprésente. Il s'agit bien là d'un défi d'exister, d'une immense gageure et la première d'entre elles est de pouvoir *se* dire, de se faire reconnaître comme un sujet, un individu, un citoyen.

Comme toute culture également, la culture Sourde évolue sans cesse dans le temps. Notons que ce que nous désignons aujourd'hui par « culture Sourde »[4] n'est pas un phénomène nouveau : au XIXe siècle, on évoquait même une nation Sourde. Le mouvement qui a conduit à sa revendication s'est développé en réaction, en opposition à la culture majoritaire. Or, toute culture se « définissant moins à partir de traits spécifiques (normes, us, coutumes) qu'à partir de ses conditions de productions et d'émergence » (Abdallah-Pretceille, 1999 : 9), on ne peut que remarquer que la constitution d'un mouvement Sourd, la prise de conscience d'une unité, la revendication d'une nation Sourde sont contemporaines de la progression de l'idéologie oraliste (Bertin, 2003), qui représente une menace pour la langue des signes, sa reconnaissance et son usage.

Dès le début du XIXe siècle, l'intégration scolaire fait ses premiers pas et, puisqu'il s'agit d'intégrer l'instruction ordinaire, cette intégration est oraliste. Suivant les idées du médecin de l'Institu-

4. C'est, semble-t-il, lors de la Conférence internationale « La surdité et l'année internationale des personnes handicapées » (Rome, 26-30 janvier 1981) que l'idée de culture apparaît pour la première fois : « [...] les personnes sourdes ont développé [...] une culture extraordinaire [et une langue] qui doivent être partagées avec d'autres personnes ».

tion nationale des Sourds-Muets de Paris, Jean-Marc Gaspard Itard (1774-1838), les enfants présentant une surdité légère et moyenne, qui avaient bénéficié d'une éducation auditive et de l'articulation artificielle, sont orientés vers le milieu ordinaire, c'est-à-dire hors des murs de l'institution spécialisée. Dès 1805, ont été conduites sur les enfants sourds de l'institution ses premières tentatives d'articulation artificielle. Les autres élèves recevaient un enseignement au sein de l'institution, selon une *méthode mixte* associant la gestualité à l'écriture, comme vecteurs de socialisation et de développement intellectuel. Cette « intégration » dépendait donc du degré de surdité et de maîtrise verbale (Bernard, 2000 : 31).

Cette politique excluait *la mimique*[5], qui perdit son statut de langue universelle de l'humanité : la théorie de la dégénérescence la décrivait en effet comme le symptôme d'une différence génétique. La volonté d'intégration est longtemps venue de l'extérieur, sous forme d'oralisme et de répression de la langue des signes. Des tentatives de résistance eurent lieu, notamment avec un professeur entendant de l'Institut, Auguste Bébian. Filleul de l'abbé Sicard, il fut élevé avec les sourds de l'établissement et maîtrisait leur langue. Il milita pour une prise de conscience des structures d'une authentique langue des signes, qu'il nommait le langage naturel des Sourds-Muets. Il en précise la terminologie dans deux essais, *Essai sur le langage naturel des Sourds-Muets* (1817) et *La Mimographie* (1825), et recommande son utilisation dans l'enseignement. Mais il fut évincé, tout comme les professeurs sourds de l'Institut que les nouvelles orientations de la direction rendaient inaptes à la fonction : les choix éducatifs allant dans le sens de l'oralisme mettaient en cause leur présence dans l'enseignement. En effet, l'introduction de la parole et de son enseignement dans les

5. Le terme est d'époque et n'est pas connoté péjorativement.

fonctions ordinaires de professeurs provoquait la rétrogradation des professeurs sourds au poste de répétiteur. Les derniers élèves instruits par la *mimique* ayant quitté l'Institut en 1887, les professeurs sourds sont eux-mêmes licenciés ou mis à la retraite d'office. Ainsi, le camp oraliste l'emportait à la fin du XIXe siècle. Le tristement célèbre congrès de Milan, en 1880, est l'aboutissement d'un processus commencé juste après la mort de l'abbé Sicard (1822), successeur de l'abbé de l'Épée et se conclut sur : « *Viva la parola !* ». Ce congrès consacre l'éviction des signes de l'enseignement. Le débat était donc (provisoirement) clos, les sourds devaient apprendre à parler : « *le seul livre de l'élève est la bouche du maître* », disait-on. En Europe, cette option oraliste est restée exclusive jusque dans les années 1975-80, tout au moins de manière officielle, à la différence des États-Unis où les deux courants ont coexisté.

Historiquement donc, l'intégration scolaire s'inscrit pour les sourds dans la perspective *oraliste*, qui apparaît comme l'aboutissement logique et en opposition totale à la langue des signes. Elle se caractérise en général par l'isolement de l'enfant sourd dans un système d'enseignement entièrement conçu pour des élèves entendants. Puisque dans ce cas l'objectif ultime de l'éducation de l'enfant sourd est la parole, il peut sembler cohérent de l'immerger dans un milieu entendant et parlant (mais une telle contrainte n'est-elle pas inconciliable avec l'éthique de l'intégration ?). On ne s'étonne pas que la LSF soit alors perçue comme le symptôme d'une infirmité, la surdi-mutité, et apparaisse donc incompatible avec cette conception de *l'intégration*, dont les corollaires sont la *réadaptation* et la *rééducation*. C'est un double regard qui est ainsi porté sur l'altérité : tandis qu'on voit dans la surdi-mutité une infirmité, le *handicap*, lui, est une atteinte compensable ou compensée.

---

6. Nombreux sont les établissements spécialisés accueillant de jeunes sourds à se dénommer CROP : Centres de rééducation de l'ouïe et de la parole.

Ce sont de telles conceptions qui ont pu inspirer, parfois au nom de l'intégration scolaire, des pratiques sociales discriminatoires contraires à la loi républicaine : d'un côté des enfants définis comme *déficients auditifs* (légers, moyens ou sévères) ou *malentendants* (sur la base de critères physiologiques), dont il est décidé, plus ou moins arbitrairement, que le « handicap » peut être réduit par une rééducation de la parole[6], pourront être accueillis à l'école ordinaire, de l'autre, des *sourds-muets* ou déficients auditifs profonds, atteints d'une incapacité présentée comme insurmontable (de quel point de vue ?), resteront confinés ou marginalisés dans des institutions spécialisées.

Parallèlement à la répression de la mimique, mode d'expression naturel des sourds, un mouvement fédérateur de la communauté sourde a commencé à s'organiser dès le début du XIXe siècle. En 1834, Ferdinand Berthier (1803-1886), doyen des professeurs sourds à l'institut de Paris, crée la Société Centrale des Sourds-Muets de Paris qui vise à rassembler, mobiliser, animer la communauté des Sourds. Il organise chaque année un banquet qui rassemble les Sourds de France autour de la commémoration de la naissance de l'abbé de l'Épée[7], le sport silencieux s'organise[8], la presse à destination de la communauté est abondante (*Le Sourd-muet illustré*, *La France silencieuse*, *La Gazette des sourds-muets…*).

7. Cette commémoration a lieu chaque année aux alentours du 30 novembre, la tradition perdure.

8. Les premiers jeux olympiques sourds ont lieu en août 1924 et sont une expression de force communautaire.

9. L'interculturalité s'oppose à la multiculturalité, simple juxtaposition de cultures différentes. Il s'agit de reconnaître des cultures différenciées, pas pour diviser, mais au contraire pour dépasser des « barrières » culturelles : d'où le préfixe « inter ».

10. C'est lors de ces congrès, rassemblant des sourds, leurs parents mais aussi des chercheurs universitaires engagés (sociologues, linguistes…) que pour la première fois le linguiste américain W. C. Stokoe a démontré que les signes utilisés par les sourds américains formaient une vraie langue, désormais nommée ASL (American Sign Language : Langue des Signes Américaine).

Après l'éviction des signes de l'Institut, la langue continue à vivre dans les foyers, les cours de récréation, dans tous les lieux de sociabilité sourde et survit à ce bannissement : ce qui atteste clairement la réalité d'une communauté organisée autour de cette langue. Pendant environ cent ans, tout au moins officiellement, ce mode de communication disparaît donc de l'enseignement et de l'espace public.

...à l'interculturalité[9] : les mutations de la culture Sourde

Ce n'est qu'à partir des années 1970 qu'un mouvement de renouveau se met en place (on parle de réveil Sourd, par opposition à la mise en sommeil...), dont le facteur déclenchant a été le congrès de la Fédération Mondiale des Sourds (FMS), à Paris, en 1971. Puis un second, en 1977, à Washington. La désignation LSF (Langue des Signes Française) s'impose alors de manière privilégiée dès la fin des années 1970[10] et une activité intense s'organise autour de la LSF : l'International Visual Theater (IVT) est créé au Château de Vincennes, en 1977, son objectif principal est la promotion de la culture Sourde et de la LSF. Ces dernières ne disparaissent donc pas, mais sont perçues plus ou moins péjorativement, non comme langue à part entière, mais plutôt comme le stigmate d'une infirmité (Mottez, 1975).

Cette visibilité nouvelle de la LSF et de la culture Sourde, sa revendication dans l'espace public ont donc interpellé la société, ainsi que le système éducatif et si aujourd'hui la LSF est effectivement présente dans beaucoup d'établissements scolaires, elle n'est toujours pas respectée dans ses modalités propres. Les signes ont droit de cité dans l'enseignement, la langue des signes, par contre, en est complètement exclue, écrivait Danielle Bouvet en 1989. En nuançant quelque peu des propos qui datent de dix-huit années, on peut toutefois affirmer que ce constat est toujours d'actualité. Est-ce dû à la méconnaissance de la nature de cette langue ? Est-ce dû également à la non-reconnaissance de la culture Sourde ? Car la LSF est rattachée à cette culture de façon importante et les attitudes face à l'accueil de celle-ci doivent interroger. Que signifient en effet, les réactions de rejet dont elle fait l'objet ?

Bien que dans la société au sens large, LSF et culture Sourde soient de plus en plus présentes et de plus en plus admises, leur octroyer une place pleine et entière, surtout à l'école, reste à mettre en place. Elles ont su s'ouvrir à la culture majoritaire, s'en enrichir (et mutuellement), en gardant une essence propre. Il ne s'agit pas de techniques d'accessibilité, la culture Sourde crée, produit, et ce, sur tous les continents, comme a pu le montrer le Festival du Silence, organisé à Paris en juillet 2006.

La culture majoritaire, dominante, est en train de passer de l'ignorance, voire du rejet, à la reconnaissance de la culture Sourde. La consécration professionnelle d'Emmanuelle Laborit en 1993 lors de la cérémonie de Molière a provoqué une prise de conscience progressive. Le clip de la chanson de Florent Pagny « Savoir aimer » intègre la LSF, mais en la dénaturant, à des fins purement artistiques (pas d'expression du visage par exemple), à la différence du clip de Noir Désir « Comme elle vient » et du groupe de rap suisse « La résistance », avec sa chanson « si j'étais sourd ?! »[11], dont le clip n'inclut pas seulement la LSF, mais aussi un locuteur qui l'exprime de façon naturelle, ce qui est porteur de sens, et même les vidéoclips du groupe finlandais Signmark (dont un des chanteurs est sourd)[12].

Mais la culture Sourde ne se résume pas à l'expression artistique, quelle que soit sa visibilité « littéraire ». Elle est aussi, et surtout, comme nous le disions plus haut, une « fonctionna-

11. http://www.youtube.com/watch?v=a7AcWIpGEE0.

12. http://www.youtube.com/watch?v=2kxoAx7Ewq0 et http://www.signmark.biz.

13. Intervention de M.-T. L'Huillier, journée d'étude, GERS, 25 novembre 2006.

lité » du sujet, une manière d'être au monde, de l'exprimer et se s'exprimer, selon des modalités propres (cf. *supra*). Celle-ci a pu se construire, s'enrichir, dans les établissements spécialisés : le problème urgent à résoudre réside dans sa transmission.

S'approprier la culture Sourde : la fragilité de la transmission

Ce sont en effet ces institutions spécialisées qui ont, jusque-là, joué le rôle de courroie de transmission de la culture Sourde. Une des originalités de celle-ci est de se transmettre, non de *père en fils*, comme c'est habituellement le cas pour toute culture humaine, mais de *pair en pair*. La LSF se transmettait des anciens élèves vers les nouveaux arrivants, pour qui souvent l'arrivée à l'institut coïncidait avec la découverte de la LSF, voire même était vécue comme une seconde naissance… C'est dire l'importance de cet instant pour la reconnaissance de soi comme sujet : il existe, il faut le rappeler, des familles Sourdes[13] ou des fratries Sourdes dont les parents sont sourds, où la transmission se fait de façon « naturelle », c'est-à-dire, dans un premier temps, dans la famille. Ces familles ont un rôle essentiel, d'autant plus lorsque l'éducation s'est totalement oralisée (cf. *supra*) : elles ont permis à la culture Sourde de se pérenniser puisque les enfants issus de ces familles l'ont véhiculée à l'insu des établissements scolaires et de l'interdiction officielle. Même si le cas de figure n'est plus le même aujourd'hui pour les enfants sourds qui naissent et grandissent dans ces familles Sourdes, tout au moins signantes, c'est une chance exceptionnelle de bénéficier d'un bain culturel et linguistique « naturel », car une transmission artificielle ou partielle n'est sans doute pas performante.

14. Cf. les travaux de recherche en psychologie cognitive, notamment ceux de C. Courtin. Le CEBES a vécu 25 ans.Publications et interventions d'A.Gorouben.

Cependant, ce cas de figure est rare (le chiffre de 95 % d'enfants sourds naissant dans des familles entendantes est admis). Le problème n'est pas tant le statut audiologique des parents d'enfants sourds, que les « conseils » et l'information qui leur sont prodigués, d'ordre médical et tournés exclusivement vers la réparation du déficit. La LSF, la culture Sourde sont ignorées, et quand ce n'est pas le cas, la LSF est convoquée comme simple support de la communication orale, comme béquille à caractère provisoire. Il est choquant et incompréhensible de « confisquer » à l'enfant sourd des « outils ontologiques ». Il ne s'agit pas de forcer un enfant à choisir une langue, d'ailleurs « c'est la langue qui nous choisit » et non l'inverse (Meynard, 2003), mais de lui proposer une langue et une culture que d'autres personnes ont mises en place et éprouvées auparavant, et ce, de façon complète et non orientée. C'est la définition même de la transmission… Le Centre Expérimental Bilingue pour Enfants Sourds (CEBES) et le projet éducatif mis en place ont montré qu'une autre voie était possible pour les enfants sourds de familles entendantes, au stade extrêmement important de la petite enfance[14]. L'existence du CEBES, fondé par Annette Gorouben et une équipe pionnière en 1981, a apporté beaucoup dans la reconnaissance de la LSF.

Les instituts ont donc eu un rôle de premier plan en assurant un rôle de « berceau » de la culture Sourde, en accueillant notamment une forte proportion d'élèves internes. Ces établissements spécialisés sont remis en question par une politique « d'intégration » scolaire, leur rôle évolue et cette orientation est confirmée par la loi du 11 février 2005, loi « pour l'égalité des droits et des chances, la participation et la citoyenneté des personnes handicapées »[15].

15. Loi n° 2005-102.

16. Définition Larousse.

17. À voir, film « Une scolarité bilingue en cycle 1 et 2. Un autre regard sur l'enfant sourd », conception F. Bertin, CNEFEI, 2005.

Le principe de l'intégration scolaire, tel qu'il s'est construit (cf. *supra*), appliqué d'une manière « radicale », totale et individuelle, se heurte donc à la réalité d'une communauté linguistique et culturelle. Il faut bien dire que cette communauté a longtemps été ignorée (d'ailleurs, ne l'est-elle pas encore ?), et si elle était perçue, c'était plutôt sous la forme d'un regroupement de personnes infirmes, dont le stigmate est l'élément fédérateur. Or, une communauté est tout autre chose qu'un groupe ou qu'une association de personnes : la communauté se pose comme *ayant des caractères et des intérêts communs*[16] opposant ainsi un système de valeurs à un autre.

Conjuguer intégration scolaire et éducation bilingue (langue française - Langue des Signes Française) ne relève donc pas d'une simple adaptation formelle, mais appelle à une redéfinition, à un élargissement du concept même d'intégration[17] : d'autant que l'intégration scolaire dans le second degré est plus que jamais d'actualité et qu'il n'est plus possible, à ce niveau, de faire référence à des objectifs plus ou moins vagues de socialisation. Qu'est-ce qu'une éducation bilingue ? C'est, nous disent J. Hamers et M. Blanc, « une intervention pédagogique pendant laquelle à un moment variable, pendant un certain temps et dans des proportions variables, simultanément ou consécutivement, l'instruction est donnée dans au moins deux langues… » (Hamers et Blanc, 1983). Il s'agit de transmettre des contenus didactiques disciplinaires et pour ce faire, il est apparu bien vite que le seul recours à la langue française est problématique, alors même qu'on affirme la place des adoles-

18. La mise en place de ces UPI est trop récente pour affirmer qu'elles sont une solution possible. Il faut prendre garde que ce nouveau dispositif ne soit pas instrumentalisé par des pratiques d'intégration-normalisation, alors qu'il a justement vocation à rompre avec elles.

19. Le cadre européen commun de référence (http://eduscol.education.fr/D0067/cecrl.htm) pour les langues inclut la LSF, et le ministre Jack Lang l'a présenté comme le premier outil pédagogique pour la LSF, le 13 février 2002. C'est un premier pas, timide certes, mais il en rend possible beaucoup d'autres.

cents sourds dans l'enseignement secondaire. Contradiction ? Il est intéressant de noter que ce sont les équipes pédagogiques du second degré, n'ayant au demeurant aucune tradition d'enseignement spécialisé, qui soutiennent que l'intégration scolaire ne peut se réaliser sans éducation bilingue, et donc biculturelle. Existe-t-il des structures capables de prendre en compte ces deux objectifs ? Les Unités Pédagogiques d'Intégration, dont l'originalité est de concilier le regroupement d'élèves sourds dans un collège ou un lycée et leur scolarisation dans des classes ordinaires peuvent, potentiellement[18], aller dans ce sens et sont l'expression institutionnelle de cette volonté. Ce dispositif n'est pas à confondre avec une intégration collective, c'est une forme d'intégration qui se veut plus souple. Les UPI sont un outil intéressant, mais le pari de concilier intégration scolaire et éducation bilingue est loin d'être gagné et la tâche reste immense… La question cruciale et centrale de ce défi est la reconnaissance de la LSF comme langue objet et langue outil d'enseignement, ainsi que la création d'un corps de professeurs de LSF certifiés par le ministère de l'Éducation Nationale. C'est que la transmission de la langue des signes s'est faite jusque-là, et malgré son interdiction, dans les institutions où les sourds étaient majoritairement internes. Celles-ci voyant leur effectif fondre, cette fonction de transmission linguistique n'est plus assurée et il devient extrêmement urgent d'y remédier.

Les enseignants voient de plus en plus d'élèves sourds qui ne connaissent pas la LSF, et parfois même ces enseignants sont les seuls à posséder les rudiments de cette langue dans l'établissement. L'intégration scolaire menace gravement la survie de la LSF : langue qui a survécu à plus d'un siècle d'interdiction. Une des solutions est de constituer un corps d'enseignants de LSF[19], mais elle est loin d'être la seule : une langue ne s'apprend pas qu'à l'école : il faudrait aussi des lieux de rassemblement, des espaces de rencontres… D'autre part, un enseignement bilingue nécessite un enseignement de qualité, *en* LSF, de disciplines comme l'histoire, les mathématiques, les sciences de la vie et de la terre, etc. Là, se pose le problème de la formation des enseignants, insuffisante pour assurer un enseignement rigoureux en langue des signes. Enfin, l'éducation bilingue doit s'inscrire dans un cadre rigoureux : ce n'est pas une filière au rabais, celle des élèves qui *ne peuvent pas suivre*, c'est au contraire un enseignement d'une richesse unique, un enseignement donné dans deux langues de modalités différentes, l'une audio-vocale, l'autre visio-gestuelle.

La question de l'éducation bilingue, de l'utilisation de la LSF, n'est pas liée à une définition physiologique de la surdité et doit même en être dissociée : en d'autres termes, elle n'est pas « réservée » à une catégorie d'élèves sourds. Au contraire, l'éducation bilingue doit se développer pour être une orientation originale et performante au service d'une véritable intégration scolaire, non plus conçue comme une présence physique en milieu « ordinaire », mais comme processus dynamique et respectueux de l'identité de chacun.

Une conclusion provisoire…

La reconnaissance de la culture Sourde est donc indissociable de la reconnaissance de la LSF comme une langue, et non un simple outil de communication. En premier lieu, cette reconnaissance doit se faire dans le domaine éducatif : si l'objectif est bien d'assurer l'épanouissement de l'individu en même temps que de préparer son insertion sociale, l'intégration scolaire et l'éducation bilingue sont indissociables. Dans cette perspective, il est essentiel que tous les acteurs de l'éducation, et à tous les niveaux, collaborent et mettent en place une structure commune, rassemblant le ministère de l'Éducation Nationale, la communauté sourde, un corps d'enseignants de LSF et différents linguistes et universitaires concernés. Les réponses se situent donc à plusieurs degrés : pédagogique et institutionnel.

Pour articuler cette intégration autour de l'éducation bilingue, une éducation interculturelle pourrait être envisagée. En effet, l'intégration ne peut se réaliser que si elle est envisagée de façon réciproque : *intégrer et être intégré* ne peuvent se concevoir l'un sans l'autre. Elle doit être un mécanisme par lequel un individu – ou un groupe – peut être en mesure d'adopter la langue et d'accéder à la culture majoritaire tout en enrichissant sa propre identité, y compris, bien sûr, sa langue. Une éducation interculturelle ne se limite pas à la reconnaissance de cultures, à « l'enfermement » des individus dans celles-ci, mais est au contraire une ouverture vers l'altérité, qui n'est pas toujours du côté des Sourds... Cela suppose donc de percevoir la surdité sous un angle différent de celui du *handicap* : ce n'est pas la surdité en elle-même qui crée ce handicap, mais l'interaction, la communication, qui concerne tous les acteurs d'une situation de communication. Si les élèves sourds sont *intégrés* dans une école, un collège ou un lycée accueillant majoritairement des élèves entendants, alors les élèves entendants sont aussi *intégrés* dans une école, un collège ou un lycée d'élèves sourds.

C'est donc l'ouverture de nos écoles qui est en jeu, c'est-à-dire l'ouverture à l'altérité culturelle et à la prise de conscience du caractère artificiel du monolinguisme (plus particulièrement pour les enfants sourds, mais pas seulement). Il reste à préciser dans quelle mesure la pédagogie pourrait s'approprier cette conception, et comment peut se concevoir une éducation bilingue, spécifique à l'enfant sourd. En effet, si l'inscrire dans un enseignement bilingue plus large apporte de nombreux éclairages, le bilinguisme de l'enfant sourd ne peut être envisagé exactement comme celui de l'enfant entendant.

---

20. Appelé couramment « rapport Gossot-Mollo ».

21. C'est-à-dire un nombre significatif de locuteurs de la LSF, de niveaux et d'âges différents.

Le système éducatif, en général, est dorénavant appelé à accueillir des élèves divers, provenant d'horizons différents : avec leur histoire personnelle et leurs problèmes physiologiques, mais aussi sociaux. C'est la dictature de la norme, et, avec elle, l'illusion de la normalité qui empêchent d'aller de l'avant. L'école commence à intégrer les nouvelles technologies, il serait souhaitable qu'elle prenne en compte les mutations sociales et culturelles, trop souvent accompagnées de méfiance et de scepticisme. Le rapport conjoint des Inspections générales de l'Éducation Nationale et des Affaires Sociales[20] conclut en 1999 que *l'intégration scolaire est une tolérance et non un droit*. Au XXIe siècle, on peut légitimement s'interroger sur la citoyenneté à laquelle prétend préparer l'École si elle ne se donne pas les moyens de rendre les savoirs qu'elle transmet accessibles à des élèves différents. La finalité de l'intégration ne doit plus être de normaliser, mais bien de respecter l'identité et les besoins particuliers de tous : les besoins primordiaux des élèves sourds sont ceux qui touchent aux conditions plus ou moins aisées de communication et de transmission des connaissances. L'intégration de l'élève sourd passe donc nécessairement par la présence légitime d'un groupe linguistique fort à ses côtés[21] et par la reconnaissance de son *être au langage*. Il s'agit donc de passer de l'implicite à l'explicite, de passer d'un biculturalisme subi à un biculturalisme assumé.

Dans un monde où tout est bleu, la couleur bleue n'existe pas, disait B.-L. Whorf. S'interroger sur l'existence ou non de la culture sourde n'est pas en soi un débat pertinent : moins en tout cas que la prise en considération de sa revendication.

Ce qui doit interpeller également, et cette interrogation n'est pas des moindres, c'est que la prise en considération de la culture Sourde pose l'existence d'une culture Entendante. Il ne s'agit donc pas uniquement d'audition, d'où le terme de *culture*...

Bibliographie

Abdallah-Pretceille (Martine), 1999, *L'éducation interculturelle.* Paris, PUF.

Abdallah-Pretceille (Martine), Bertin (Fabrice), 2003, « Les enjeux d'une éducation bilingue et biculturelle pour les élèves sourds », *La Nouvelle Revue de l'AIS*, 21, Suresnes, CNEFEI : 91-100.

Bernard (Yves), 2000, « Surdité et intégration », *La Nouvelle Revue de l'AIS*, 9, Suresnes, CNEFEI : 31-45.

Bertin (Fabrice), 2003, « Éducation bilingue et intégration scolaire : un conflit d'objectifs ? », *La Nouvelle Revue de l'AIS*, 21, Suresnes, CNEFEI : 41-50.

Bouvet (Danielle), 1989, *La parole de l'enfant sourd,* Paris, PUF, « Le fil rouge », deuxième édition.

Camilleri (C.), 1985, *Anthropologie culturelle et éducation.* Lausanne, Delachaux et Niestlé.

Delaporte (Yves), 2002, *Les sourds, c'est comme ça.* Paris, Éditions de la Maison des sciences de l'homme, « Ethnologie de la France ».

Hamers (J.) et Blanc (M.), 1983, *Bilinguisme et bilingualité.* Bruxelles, Mardaga.

Meynard (André), 2003, « Accueil des enfants sourds : les langues signées vont-elles disparaître ? », dans *La Nouvelle Revue de l'AIS*, 23, Suresnes, CNEFEI.

Mottez (Bernard) :

- 1975, « À propos d'une langue stigmatisée : la langue des signes », EHESS, Paris.
- 1979, Contenus des concepts « la culture des sourds » et « la langue des signes », réédité dans *Les Sourds existent-ils* ? Textes réunis par Andrea Benvenuto. Paris, L'Harmattan, 2006.

Poizat (Michel), 1996, *La voix sourde, La société face à la surdité*, Éditions Métailié, Paris.

Benoît Virole

Psychologue

Aux sources de la culture sourde

Résumé

Le titre de cette journée d'études organisée par le GERS « Être biculturel » est problématique. Il sous-entend qu'un sujet puisse être à la fois à l'intérieur de la culture « sourde » et à l'intérieur de la culture « entendante », et *switcher* entre les deux selon les circonstances ou bien encore être à l'intérieur d'une troisième entité composite empruntant aux deux cultures. Or, ceci n'est possible que si l'on réduit la culture sourde à l'utilisation de la langue des signes et à un rapport social Cette réduction est un appauvrissement du concept de culture sourde qui est une réalité incarnée. Bien que la notion d'une personnalité de base doive être abandonnée, la culture sourde comporte bien à sa source une expérience subjective singulière.

« Être biculturel » est une belle expression. On comprend aisément qu'elle ait été choisie comme titre de ce congrès. Elle nous convient particulièrement, car elle inclut à côté du terme de culture celui de l'*être*. Mettre l'accent sur la notion d'existence permet d'incarner – de mettre en chair – l'idée souvent trop générale et trop abstraite de culture. Le mot « culture » est aussi l'un des plus vagues qui soit. Sa définition oscille entre deux extrêmes. À une extrémité, on rencontre les définitions de type anthropologique selon lesquelles une culture est constituée d'une langue, d'un système de parenté, d'un corpus de techniques et de manières de faire (cuisine, arts, techniques de soins, de maternage). À l'autre extrémité, le terme de culture recouvre simplement un ou deux de ces traits. Ainsi, on parlera de culture américaine *versus* culture française, voire de culture bretonne en l'opposant à la culture méridionale. On parle également de culture homosexuelle pour désigner un ensemble de pratiques sociales et le partage d'une idéologie militante. Une définition simple de la culture est de dire qu'elle représente *chez l'individu* l'ensemble des éléments de tous ordres, normes, concepts, symboles et valeurs – qui lui a été transmis *par le groupe*. La culture d'un groupe donné est la somme des identités de ses composants sur les plans de la connaissance et du système de valeurs. Plusieurs cultures peuvent coexister chez un même individu. Dans ce cas, le problème est de distinguer les éléments pertinents, caractéristiques d'une culture, des éléments accessoires. Un biculturalisme, voire un multiculturalisme, est donc *a priori* tout à fait possible. On observe d'ailleurs ces configurations de plus en plus fréquemment dans un espace sociétal ouvert extensivement du fait de la mondialisation.

Ce concept de biculturalisme peut-il s'appliquer au monde des sourds ? L'idée qu'il puisse exister un « biculturalisme » équivaut à reconnaître le fait que des personnes sourdes puissent « être » dans les deux cultures. En d'autres termes, il serait possible d'être à un moment donné, ou dans certaines circonstances, dans la « peau » d'un entendant, et à un autre moment ou dans d'autres circonstances, dans la « peau » d'un sourd. Cette notion d'une double appartenance potentielle est problématique, car la surdité est un fait insécable. On ne peut en effet être sourd *et* entendant à la fois. La seule acception rationnelle de la notion de biculturalisme chez les sourds est de restreindre la notion de culture sourde à certains aspects extérieurs, à des pratiques sociales, voire à l'usage d'une langue, qui pourraient être abandonnés lorsque le sujet sourd se trouve en culture entendante. Tout est donc question de définition. On ne peut aborder le biculturalisme sans préciser d'abord ce que nous entendons comme culture sourde, puisque c'est par sa définition que l'on peut, par décalque, définir ce que serait la culture entendante, et par extension, la possibilité d'un biculturalisme.

La dénégation de la culture sourde

Aborder la notion de culture sourde, c'est entreprendre un voyage délicat sur un sentier de crête bordé sur chaque versant d'un fossé sur lequel à chaque pas nous risquons de verser. D'un côté, nous avons le fossé de la dénégation. Dans l'esprit des dénégateurs de la culture sourde, et bien que la plupart du temps cela reste confus en eux, le terme de culture ne peut être appliqué qu'à des systèmes sociaux et symboliques producteurs d'un sens distinct de celui qui est généré par notre propre culture. Les sourds, ou plutôt les *déficients auditifs* comme ils s'appliquent à les définir, sont considérés comme des membres de notre propre culture qui sont simplement diminués dans leurs potentialités par leur déficience fonctionnelle. La notion de culture sourde serait le fruit d'une imagination débridée de chercheurs en sciences humaines mélangeant les genres et confondant l'espace politique avec le champ médical. L'existence de la langue des signes est, généralement, reconnue par eux comme une particularité originale et intéressante, mais elle ne suffit pas à caractériser en soi l'existence d'une culture différente. Pour ces dénégateurs, la surdité est avant tout une délétion objectivable d'un organe (la cochlée) dont les répercussions fonctionnelles sont déficitaires et entravent le bon développement du langage – confondu avec sa substance vocale - aboutissant à un handicap social majeur. Le fait qu'une pathologie puisse être à la source d'une culture est nié avec la force que donne l'apparente évidence. Par exemple, lors des conseils génétiques, la surdité génétique est évaluée en terme de risque pathologique. Or, sur le fond, il n'y a pas de raison d'attribuer à une mutation d'un gène induisant une surdité une valeur plus pathologique, en soi, que celle qui aboutit à la modification d'une pigmentation de la peau. Le réel biologique résulte d'un moteur de diversité génétique constamment en action, aboutissant à la génération de modifications dans les organismes. Certaines de ces modifications sont délétères, d'autres sont neutres, d'autres enfin modifient le phénotype dans un sens favorable et ceci dans tel ou tel contexte environnemental. L'observation des faits nous conduit à constater que les effets anthropologiques des surdités génétiques sont remarquables et ne relèvent pas d'une dimension déficitaire, mais d'une dimension adaptative. Le plus visible de ces effets est la présence, de tout temps et sur toute la planète, de familles de sourds existantes depuis plusieurs générations. Du fait de la prévalence des étiologies génétiques, les unions matrimoniales entres sourds amènent fréquemment à la naissance d'enfants sourds qui plus tard vont constituer d'autres unions endogames vis-à-vis du critère surdité. À l'intérieur de ces familles, une langue des signes est utilisée, constituée d'un lexique de significations soumis aux lois de la diachronie linguistique et transmettant un patrimoine linguistique[1]. Les individus appartenant à ces familles ont un patronyme fourni par l'état civil, mais ils ont aussi un anthroponyme gestuel qui les désigne à l'intérieur de la communauté des personnes sourdes[2]. Les enfants de ces familles sont élevés d'une façon particulière, adaptée au monde visuel, en ce qui concerne les manières d'être ensemble et de communiquer. Par exemple, on sait que les mamans sourdes signent en se servant des zones de tabulation[3] sur le corps même de l'enfant. C'est là une observation ethnologique d'un grand intérêt, car elle prouve l'existence de modes particuliers dans l'éducation de la petite enfance. Cette culture sourde ne se limite pas à une existence infrafamiliale. Ces familles peuvent tisser des liens entre elles ainsi qu'avec des sourds isolés. Les communautés de sourds existent depuis l'aube des temps et dans toutes les sociétés. Dans l'histoire de ces communautés, les grands internats éducatifs jouent un rôle central en spatialisant géographiquement le sentiment d'appartenance. Chaque sourd est ainsi invité à se reconnaître dans une histoire collective. Enfin, les sourds constituent entre eux des réseaux sociaux particuliers, des modes d'être ensemble, passant par la création de ces remarquables institutions collectives

1. Certains signes de la langue des signes française remontent ainsi au XVIIIe siècle. Par exemple, les signes désignant [FILLE], [GARÇON], [FRANÇAIS]...

2. Sur ce thème, voir les travaux d'Y. Delaporte.

3. Un des paramètres de formation des signes gestuels.

que sont les associations de sourds. Parmi ces associations, les clubs sportifs tiennent une place de choix. Les sourds se révèlent aussi de grands voyageurs tissant des liens entre différentes nationalités à l'occasion de congrès, de rencontres culturelles ou de simples voyages touristiques. Les rencontres entre sourds montrent une évidente convivialité entre les membres de ces communautés sociolinguistiques. Elles sont toujours l'occasion de longues discussions animées. Lors de ces rencontres, plusieurs observateurs ont souligné l'importance des récits, des rituels commémoratifs, ainsi que de la narration d'histoires drôles « typiquement sourdes » véhiculant au travers de cet humour typé un certain « regard sourd » sur le monde. Aujourd'hui, la culture sourde évolue avec l'apport des nouvelles technologies. Des communautés virtuelles de sourds existent sur Internet au travers des serveurs et sites dédiés favorisant la multiplicité des contacts.

Langue, institutions, histoire collective, endogamie, tous ces éléments participent à la genèse d'un espace culturel original, qui n'est certes pas impénétrable à la société entendante, mais qui possède des noyaux d'autonomie et de spécificité. Bref, la culture sourde est une réalité. C'est un fait d'observation que l'on ne saurait dénier sauf à verser dans la dénégation ou cas le plus fréquent dans l'ignorance. Incapable d'imaginer, ne serait-ce qu'un instant, l'idée que la naissance d'un enfant sourd participe de la diversité humaine et est à la source d'une potentialité culturelle, le discours oraliste, même le plus ouvert et tolérant, est au service d'une idéologie de la norme,

4. Personnellement, nous continuons à douter de la pertinence d'un modèle qui intègre chaque année des enfants sourds dans des classes d'entendants alors que beaucoup de ces enfants sont des enfants visuels gestuels qui nécessitent avant tout une éducation centrée sur la langue des signes. Ces enfants vivent des situations d'échec et perdent toute confiance en eux. Sur ce plan, la généralisation du modèle oraliste et de l'intégration scolaire est indubitablement iatrogène pour nombre d'enfants sourds dont les compétences cognitives et linguistiques restent en friche faute de langue des signes. L'absurdité de la loi de 2005 qui généralise l'intégration ne va pas améliorer la situation.

génératrice d'une illusion réparatrice dont la fonction première est la défense contre l'angoisse de la différence et la fonction seconde celle de faire fonctionner un certain type d'économie de la santé. L'audiophonologie a certes permis de façon incontestable une amélioration de la vie de nombreux enfants sourds grâce aux appareillages et aujourd'hui grâce aux implants. Mais elle n'a pas modifié la situation des enfants sourds en regard des nécessités d'acquisition précoce d'une langue. Même s'il est possible, à force de progrès dans les appareillages et les techniques d'éducation, que l'audiophonologie parvienne un jour à prouver son efficacité[4], elle aura négligé la grande leçon d'anthropologie que nous donne l'existence de la surdité : une différence biologique est à la source d'un couplage adaptatif nouveau entre l'organisme et son environnement, aboutissant à la création d'un système culturel original. Cette négligence est dommageable. C'est bien en s'appuyant d'abord sur les ressources adaptatives naturelles de l'organisme que l'on peut construire une authentique et durable voie de réhabilitation[5].

L'apologie d'une idéologie victimaire

Gardons-nous de verser dans l'autre fossé qui borde notre chemin de crête, cette fois-ci de l'autre côté. La reconnaissance de la potentialité culturelle de la surdité peut nous entraîner – si elle est excessive – vers un autre danger et

5. Une critique, « heideggérienne », portant sur l'audiophonologie comme dégradation de la vision de l'homme dans le technologique serait parfaitement justifiée lorsqu'on voit les illusions et les croyances véhiculées dans le milieu médical en regard des appareillages. Ceux-ci sont certes nécessaires, mais ils ne peuvent se substituer à l'orientation naturelle d'un sujet vers telle ou telle modalité de symbolisation.

6. Ce droit n'existe pas. Il n'y a nulle institution internationale légiférant sur le droit des cultures, qui ne sont d'ailleurs nullement des entités juridiques. Par contre, des organismes internationaux (UNESCO, etc.) promeuvent une défense des cultures en terme de composantes du patrimoine mondial.

7. L'interdiction de la langue des signes dans les écoles européennes promulguée au congrès de Milan en 1880 fait office de mythe fondateur du mouvement des sourds. Il a certes bien eu

nous précipiter dans le fossé d'une *idéologie victimaire.* Décrivons rapidement cette idéologie, sous-jacente à la plupart du discours militant des associations de sourds. Les entendants rejetteraient la culture des sourds et organiseraient les pratiques médicales de façon à éradiquer la possibilité d'une éducation différente au travers de l'utilisation de la langue des signes. Les implants cochléaires, l'intégration scolaire systématique et le conseil génétique détruiraient à terme l'identité sourde. Ces trois pratiques participeraient ainsi d'un véritable *ethnocide.* Elles doivent être combattues au nom du droit de toute culture à exister[6]. Les sourds seraient fondamentalement victimes d'une intentionnalité persécutrice de la part des entendants. L'histoire de la surdité est mythifiée en mettant en avant de façon syncrétique et non contextualisée des évènements historiques tels le congrès de Milan[7]. Construite pour coller au principe de plaisir et fonctionnant par clivage, cette idéologie sert souvent de ciment au lien social entre les sourds et parfois avec les entendants qui militent pour leur cause. Se sentant coupables de ne pas être eux-mêmes sourds comme leurs objets d'idéalisation, ces entendants militants deviennent souvent plus radicaux que les plus radicaux des sourds[8]. Comme toute idéologie, cette posture victimaire entraîne une réduction de l'objectivité et sous couvert de rejet des valeurs, une méconnaissance active des faits. Par exemple, les apports des implants cochléaires et de l'intégration seront constamment décriés même lorsque des succès évidents seront

lieu et les sourds en subissent encore les effets négatifs, mais la détermination de ses conclusions doit être comprise à la lumière des situations de l'époque et du mouvement des idées et non comme une sorte de valeur absolue, *a-historique*, symbolisant pour l'éternité la volonté destructrice des entendants à l'égard du monde des sourds.

8. La découverte du monde de la surdité par des entendants « novices » s'accompagne fréquemment d'une surenchère de leur part et de leur adhésion à une idéologie manichéenne où les sourds sont glorifiés comme victimes des entendants. L'apprentissage d'un nouvel objet s'accompagne certes toujours d'un parti pris nécessaire à sa connaissance. La familiarisation au long cours de la surdité amène généralement à relativiser ce jugement... excepté pour ceux qui en tirent un profit douteux.

présentés. Les protagonistes de cette idéologie rétorqueront en mettant en avant des cas, inventés de toutes pièces par la rumeur, de désastres voire de morts d'enfants à la suite d'implantations. Pareillement, les succès des intégrations scolaires seront systématiquement déniés. Ces positions ne pouvant pas toujours tenir face aux faits présentés – les implants cochléaires *peuvent* améliorer la vie quotidienne des enfants sourds et de leurs familles et *certains* enfants sourds sont heureux en intégration – le discours se radicalise jusqu'à l'outrance, chutant parfois dans la sensitivité paranoïde. L'apologie non critique de la culture sourde entraîne un dévoiement de la pensée dans l'idéologie. Elle amène à poser comme allant de soi un modèle idéal standardisé et immuable, celui d'un sourd gestuel membre d'une communauté linguistique, celle des sourds, alors que dans la réalité des faits, beaucoup de personnes sourdes effectuent des trajectoires de vie différentes et ne se reconnaissent pas dans ce modèle. Certains se définissent comme *mal entendants* et récusent toute appartenance communautaire. D'autres se reconnaissent comme sourds, mais cherchent avant tout l'intégration au monde entendant. D'autres enfin, estiment participer des deux mondes et récusent le discours manichéen des associations militantes. La complexité du réel de la surdité est niée dans l'idéologie militante, au profit d'un clivage simpliste refusant la diversité des situations individuelles, la singularité des histoires cliniques, l'évolution des contextes collectifs, l'apport des technologies, les progrès dans la connaissance médicale, l'évolution des représentations sociales. Sous couvert de protection d'un idéal et d'une résistance face à une modernité destructrice des différences, l'idéologie victimaire obscurcit l'horizon de la pensée et nous éloigne de la réalité effective vécue par l'ensemble des personnes sourdes aujourd'hui.

Un biculturalisme de fait ?

Si nous nous maintenons sur la ligne de crête et évitons de chuter dans les erreurs que nous venons d'évoquer, la route n'en est pas rendue plus facile pour autant. Jusqu'à présent, nous avons évoqué la culture sourde dans le cadre privilégié de l'observation des familles de sourds. Or, dans la plupart des cas, les sourds naissent dans des familles entendantes et sont amenés plus tardivement, voire pour certains pas du tout, à rejoindre le groupe sociolinguistique des sourds. Après un passage en écoles spécialisées où ils acquièrent la langue des signes, ils apprennent un métier et s'insèrent alors professionnellement, plus ou moins bien, en conservant généralement des liens avec leurs anciens camarades. Ils fréquentent des lieux collectifs où les sourds se retrouvent entre eux et participent à des réunions organisées par de multiples réseaux associatifs. Pour autant, chez ces sourds, il n'existe pas de transmission intergénérationnelle. La culture sourde s'apparente chez eux surtout au partage collectif de la langue des signes et du rapport social sourd/entendant[9].

Dans ce cadre, la culture sourde est circonscrite à la langue et aux *habitus* spécifiques. Ici, la notion de biculturalisme ne pose pas de difficulté car il est toujours possible de *switcher* entre les langues et d'adapter ses habitus aux circonstances. Il reste certes difficile à un sourd ne maîtrisant pas bien l'oral et l'écrit d'être vraiment à l'aise en milieu entendant. Mais cette difficulté peut être considérée comme « technique ».

9. Comme l'a parfaitement analysé le sociologue Bernard Mottez, la surdité est un rapport social. Elle est *d'abord* une réalité clinique, qui, s'incarnant dans le social, génère *ensuite* un rapport social. Dans ce rapport, le sourd est regardé *comme* sourd par l'entendant. Celui-ci adopte une série d'attitudes qui ne sont pas en relation avec la personne propre du sourd mais avec la représentation sociale de la surdité. Le handicap est ainsi fondamentalement un rapport social. Il est réversible. Dans un groupe de sourds, un entendant peut vivre la même situation d'isolement et d'incompréhension qu'un sourd au milieu d'un groupe d'entendants. Cf. Mottez (1981).

En d'autres termes, un sourd éduqué à la langue orale pourrait plus aisément passer d'une culture à l'autre qu'un sourd gestuel. Ce biculturalisme ne pose pas de problème de fond dans la mesure où la langue est considérée comme une sorte d'institution, une super-structure, sans lien avec la personnalité du sujet. Dans ce cadre, le biculturalisme sourd /entendant vient compléter un multiculturalisme déjà en place. Par exemple, une personne sourde, de confession juive, appartenant pleinement à la culture juive, faisant Shabbat et les fêtes religieuses, appartient aussi à un groupe d'anciens élèves d'un grand internat de sourds et retrouve régulièrement ses anciens camarades dans une immersion totale en milieu sourd. À d'autres moments, elle retrouve aussi des collègues entendants travaillant dans la même entreprise et partage des moments d'appartenance collective à une culture professionnelle. Nous sommes ici dans une perspective d'appartenance culturelle multiple. Le sujet n'est pas défini par une seule culture. Une pluralité d'identités culturelles coexiste en lui de façon harmonieuse. On voit qu'en concevant la culture sourde comme celle du partage de la langue des signes, et d'un certain type de rapport social, la notion de biculturalisme est tout à fait légitime et rend compte des conduites actuelles que l'on observe chez un nombre grandissant de sourds. En particulier les jeunes adultes sourds implantés participent à la vie entendante de leur entourage familial[10] et professionnel mais ils sont aussi en contact avec la communauté sourde. Ils oscillent entre les deux

10. Rappelons qu'un des apports principaux des implants est d'abaisser le seuil de détection des bruits ambiants. Les personnes implantées présentent ainsi des comportements auditifs beaucoup plus proches de ceux des entendants que les personnes sourdes porteuses de prothèses conventionnelles. Les parents d'enfants sourds implantés disent fréquemment qu'ils sont rassurés car leur enfant participe *du même monde* qu'eux. Toutefois, les implants sont toujours limités en ce qui concerne l'origine de la source sonore (pas de fonction binaurale) et chez certains sujets ils ne peuvent activer de véritables gnosies auditives. Enfin, le fait majeur des implants cochléaires est la dissociation entre les performances auditives (détection, reconnaissance de sons) et les performances en parole. De nombreux enfants sourds implantés tirent profit de leur implant sur un plan perceptif mais continuent à se développer sur le versant visuel gestuel du langage.

mondes au gré de leurs attentes et de leurs besoins et vivent effectivement une expérience de vie biculturelle.

À la recherche de la personnalité sourde

Cependant, la culture sourde se limite-t-elle vraiment à la simple pratique de la langue des signes et aux contacts sociaux avec d'autres sourds ? En acceptant cette idée d'un biculturalisme sociolinguistique, ne sommes-nous pas en train de réduire la notion de culture, d'opacifier ses fondements ? La culture sourde n'est pas une abstraction externe au sujet qui viendrait le soumettre à sa discipline structurale. C'est une réalité *incarnée* au plus intime de sa personnalité. Après tout, on parle souvent de « personne sourde ». Existe-t-il donc quelque chose de l'ordre d'une *personnalité sourde* qui transcenderait la variabilité interindividuelle des vécus et viendrait imprimer le sceau définitif d'une expérience singulière ? En d'autres termes, existe-t-il *une personnalité de base* au sens où l'entendait Kardiner (1969), c'est-à-dire un ensemble de traits psychiques (caractère, tempérament) existant de façon constante et durable durant toute la vie du sujet et étant en rapport avec les caractéristiques d'une culture ? L'anthropologie culturaliste a montré, à partir de l'étude comparative de sociétés, qu'il existait, par exemple, un lien entre une société à la culture guerrière et des individus composant cette société ayant majoritairement des traits de personnalité agressifs. Inversement, il semble qu'une culture dominée par des valeurs pacifiques et de tolérance favorise des personnalités aux traits pacifiques et doux. L'exemple est grossier mais il illustre la théorie de la personnalité de base en rapport avec les traits d'une culture. Peut-on repérer quelque chose de semblable chez les sourds, quelque chose dans l'ordre de la personnalité, du caractère ou du tempérament qui

11. Cf. dans *Psychologie de la surdité* (Virole et Deboeck 2006), le chapitre sur la psychopathologie générale qui retrace l'histoire de la psychiatrie de la surdité.

serait présent chez eux et les distinguerait des entendants ? Ce « quelque chose » pourrait alors être analysé comme constitutif de ce qui serait la personnalité de base du sourd.

Classiquement, on convient qu'il existe un rapport entre personnalité et trouble psychopathologique. La pathologie psychiatrique exploiterait de façon anormale un trait de personnalité considéré comme normal au sein d'une culture donnée. Ainsi, un malade paranoïaque intensifierait jusqu'à la pathologie un trait de caractère de suspicion dit « paranoïde sensitif », ou bien le délire d'un malade schizophrène serait une exagération anormale d'un trait de rêverie d'une personnalité dite alors « schizoïde ». À partir de l'étude des cas psychiatriques existant chez les sourds, il devrait être théoriquement possible de remonter jusqu'à la personnalité sourde de base dont la pathologie aurait grossi les traits. L'idée d'une personnalité sourde a souvent été proposée dans l'histoire de la surdité[11]. Les premiers psychiatres qui se sont intéressés à la surdité ont tracé une caractérologie qui nous semble aujourd'hui totalement dépassée, pétrie de certitudes audio-centristes et d'*a priori* à l'encontre des sourds. La plupart de ces psychiatres étaient d'ailleurs tout à fait incapables de comprendre le langage de leurs patients. Anxiété, impulsivité, immaturité, rigidité mentale, tension attentive, sensitivité, tous ces traits, parmi d'autres, définissaient une sorte de personnalité primitive existant chez les sourds. Il convient donc de dégager cette caractérologie du poids de l'ignorance de leurs auteurs en ce qui concerne le monde des sourds. Nombre de ces traits peuvent être présentés par un sourd en situation d'immersion en milieu entendant, soumis à des stress venant de la rupture de ses sécurités adaptatives, mais être totalement absents voire inversés lorsque cette personne se retrouve entre sourds dans

12. Bien sûr, en la parcourant, nous ne pouvons guère nous empêcher de penser qu'elle contient quelques descriptions nous faisant immanquablement penser à telle ou telle personnes sourde rencontrée dans notre vie. Cependant, nous rencontrons aussi des personnes sour-des *réfléchies, calmes, matures, confiantes, et souples* dans leurs appréciations du monde.

un environnement sécurisé. Il est donc abusif de parler ici de traits de personnalité car, par définition, la personnalité décrit un ensemble stable et invariant de traits psychiques. Cette caractérologie ne nous est donc pas d'une grande utilité[12]. Même si elle ne contenait qu'une parcelle de vérité, l'erreur de sa méthode négligeant le dialogue avec le sujet et son aveuglement ethnocentrique ne nous invitent pas à la mettre plus en avant.

Les différentes données de la psychopathologie contemporaine de la surdité sont plus solides et émanent de cliniciens connaissant le monde de la surdité et pratiquant la langue des signes. Il semble que chez l'adulte sourd, le trouble psychiatrique le plus fréquent s'apparente à un délire paranoïaque plus ou moins systématisé. Toutefois, le fait est discutable et les données ne sont pas toujours très claires en particulier sur la description du trouble. Toujours est-il que le terme de *surdophrenia* (Remving, 1988) a pu être proposé pour caractériser cette forme particulière de trouble mental que l'on ne retrouverait que chez les sourds. Chez l'enfant et l'adolescent, les données de la psychopathologie sont moins nettes et l'ensemble des troubles psychiatriques appartenant à cette classe d'âge se retrouve sans spécifications particulières. Toutefois, deux faits semblent émerger. Le premier fait concerne une forme particulière de *pseudo-autisme* présent fréquemment chez les jeunes enfants sourds comprenant stéréotypies, bruxisme, fuite du contact, recherches d'objets de stimulation sensorielle, qui cède dès lors qu'une prise en conscience des besoins particuliers de l'enfant est réalisée par l'entourage familial (Virole, 2006). L'utilisation de la langue des signes par les parents, et donc leur acquisition d'une forme d'internalisation de la façon de percevoir le monde par leur enfant, aboutit généralement à une transformation positive du tableau clinique. L'autre fait concerne la fréquence des comportements d'apparence psychopathique de l'enfant et de l'adolescent sourds : agitation comportementale précoce, instabilité, trouble attentionnel, refus de toutes règles d'autorité, défaut d'intériorisation surmoïque, recherche d'expériences sexuelles précoces, manipulations de l'autre ramené à un objet, déviances sociales, comportements sexuels pervers, toxicomanie, etc. Cette énumération pourrait prêter à sourire si elle ne s'était présentée de façon si fréquente que nous ne pouvons la soustraire à la question de l'existence d'une sorte de facilitation à la perversion enclenchée par la surdité et observable à partir de la pratique psychiatrique. Précisons que cette observation à partir de la pratique psychiatrique ne signifie pas que tous les sourds présentent ces troubles, mais que le repérage d'une tendance pathologique est censé éclairer sur une caractéristique dite « normale » de la personnalité. Disons-le d'emblée, ce n'est pas tant la surdité en tant que telle qui nourrit cette facilitation qu'une de ses conséquences, à savoir l'effacement de la fonction paternelle. Tout clinicien de la surdité a rencontré ces situations familiales où la mère de l'enfant sourd est devenue une sorte de *Mater dolorosa* ayant sacrifié sa vie de femme à l'éducation de son enfant, créant avec lui un lien symbiotique où le sublime côtoie l'aliénation, mais où, très fréquemment, le père est exclu. Il serait réducteur de ramener cette exclusion à une simple question de difficulté spécifique des pères à apprendre la langue des signes. Tout se passe comme si la surdité amenait à modifier les relations entre l'enfant et ses parents favorisant les évitements de la confrontation œdipienne et ainsi modifiant les conditions d'identifications au sortir du complexe d'Œdipe. La surdité altère spécifiquement la fonction paternelle en ce qu'elle touche la transmission par le langage et exacerbe, jusqu'à la pathologie, la fonction maternelle. Dès lors, la chute de la fonction paternelle imprime sa marque à la construction de la personnalité, au choix d'objet sexuel et cette fois sur le plan clairement pathologique, aux déviations perverses. Cependant, si nous limitions notre approche de la personnalité sourde à ces faits psychopathologiques, nous manquerions singulièrement notre objet. En effet, on sait aujourd'hui que la conception habituelle posant des liens serrés entre psychopathologie et personnalité n'est que partiellement vraie. Il peut exister des névroses hystériques chez des personnalités paranoïdes, des troubles compulsifs chez des personnalités hystéroïdes, etc. Bref, le lien entre psychopathologie et personnalité n'est pas univoque et présente une grande complexité. Reconnaître des tendances à tel ou tel type de trouble psychopathologique ne suffit pas à caractériser un type de personnalité. Il est donc erroné de caractériser la personnalité sourde uniquement par ces traits de sensitivité paranoïde ou par une tendance à la psychopathie. Erreur méthodologique dans la mesure où une telle caractérisation néglige la complexité de la notion de personnalité et s'expose au risque de projection d'un observateur externe sur une réalité qu'il ignore.

Une autre source de données vient de la pratique de psychothérapie de personnes sourdes. La façon dont les sujets décrivent le monde de leurs sensations internes et le récit de leur vécu intime dans les différentes circonstances de la vie quotidienne sont des sources d'enseignement incomparables. Or, les données de la psychothérapie de personnes sourdes montrent une très grande variabilité. La diversité des expériences subjectives chez les sourds nous éloigne de la prétention à isoler le noyau de ce

13. On le comprend finalement, car la notion de personnalité de base est tributaire de la rencontre entre un enfant et des institutions externes représentées en premier lieu par la famille. Or, la plupart des enfants sourds sont élevés dans des familles entendantes. Pour établir réellement l'existence d'une personnalité de base « sourde », il faudrait avoir la possibilité d'étudier spécifiquement les enfants sourds de parents sourds (moins de 5 % des cas). Mais même dans ce cas, la structure de la personnalité étant sous la dépendance de facteurs multiples, il est peu probable que l'on parvienne à définir une personnalité sourde de base. De plus, les familles sourdes sont elles-mêmes sous l'influence de leurs propres cocultures. Ainsi, il y a peut-être plus de différences culturelles effectives entre une famille sourde juive orthodoxe et une famille sourde athée qu'entre cette même famille et une famille entendante juive orthodoxe.

qui serait la personnalité sourde. La notion d'une personnalité sourde, définie par des caractéristiques immuables que l'on retrouverait chez tous les sourds doit donc être abandonnée. Il existe bien des postures et des attitudes que certains sourds peuvent avoir tendance à adopter dans certaines situations (par exemple : faire semblant de ne pas comprendre pour se sortir d'un mauvais pas ; exiger plus qu'il ne faut pour tester la capacité d'accueil d'un groupe d'entendants ; faire le naïf pour se sortir d'une mauvaise situation ; adopter un comportement de séduction, profiter de la culpabilité de l'entendant ; etc.). Ces attitudes et comportements relèvent plus d'une sociologie de l'adaptation d'une minorité au sein d'un groupe dominant que d'une hypothétique personnalité de base au sens où l'entendait Kardiner[13].

L'intention du regard et le corps signifiant

Nous devons donc abandonner cette notion de personnalité comme fondement de la culture sourde. L'incarnation de la culture sourde dans l'individu passe par une autre voie que celle d'une structure de personnalité immuable. Pour essayer d'approcher cette voie, nous nous proposons d'étudier un fait d'observation, peu commenté, mais qui nous semble pourtant hautement significatif. Il est bien connu que la communication entre deux sourds, appartenant à des sociétés où la langue orale dominante est distincte, s'établit avec une vitesse stupéfiante. Ce fait a nourri les spéculations sur l'universalité de la langue des signes qui occupent une grande place dans l'histoire des idées sur la surdité. Le fait s'observe entre des personnes sourdes, mais il s'observe aussi dans la rencontre entre un entendant, connaissant le monde de la surdité, et des sourds appartenant à des cultures

---

14. Pour attirer l'attention d'un enfant sourd agité, le geste technique de base est soit de s'immobiliser (sortir du flux corporel standard), soit d'exagérer sa propre posture corporelle, de lui donner une amplitude plus forte, de théâtraliser en quelque sorte sa propre posture. Dès lors, l'enfant sourd perçoit une intention émergente du flux indifférencié des attitudes et gestes

sociétales différentes. Permettez-moi d'illustrer ce point par une anecdote personnelle. Un dimanche matin de l'été 2006, je me trouvais dans les quartiers nord de Manhattan. Un guide de New York à la main, je cherchais l'adresse d'une église baptiste où se pratiquaient régulièrement, *dixit* le guide, des messes en Gospel. Malheureusement, je fut bien incapable de trouver cette adresse et commençais à désespérer d'autant plus que mon faible niveau d'anglais oral et mon statut de petit blanc perdu au fin fond d'Haarlem ne m'incitaient pas à demander mon chemin lorsque je vis sur le trottoir deux sourds en pleine discussion. Sauvé ! J'allai vers eux et me lançai avec force pantomimes et les quelques signes internationaux que je connaissais, dans une explication des malheurs de ma situation. L'accueil fut chaleureux et en peu de temps nous étions les meilleurs amis du monde et discutions ensemble comme si nous nous connaissions de longue date. Cette petite histoire n'a rien d'extraordinaire pour tous ceux qui connaissent le monde de la surdité et qui ont certainement vécu des tas d'expériences similaires. Elle n'en est pas moins exemplaire, car elle illustre bien comment le partage de quelque chose lié à la surdité, et on entend ici non pas le dysfonctionnement de l'audition, mais bien *un mode de présentation de soi* transcendant les différences de langue et de culture – et permet ce rapprochement, hautement improbable entre un sourd noir américain du fin fond d'Haarlem et un petit Français entendant. S'agit-il simplement d'une question de langue ? Le partage de quelques signes hésitants ne suffit pas à faire une expérience linguistique commune. Il ne s'agit donc pas là d'un partage d'une langue donnée, avec ses connaissances

15. La situation est évidemment très différente pour les surdités moyennes et sévères où existe, après appareillage, une perception auditive de qualité permettant l'utilisation de gnosies. De même, les surdités acquises ne présentent pas ce type de phénomène de complétude car le souvenir de l'expérience auditive reste vivace pendant longtemps. L'important est que la situation de silence constitue l'expérience type à partir de laquelle peuvent être compris les fondements subjectifs de la personne sourde.

cristallisées dans son lexique, mais d'une création sémiotique nouvelle permettant l'établissement d'une convention de sens ouvrant au partage de l'expérience humaine. Cette création sémiotique nouvelle passe par une attitude du corps, qui devient tout entier *lettre signifiante*. L'écart par rapport à l'amplitude conventionnelle d'un geste ou d'une posture habituelle devient alors signifiant d'une intentionnalité sémiotique et est perçu en tant que tel par l'interlocuteur sourd. Ce qu'on appelle par le terme générique de *mimique* ou de *pantomime* ne constitue pas en fait un code, mais au contraire sort du code convenu des postures corporelles pour initier un nouvel espace de sens[14]. Cette création sémiotique passe simultanément par une intentionnalité nouvelle du regard qui extrait de la contemplation active des choses les traits saillants permettant la genèse de leur signifiant gestuel. La position existentielle du sourd est donc celle d'une présence particulière au monde des choses. Il ne s'agit pas là d'une pensée « concrète » comme les psychologues du siècle dernier ont tenté de caractériser la pensée sourde. C'est une pensée ouverte sur la présence effective des objets dans la réalité. C'est là, à mon sens, le fondement même de ce qu'on entend par « culture sourde » : une incarnation sémiotique du corps et une intentionnalité scripturale du regard. Ce n'est donc pas, à

16. Le phénomène de complétude a été très bien décrit par Husserl (1969 : 106) : « Le monde possède l'existence grâce à la vérification concordante de la constitution aperceptive, une fois formée qui s'effectue dans et par la marche progressive et cohérente (ce qui implique des « corrections » constantes qui rétablissent la cohérence) de notre expérience vivante. »

17. La connaissance de l'objet passe par la recherche de causalité qui a présidé à la création de cet objet.Or, dans l'expérience du monde, beaucoup d'objets sont connus au travers de leurs signatures acoustiques qui renseignent non seulement sur leur localisation dans l'espace mais aussi sur leur existence temporelle, leur durée de vie dans le moment de la perception. Ce rapport entre audition et construction de l'objet a été remarquablement décrit par Proust : « Comme le bruit était pour lui, avant sa surdité, la forme perceptible que revêtait la forme d'un mouvement, les objets remués sans bruit semblent l'être sans cause, dépouillés de toute qualité sonore, ils montrent une activité spontanée, ils semblent vivre, ils remuent, s'immobilisent, prennent feu d'eux-mêmes. D'eux-mêmes, ils s'envolent comme les monstres ailés de la préhistoire. » (Proust, 1987).

notre sens, la langue des signes en tant que trésor de signifiants conventionnels qui est au fondement de la culture sourde, mais la capacité à s'extraire d'un système linguistique cristallisé pour retourner aux fondements corporels de la genèse du sens.

Un pas hors de l'instant

Cette intention particulière du regard et l'investissement sémiotique du corps sont les deux éléments fondamentaux de la culture sourde, mais il convient d'en rajouter un troisième. La plupart des sourds congénitaux ne se plaignent pas d'un manque à entendre. Ils estiment que leur rapport au monde perceptif est un rapport entier, non déficitaire. Très souvent, on prend cette affirmation comme une posture militante destinée à affirmer la fierté d'être sourd et à lutter contre la représentation d'un sujet déficient. Cette affirmation est prise comme un énoncé idéologique. Elle l'est effectivement, mais elle est aussi autre chose. Cette affirmation d'une *complétude perceptive* est bâtie sur le socle d'une expérience vécue authentique. Elle correspond à une certaine vérité clinique existante à plein chez les sourds profonds congénitaux[15]. Le sens subjectif de l'expérience vécue est un sens qualitatif, holistique, qui se satisfait des données sensorielles pour construire une représentation interne du monde qui est pleine, entière et insécable. Il est aussi difficile pour nous d'imaginer un être doté d'un sens supplémentaire que de nous représenter ce que perçoit un sourd congénital. Ce sentiment de complétude perceptive induit un rapport particulier au temps vécu et aux événements du monde, car il implique l'intégration de données particulières qui pour nous, entendants, sont insigni-

18. Cet *être au monde* est un concept phénoménologique, mais il peut être aussi compris sur un plan psychanalytique comme résultant d'un investissement objectal précoce des traits saillants du réel. Des enfants sourds de parents entendants vivent fréquemment des moments de déréalisation faute d'une désignation possible. Beaucoup de troubles psychopathologiques précoces du jeune enfant sourd pourraient être évités si les parents, dès l'annonce du diagnostic, se mettaient à la langue des signes, permettant ainsi une symbolisation du réel.

fiantes. Détails d'objets, jeux d'ombre et de lumière, vibrations solidiennes, déplacements d'air, mouvements involontaires du visage, tous ces éléments parmi tant d'autres participent à la complétude perceptive en s'agrégeant pour donner un sens total à la scène perçue. La temporalité vécue de la personne sourde et celle de la personne entendante sont donc essentiellement distinctes, car elles n'utilisent pas les mêmes qualités (« *qualia* ») de la perception[16]. Sous une forme métaphorique, on pourrait écrire que la personne sourde est un *pas hors de l'instant partagé*. À la fois présente au monde, mais dans un décalage constant vis-à-vis des évènements partagés par les entendants, comprenant dans l'après-coup le sens des situations, comme celui des paroles, la personne sourde est celle qui a constamment un pas hors de l'instant partagé par les autres[17]. Chaque personne sourde, en fonction de sa propre personnalité et ses propres ressources va réagir différemment et vivre plus ou moins bien cet état de fait. Il est important de bien comprendre que ce pas hors de l'instant ne résulte pas d'un déficit de communication, ou d'une latence de compréhension liée au travail de l'interprète, mais bien *d'une façon d'être au monde des autres*[18]. Là, réside, selon nous, le troisième fondement de la culture sourde. On remarquera que cette définition place la culture sourde dans un rapport différentiel avec l'environnement entendant. Définir ainsi la culture sourde permet du même coup de définir symétriquement la culture entendante. Ainsi, dans une assemblée de sourds, l'entendant vivra à son tour aussi un pas hors de l'instant partagé.

Conclusion

Il est grand temps de conclure et de répondre à notre interrogation première. Un biculturalisme est-il possible ? Oui, sans conteste, si l'on réduit la culture sourde à l'usage de la

19. Que nous ne confondons pas avec *l'idéologie victimaire*, dénoncée plus haut.

langue des signes et à des habitus sociaux. Cette acception du terme de biculturalisme correspond aux situations observables aujourd'hui où de nombreux sourds circulent entre le monde sourd et le monde entendant. L'évolution de la culture sourde, son ouverture aux nouvelles technologies qui rapprochent le monde entendant du monde sourd, l'arrivée de jeunes sourds implantés vivant pleinement leur appartenance au monde gestuel tout en revendiquant le droit de bénéficier de leur implant, vont modifier en profondeur la situation actuelle où le clivage entre les mondes est souvent entretenu de façon irrationnelle, voire perverse. Cependant, la notion de biculturalisme est plus délicate si on étend la notion de culture sourde à la façon d'être au monde. Dans ce cadre élargi, où la culture n'est plus une structure externe, mais est incarnée dans l'individu, l'idée qu'un sujet sourd puisse être vraiment biculturel reste problématique, car les fondements de cette culture sont inscrits dans la spécificité d'une expérience. Bien que l'idée d'une personnalité type doive être résolument abandonnée, il est possible de discerner aux fondements de la culture sourde des qualités phénoménologiques particulières. Une intentionnalité « objective » du regard, un investissement « signifiant » du corps et un rapport « syncopé » par rapport au temps partagé, nous paraissent être des éléments sources à même de définir en profondeur ce qu'est l'incarnation de la culture sourde. Pour autant, cela ne signifie pas qu'une culture intégrative ne soit pas réalisable. Reconnaître une différence n'est pas un obstacle à la création d'une culture commune. Au contraire, la tâche de toute culture est bien de déconnecter des espaces et de les reconnecter (Serres, 1977). La fonction récurrente d'une culture est de marquer des différences puis de les agencer en système dans un nouvel espace. L'existence de la surdité – et reconnaissons-le, la lutte politique des sourds[19] – a modifié notre regard sur la nature du langage, nous a instruits sur la relativité de la notion de handicap, nous a révélé la possibilité d'une subversion culturelle de la déficience biologique. Quels meilleurs exemples du changement – certes encore intensément conflictuel, mais pourtant déjà là – généré par les sourds au sein de notre culture ?

Bibliographie

Husserl (Edmund), 1969, *Méditations Cartésiennes, Introduction à la phénoménologie*. Paris, Vrin.

Kardiner (Abram), 1969, *L'individu dans la société. Essai d'anthropologie psychanalytique,* trad. T. Prigent. Paris, Gallimard.

Mottez (Bernard), 1981, *La surdité dans la vie de tous les jours*. Paris, CTNERHI, diff. PUF.

Proust (Marcel), 1987, *À la recherche du temps perdu*. Paris, Gallimard, « La Pléiade », tome 2.

Remving (J.), 1988, « La Surdophrénie », Congrès européen *Santé Mentale et surdité*. Rotterdam.

Serres (Michel), 1977, dans Claude Lévi-Strauss (dir.), *Discours et Parcours,* Séminaire L'identité. Paris, PUF.

Virole (Benoît), 2006, « Psychopathologie générale », dans Benoît Virole (dir.), *Psychologie de la surdité*. Paris, Bruxelles, DeBoeck Université, troisième édition.

Annette Gorouben

Orthophoniste
Présidente du GERS

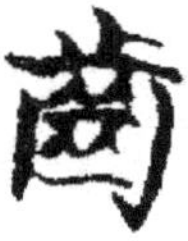

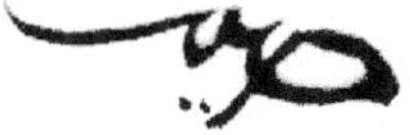

Clins d'œil sur les médias, les entendants et les « sourds-muets »

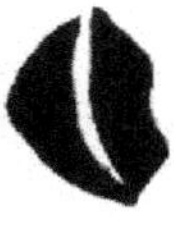

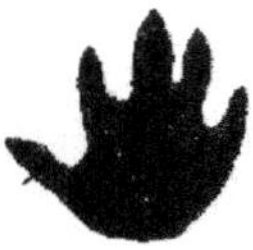

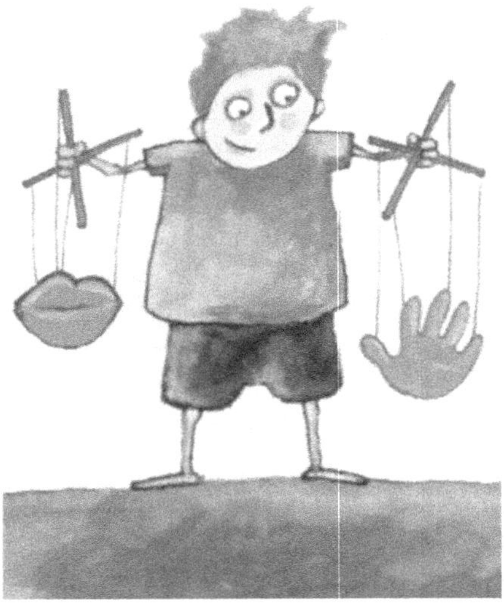

Dessin de Pascal Finjean
Colloque du 20 novembre 2003

Ce n'est pas du tout hors sujet, et vous allez voir pourquoi ! On peut se poser la question de ce nom de « sourds-muets » qui persiste encore à ce jour...

Cette fin d'année 2006 apporta une jolie surprise aux Sourds : Miss Dauphine, ravissante jeune fille sourde, pouvait être élue Miss France ! C'est bien vrai qu'elle est jolie, Miss Limousin, et qu'elle méritait bien d'être sacrée la plus jolie fille de France. Elle a été nommée Dauphine et se disait fort heureuse de ce titre qui lui était échu, pas du tout chagrinée de ne pas être Miss France tant les obligations de ce titre comportent de charges.

Les titres disaient : « Miss Limousin, sourde-muette... », comme nous entendons et lisons souvent « Emmanuelle Laborit, sourde-muette... ». Je viens encore de lire dans une traduction du livre Imre Kertesz *Le Refus*[1] : « ...et articulant comme pour parler à un sourd-muet... ».

Or nous avons vu Miss Limousin signer et... parler quand le traducteur LSF en difficulté ne parvint pas à interpréter ses signes. Cependant, en dépit de cela, les journalistes qui ont dû voir ce reportage, ont continué à la nommer « sourde-muette ».

La difficulté de trouver un terme convenable pour qualifier les Sourds est bien réelle pour l'entendant « moyen ». Entre ignorance évidente, volonté de se montrer respectueux, gêne de ne pas

1. Imre Kertész, *Le Refus*. Éditions Babel, p. 209. Prix Nobel de littérature 2002.

connaître, il oscille entre « sourd-muet », « malentendant » le terme de « déficient auditif » se situant nettement du côté des professionnels médicaux et paramédicaux de la surdité. « Malentendant » est, pour l'entendant moyen, une dénomination politiquement correcte assimilable au « non-voyant », ou au « noir » qui a remplacé « nègre » communément utilisé dans mon enfance. Cela me fait penser à cet homme noir qui ne manquait certes pas d'humour, rencontré dans la salle d'attente d'un hôpital parisien, parti se chercher « un café de couleur » à la machine à sous...

Si j'en juge par ma propre ignorance d'il y a trente-cinq ans, commune des mortelles entendantes ignorant tout de la surdité, je peux comprendre aisément cette méconnaissance. J'imaginais tous les sourds lisant sur les lèvres comme on lit dans un livre, poursuivant grâce à une lecture fluide acquise jeune, des études convenables. J'avais bien vu quelque part, ou une fois, à la télévision des Sourds signer, mais ce langage tout à fait hermétique pour moi était une réelle énigme. J'avais rencontré un couple de Sourds parlant assez correctement, certes un peu rigides, coincés dans une parole quelque peu difficultueuse mais compréhensible, sans me douter du travail que représentait l'accès à la parole. À l'époque, on ne parlait pas de culture sourde, on évoquait à peine l'existence d'une langue des signes, plutôt mal vue. Les Sourds n'osaient pas signer dans la rue, considéraient eux-mêmes que « ce n'était pas beau... » (je n'invente rien, le CEBES n'a pas pu garder cette enfant de parents sourds en 1990 à cause de... la LSF qui y était pratiquée).

À l'évidence, les entendants parlaient de sourds-muets, même s'ils entendaient la voix des Sourds. Le rapport entre audition et parole n'a été connu que tardivement, au XVIIIe siècle puisqu'on parlait auparavant de ceux qui étaient atteints de mutité, de surdité, et de ceux qui avaient le double handicap de surdi-mutité. Il y a quelques années encore, alors que je participais à des modules de formation à l'intention de professionnels entendants qui allaient accueillir des employés sourds, ou encore à des cours que je donnais aux puéricultrices en formation, il n'était pas rare que des questions concernant l'organe lésé me soient posées. Si l'ouïe était atteinte – ce dont personne ne doutait – les hésitations portaient sur le fonctionnement du larynx. La découverte de ce qu'on appelle « la boucle audiphonatoire », c'est-à-dire le lien existant entre l'audition et l'expression de la parole, était pour beaucoup une révélation.

Pour un entendant qui n'entend pas la voix du sourd, qui ne comprend pas la langue des signes lorsque ce mode de communication est utilisé, on peut dire qu'il existe une mutité, un empêchement au dialogue. À ce moment-là, pour l'entendant « moyen », ou comme on dit « lambda », le sourd est vraiment muet, et par voie de conséquence, l'entendant le devient face à lui.

Les différences individuelles permettant à certains Sourds d'avoir des performances en parole meilleures que d'autres sont dépendantes de multiples facteurs, mais nombre d'entendants ne le savent pas. Les sourds eux-mêmes ont parfois des difficultés à les appréhender. Il y a plus de vingt ans, alors que j'accueillais des jeunes stagiaires sourds en formation d'éducateurs – formations toutes récentes – à la demande d'une jeune fille, nous avons réalisé une séance « audiogrammes », chacun des dix apportant son audiogramme que nous avons comparé. Leur curiosité était immense : ils ne savaient même pas ce qui les concernait eux-mêmes, personne n'ayant jugé bon de le leur expliquer. Les questions fusèrent sur les performances en parole, les difficultés de compréhension ou d'expression des uns et des autres : « Pourquoi me prend-on pour une étrangère ? On me demande souvent si je suis allemande… », demanda cette jeune fille sourde sévère dont les sonorités de la parole auraient pu aisément être confondues avec celles d'un locuteur allemand ayant acquis le français tardivement. Les *ch* et les *s* un peu étouffés, les *r* un peu rauques, pouvaient en effet faire penser à un étranger. Tel autre remarquait la gêne de ses interlocuteurs qui parfois le comprenaient mal et n'osaient pas lui demander de répéter. Ce jeune homme, très sourd, avait par contre une excellente lecture sur les lèvres (tous ceux qui connaissent les Sourds savent combien les performances en lecture sur les lèvres sont là encore, extraordinairement différentes d'une personne à l'autre, qu'une lecture fluide est pratiquement un don). Si bien que nous avons réitéré trois années de suite cette information auprès des jeunes de première année. Je ne sais si cela a été poursuivi par la suite, mais je me souviens très bien de ce que cette séance a pu faire tomber de gêne, modifier les relations dans le groupe. Chacun comprenait mieux ce que l'autre vivait. Il ne s'agissait pas de ramener la surdité à une histoire de courbe auditive, mais de satisfaire une demande d'information personnelle, ce qui est un dû.

Les entendants sont parfois des « entendants profonds », comme le disent ironiquement certains sourds, mais aussi ils peuvent être sourds. Nous rencontrons maintes fois dans la littérature consacrée à la surdité l'expression « handicap partagé ». C'est une vérité vraie, si j'ose ce pléonasme. Face à un sourd, l'entendant se coince. Il arrive même qu'à l'audition de certaines voix, il s'inquiète devant quelque chose d'étrange et d'inhabituel. Puis il est reconnaissant aux sourds de faire cet effort de parole qui permet de réduire la distance communicationnelle. Il arrive aussi, a contrario, que des porteurs de surdité évolutive, ayant d'abord été entendants, ayant acquis une parole fluide avant que se déclare leur surdité, se trouvent bien en peine de compréhension. Et pour eux, on peut dire que le partage est équitable entre certains sourds qui pensent, tout comme les entendants, qu'il suffit de parler pour comprendre... Je me souviens d'un colloque auquel je participais, un des tout premiers où l'on avait prévu un interprète. Dans un des ateliers que j'animais avec un médecin ORL bien connu venu d'un pays voisin, soudain une jeune femme d'une vingtaine d'années prit la parole : « S'il vous plait, demanda-t-elle à ce médecin, dites combien je suis défavorisée par rapport aux Sourds gestuels qui ont accès à l'information avec leur interprète. Je suis devenue sourde à quinze ans et je ne comprends rien aux exposés de ce colloque ». Malheureusement, le rapporteur de cet atelier ne fit pas état de cette requête... Les cours de langue des signes commençaient à se constituer, et cette jeune femme, venue de province, n'aurait pu trouver une possibilité d'apprentissage. Heureusement, actuellement cela est devenu possible et la véloptypie[2] existe aussi.

J'ai connu aussi une maman devenue sourde vers l'âge de cinq ans, formidable lectrice qui parlait un français admirable, un peu suranné, qu'elle avait acquis de la littérature classique. Le fait que sa voix soit quelque peu altérée, ne gâchait en rien la beauté de son langage. C'était un régal d'entendre ce langage un peu précieux au moment où le français parlé des jeunes entendants se relâchait au point d'en arriver parfois à être incompréhensible. On voyait bien qu'elle y prenait plaisir elle-même, choisissant les termes adéquats.

Lorsque j'ai lu, dans ce très remarquable et émouvant livre que je citais au début de ces pages « ...en articulant comme pour parler à un sourd-muet... », je me suis demandé à quelle partie de l'individu le personnage créé par l'auteur s'adressait : il articulait pour rendre sa vision du langage parlé plus compréhensible, mais nous savons – les sourds parce qu'ils le vivent, les entendants qui les connaissent parce qu'ils l'ont appris – que la réplique du sourd, s'il participait à cette conversation, celle

2. Système de transcription simultanée de la parole.

3. Bernard Mottez, *La surdité dans la vie de tous les jours*. CTNERHI, Cahier 11, 1981.

qui va suivre cette initiative de l'entendant, pourra être de nature extrêmement diverse, entérinant ou non le terme de « muet ». Un simple geste indiquant la compréhension peut suffire à lever le malaise. Dans *La Surdité dans la vie de tous les jours*[3], Bernard Mottez décrit très bien les aléas de la conversation entre sourds et entendants. Mais ce qui nous occupe aujourd'hui est le terme de « sourd-muet » encore utilisé couramment : est-il péjoratif ? témoigne-t-il d'ostracisme vis-à-vis des sourds ? Vraiment, je ne le crois pas.

Alors pour conclure, je crois que le terme importe peu. L'essentiel est que le sourd, le sourd-muet, le malentendant, le déficient auditif (pour lui, c'est peut-être un peu plus dur, car le mot déficient a une connotation de manque qui peut vraiment le gêner), soit capable de vivre sa surdité sans embarras et sans se formaliser de cette terminologie dont il faut comprendre les méandres.

L'HARMATTAN, ITALIA
Via Degli Artisti 15 ; 10124 Torino

L'HARMATTAN HONGRIE
Könyvesbolt ; Kossuth L. u. 14-16
1053 Budapest

L'HARMATTAN BURKINA FASO
Rue 15.167 Route du Pô Patte d'oie
12 BP 226
Ouagadougou 12
(00226) 50 37 54 36

ESPACE L'HARMATTAN KINSHASA
Faculté des Sciences Sociales,
Politiques et Administratives
BP243, KIN XI ; Université de Kinshasa

L'HARMATTAN GUINEE
Almamya Rue KA 028
En face du restaurant le cèdre
OKB agency BP 3470 Conakry
(00224) 60 20 85 08
harmattanguinee@yahoo.fr

L'HARMATTAN COTE D'IVOIRE
M. Etien N'dah Ahmon
Résidence Karl / cité des arts
Abidjan-Cocody 03 BP 1588 Abidjan 03
(00225) 05 77 87 31

L'HARMATTAN MAURITANIE
Espace El Kettab du livre francophone
N° 472 avenue Palais des Congrès
BP 316 Nouakchott
(00222) 63 25 980

L'HARMATTAN CAMEROUN
BP 11486
Yaoundé
(00237) 458 67 00
(00237) 976 61 66
harmattancam@yahoo.fr

Achevé d'imprimer par Corlet Numérique - 14110 Condé-sur-Noireau
N° d'Imprimeur : 821792 - Août 2018 - Imprimé en France

www.ingramcontent.com/pod-product-compliance
Lightning Source LLC
LaVergne TN
LVHW050820061126
851857LV00012B/890
* 9 7 8 2 2 9 6 0 3 3 3 6 8 *

LE DÉVELOPPEMENT DE L'AFRIQUE AU TRAVERS DU CONTENU LOCAL

Cas de la République Démocratique du Congo

Miguel Kashal Katemb

LE DÉVELOPPEMENT DE L'AFRIQUE AU TRAVERS DU CONTENU LOCAL

Cas de la République Démocratique du Congo

Préface de Olusegun Obasanjo
Postface de Nana Addo Dankwa Akufo-Addo

L'Harmattan

5-7, rue de l'École-Polytechnique - 75005 Paris – France

www.editions-harmattan.fr

ISBN : 978-2-336-64679-4
EAN : 9782336646794

Dédicace

À Son Excellence Monsieur Félix Antoine TSHISEKEDI TSHILOMBO, Président de la République Démocratique du Congo, Chef de l'État, porteur d'une vision d'émergence économique fondée sur la souveraineté et la dignité nationale et initiateur de la Loi n° 26/018 du 30 juin 2026 sur le Contenu Local en République Démocratique du Congo.

Je dédie cet ouvrage intitulé *« Le développement de l'Afrique au travers du contenu local : Cas de la République Démocratique du Congo »*.

Cette réflexion s'inscrit dans la continuité du rêve inachevé des pères des indépendances africaines, mais aussi dans l'exigence contemporaine d'un leadership africain capable de transformer les potentialités du continent en prospérité partagée.

Excellence Monsieur le Président, Votre engagement en faveur de la souveraineté économique, de la valorisation des ressources nationales, de la promotion de l'entrepreneuriat congolais et de l'émergence d'une classe moyenne forte et durable et des champions congolais confère à la politique de contenu local une dimension stratégique majeure.

En outre, la promulgation, par votre Excellence, de la **Loi n° 26/018 sur le contenu local** en date du **30 juin,** jour anniversaire de l'indépendance de la République Démocratique du Congo ne relève nullement du hasard ; vous avez voulu, j'ose croire, posé un acte hautement symbolique, consacrant l'idée que la souveraineté politique acquise en 1960 doit désormais être complétée par une véritable souveraineté économique. Ainsi, à la même date où le peuple congolais a conquis sa liberté politique, ce Peuple affirme désormais son ambition de maîtriser son développement économique, de valoriser ses ressources et de garantir une participation effective des Congolais à la création des richesses nationales.

En effet, dans un monde où l'Afrique demeure l'espace de rivalités géoéconomiques entre grandes puissances, le contenu local apparaît comme une arme pacifique mais déterminée de reconquête de notre autonomie, un instrument de justice sociale et un levier d'industrialisation.

En Vous dédiant ces pages, je rends hommage à la volonté politique indispensable qui doit s'incarner au sommet de l'État Congolais (RDC) pour faire du contenu local non pas une simple option économique, mais un pilier de la souveraineté nationale, de la discipline productive et de la dignité du peuple congolais.

Puisse cet ouvrage contribuer, à sa mesure, à nourrir la réflexion stratégique pour une Afrique qui produit, transforme et consomme ce qu'elle crée, et pour une République Démocratique du Congo pleinement maîtresse de son destin.

Avec très haute considération.

Miguel Kashal Katemb

Préface

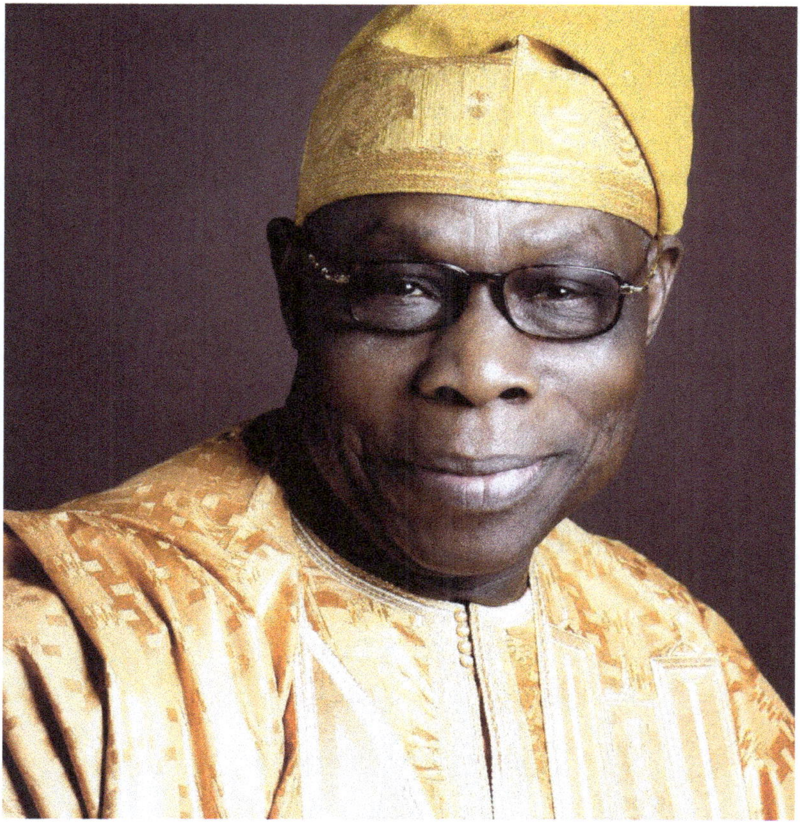

Olusegun Obasanjo
Agbe L'oba, Quarry Road, Ibara
PO Box 2286, Abeokuta, État d'Ogun , Nigéria

2 /6 2026

Monsieur Miguel Kashal Katemb,

Kinshasa,

RDC.

Mon cher Kashal,

Permettez-moi de vous féliciter et de saluer votre contribution exceptionnelle aux idées et concepts sur le contenu local en Afrique, que vous avez exposés dans votre ouvrage. Je suis ravi que vous m'ayez sollicité pour rédiger la préface du livre intitulé : « The Development of Africa Through Local Content: The Case of the Democratic Republic of the Congo ».

Veuillez trouver ci-joint la version approuvée de la préface destinée à la publication. Je vous conseille de veiller à ce que l'édition de cet ouvrage soit d'une grande qualité. Je souhaiterais en obtenir un exemplaire personnel pour ma bibliothèque, afin de m'y référer et d'enrichir mes perspectives sur ce sujet. J'espère vivement que vous trouverez le temps de visiter le Nigeria afin que nous puissions approfondir nos échanges sur la question du contenu local et sur d'autres enjeux de développement en Afrique.

Je vous prie d'agréer, Monsieur Miguel, l'expression de ma très haute considération.

Bien sincèrement,

OLUSEGUN OBASANJO

(Président du Nigeria, 1999-2007)

E-mail : obasanjonig@yahoo.com

Préface

C'est avec un vif intérêt pour l'avenir économique de notre continent que j'ai accepté de préfacer l'ouvrage de Miguel Kashal Katemb.

Au fil des années, j'ai eu l'occasion d'observer son engagement constant en faveur de la promotion du contenu local et de l'émergence d'un entrepreneuriat africain plus robuste. Son travail s'inscrit dans une dynamique que j'ai toujours considérée comme essentielle : la souveraineté économique par la maîtrise nationale des chaînes de valeur dans les secteurs clés des économies africaines.

L'Afrique ne souffre pas d'un manque de ressources. Elle souffre plutôt d'un déficit de transformation locale, de discipline industrielle et d'une structuration adéquate de ses acteurs économiques.

Mon expérience en tant que Président du Nigeria m'a convaincu que la richesse naturelle, si elle n'est pas accompagnée de politiques proactives de contenu local, peut paradoxalement coexister avec une pauvreté généralisée. Et la politique nationale doit être favorable aux intérêts locaux, attractive et durable.

C'est précisément pour corriger cette contradiction que le Nigeria a entrepris, au cours des deux dernières décennies et demie, des réformes ambitieuses visant à renforcer la participation nationale dans les secteurs stratégiques, notamment celui des hydrocarbures.

Lorsqu'il est bien conçu et rigoureusement mis en œuvre, le contenu local ne se contente pas de créer des emplois et d'assurer la génération de richesses ; il bâtit également un capital national durable, promeut le transfert de technologie et renforce la souveraineté économique.

L'ouvrage « The Development of Africa Through Local Content: The Case of the Democratic Republic of the Congo » s'inscrit parfaitement dans cette philosophie. Il nous rappelle, à juste titre, que le défi pour les États africains n'est plus simplement d'attirer les investissements, mais de les ancrer intelligemment au niveau local, afin que la valeur créée profite prioritairement aux économies nationales tout en offrant un rendement adéquat aux investisseurs étrangers.

Miguel Kashal Katemb met en lumière une vérité fondamentale : le contenu local n'est ni un slogan, ni une posture administrative. C'est un instrument stratégique de transformation structurelle. Il exige une rigueur réglementaire, une cohérence institutionnelle et, par-dessus tout, une volonté politique, une action et un suivi constants.

Ce qui distingue particulièrement cet ouvrage, c'est son approche à la fois juridique, économique et opérationnelle. L'auteur ne se limite pas à un diagnostic ; il propose une vision structurée de ce que pourrait être une politique efficace de contenu local en République Démocratique du Congo, un pays dont les potentiels miniers et humains sont immenses et doivent, en premier lieu, être mobilisés pour le développement national.

Je reste convaincu que l'avenir de l'Afrique dépendra en grande partie de notre capacité collective à : renforcer la participation des petites et moyennes entreprises locales ; investir dans les compétences nationales ; promouvoir des partenariats équilibrés avec les investisseurs internationaux ; et bâtir des institutions capables de faire respecter les règles de gouvernance économique sur la base d'un développement durable.

Le parcours de Miguel Kashal Katemb, à la croisée de l'action publique et de l'initiative entrepreneuriale, lui confère une légitimité particulière pour transmettre ce message. Son engagement en faveur d'une classe moyenne congolaise forte et d'un secteur privé national compétitif mérite reconnaissance et applaudissements.

À mon sens, ce livre représente bien plus qu'une contribution académique. C'est un document de référence stratégique pour les décideurs politiques, les régulateurs, les investisseurs, les entrepreneurs et la jeunesse du continent africain.

Puisse cette réflexion inspirer des politiques publiques audacieuses et encourager une nouvelle génération de leaders et d'entrepreneurs africains déterminés à faire du contenu local un véritable moteur de prospérité partagée et de croissance économique.

OLUSEGUN OBASANJO

Préface de Olusegun Obasanjo,

Président Honoraire de la République Fédérale du Nigeria (1999-2007)

Olusegun Obasanjo

Agbe L'oba House, Quarry Road, Ibara
P.O. Box 2286, Abeokuta, Ogun State, Nigeria

2nd June 2026

Monsieur Miguel Kashal Katemb,
Kinshasa,
DRC.

My dear Kashal

Let me congratulate and commend you for your outstanding contribution to the ideas and concepts on local content in Africa which you have put in your book. I am delighted that you requested me to write the preface to the book, ***"The Development of Africa Through Local Content: The Case of the Democratic Republic of the Congo".***

Please find attached the approved version of the Preface for the publication. I would advise that the publication of the book should be of a high standard. I would like to have a personal copy in my personal library for reference and to add to my perspectives on the issue. I do hope that you will find time to visit Nigeria so that we can discuss more on the issue of local content and ither African development issues.

Please accept, Miguel, the assurances of my highest regards.

Your sincerely,

OLUSEGUŃ OBASAŃJO
(President of Nigeria, 1999-2007)

e-mail: obasanjonig@yahoo.com

PREFACE

It is with a deep interest in the economic future of our continent that I accepted to write the preface to the work of MiguelKashal Katemb.

Over the years, I have had the opportunity to observe his consistent commitment to the promotion of local content and the emergence of a stronger African entrepreneurship. His work is part of a dynamic that I have always considered essential: economic sovereignty through national control of value chains in significant areas of national economies in Africa.

Africa does not suffer from a lack of resources. Rather, it suffers from a deficit of local transformation, industrial discipline, and the proper structuring of its economic actors.

My experience as President of Nigeria convinced me that natural wealth, if not accompanied by proactive local content policies, can paradoxically coexist with widespread poverty. And the national policy must be locally-friendly, attractive, and sustained.

It was precisely to correct this contradiction that Nigeria undertook ambitious reforms over the past two decades and a half aimed at strengthening national participation in strategic sectors, particularly in the hydrocarbons sector.

When well designed and rigorously implemented, local content not only creates jobs and ensures wealth generation but it also builds sustainable national capital, promotes technology transfer, and strengthens economic sovereignty.

The book "The Development of Africa Through Local Content:The Case of the Democratic Republic of the Congo" fully aligns with this philosophy. It rightly reminds us that the challenge for African states is no longer simply to attract investment, but to intelligently anchor it locally so that the value created primarily benefits national economies while giving adequate returns on foreign investments.

Miguel Kashal Katemb highlights a fundamental truth: local content is neither a slogan nor an administrative posture. It isa strategic instrument for structural transformation. It requires regulatory rigor, institutional coherence, and above all, consistent political will, action, and monitoring.

What particularly distinguishes this work is its approach, which is simultaneously legal, economic, and operational. The author does not limit himself to a diagnosis; he proposes a structured vision of what an effective local content policy in the Democratic Republic of the Congo could look like a country whose mineral and human potentials are immense and must be put together for the development of the country in the first instance.

I remain convinced that Africa's future will largely depend on our collective ability to: strengthen the participation of local small and medium scale enterprises; invest in national skills; promote balanced partnerships with international investors; and build institutions capable of enforcing the rules of economic governance on sustainable development basis.

Miguel Kashal Katemb's career, at the crossroads of publicaction and entrepreneurial initiative, gives him particular legitimacy to convey this message. His commitment to a strong Congolese middle class and a competitive national private sector deserves recognition and applause.

In my view, this book represents far more than an academic contribution. It is a strategic reference document for African policy makers, regulators, investors, entrepreneurs and the youth of the continent.

May this reflection inspire bold public policies and encourage a new generation of African leaders and enterprenuers determined to make local content a genuine driver of shared prosperity and economic growth.

OLUSEGUN OBASANJO
President of the Federal Republic of Nigeria (1999-2007)
African Statesman

Prélude

Que reste-t-il du combat des années 1960, le combat de ''nos pères'' ? Le panafricanisme, le panarabisme, l'Africa united, chère à l'ancien leader africain Kwame Nkrumah, sont-ils aussi partagés par la jeunesse et le leadership africain aujourd'hui ? Le rêve de ''nos pères'' est-il resté au rang d'un lointain souvenir, une chimère irréalisable ? « L'Afrique est le continent de l'avenir », quasiment tous les analystes du monde n'arrêtent pas de dire cela au continent noir.

Le continent, coincé entre le « rêve chinois » énoncé par le président Xi-Jinping et l'approche du président Donald Trump de ''to make America great again'' (redonner sa grandeur à l'Amérique) ainsi que l'ambition européenne à maintenir sa force, doit aussi penser son avenir.

Dans son livre, Chine-Afrique, au deux sous-titres évocateurs : ''le grand pillage...rêve chinois, cauchemar africain'', le journaliste Julien Wagner pousse une réflexion, en citant un éditorialiste américain. *« Au beau milieu de cette compétition déjà à l'œuvre...l'Afrique. L'Afrique, dont ce 'rêve' pourrait bien devenir le pire cauchemar. Comme l'a énoncé l'éditorialiste du New York Times, Thomas Friedman, si le rêve chinois est bien le même que le rêve américain, une autre planète est nécessaire, puisque le premier est sous-tendu par un système éminemment énergivore. C'est là, d'ailleurs, un de ses écueils les plus évidents, car il induit une appétence insatiable et insoutenable en matières premières ; une addiction maladive souvent plus destructrice pour les autres que pour lui-même »*[1]. Ainsi est le monde d'aujourd'hui. Le monde dans lequel l'Afrique veut se positionner aussi.

---

[1] Julien WAGNER *: Chine Afrique, le grand pillage, rêve chinois, cauchemar africain ?* éd Eyrolles, p 13, 2014

Il y a une évidence dans cette Afrique d'aujourd'hui : les luttes idéologiques des années 1960 ont été supplantées par la nécessité du développement économique. A l'époque, il fallait appartenir à l'un des deux blocs : capitaliste ou socialiste. Chaque bloc avec son modèle économique. Aujourd'hui, l'Afrique doit se battre plus pour l'intégration des économies de ses 54 pays plutôt que de s'engluer dans le combat d'un autre âge, celui d'un positionnement purement idéologique.

C'est le pari de l'Afrique de demain ou même de l'Afrique d'aujourd'hui, car même si elle regorge quasiment de la moitié des ressources naturelles du monde, l'Afrique reste encore pauvre. Ses ressources humaines, au bas de l'échelle mondiale, si l'on en croit les classements annuels de l'indice du développement humain du programme des Nations Unies pour le développement. Dans cette configuration d'un mélange entre défis et potentialités du « continent de l'avenir », l'Afrique doit se sortir de la pauvreté, en exploitant avec intelligence et lucidité ses ressources.

En quelques années, l'Afrique est passée de continent délaissé (elle a été considérée comme telle pendant une période) en un espace qui attire tous ceux qui ont l'ambition de grandeur. Les échanges commerciaux entre l'Afrique et la Chine, l'Inde, le Brésil, la Russie et même la Turquie vont grandissants. Les Etats-Unis d'Amérique aussi ne sont pas en reste, puisque ce pays avait déjà mis en place un accord d'échanges commerciaux avec l'Afrique.

Comment alors l'Afrique peut-elle en même temps être le lieu de concurrence de grandes puissances et tirer son épingle du jeu de l'exploitation de ses ressources ?

Il y a quelques années, s'adressant à la jeunesse africaine via celle du Ghana, le président Barack Obama avait déclaré : « *le monde sera ce que vous en ferez. Vous avez le pouvoir de responsabiliser vos dirigeants et de bâtir des institutions qui servent le peuple. Vous pouvez servir vos communautés et mettre de l'énergie et votre savoir à contribution pour créer de nouvelles richesses ainsi que de nouvelles connexions avec le monde. Vous pouvez vaincre la maladie, mettre fin aux conflits et réaliser le changement à partir de la base ».* Barack Obama avait martelé à la jeunesse africaine qu'elle doit savoir que maintenant, « l'histoire est en marche ». Cette histoire, c'est celle du leadership africain qui doit créer la richesse et le changement à partir de la base, comme l'avait souligné l'ancien président américain. C'est cela le rêve du développement de l'Afrique au travers du contenu local. « L'Afrique est prête à prendre sa part dans l'aventure humaine », disent certains connaisseurs du continent. Elle doit accélérer l'industrialisation de ses économies en créant une économie circulaire et diversifiée autour de ses matières premières. Mais plus que le processus économique, l'Afrique doit agir sur sa discipline de travail, la rigueur de ses acteurs, car comme le dit une sagesse bien populaire en Asie, principalement, *la vie d'une nation, se trouve dans sa culture*. Cette maxime est vraie pour une nation, elle l'est aussi pour un continent. Hier, comme aujourd'hui, et surement encore demain, l'Afrique fait face à la même réalité : elle fait constamment face à des conquérants. Mais, l'Afrique doit se réinventer, sortir du cycle de la répétitivité, qu'avait dénoncé, il y a près de 20 ans, l'ancien président Français Nicolas Sarkozy. *« Le paysan africain, qui depuis des millénaires, vit avec les saisons, dont l'idéal de vie est d'être en harmonie avec la nature, ne connait que l'éternel recommencement du temps rythmé par la répétition sans fin des mêmes gestes et de mêmes paroles... Dans cet imaginaire où tout recommence toujours, il n'y a de place ni pour l'aventure humaine, ni pour l'idée de progrès »*, avait estimé Nicolas Sarkozy. Ce dernier avait néanmoins proposé à l'Afrique de ne plus ressasser le passé, mais d'en tirer les leçons afin de regarder l'avenir.

Le rêve d'une Afrique prospère au travers du contenu local passe nécessairement et obligatoirement par l'idée que nous nous faisons du concept de travail.

Le concept de travail, au sens économique usuel, est donc l'activité humaine qui permet la production de biens et de services. Il reste évident que des économies de cueillette à la division du travail la plus élaborée, nos sociétés sont aujourd'hui délibérément perçues comme orientées par le travail. Mais historiquement, l'Afrique a été confrontée au travail forcé, souvent lié à des formes de coercition, de violence ou d'exploitation.

L'exemple de la Grèce antique nous montre ce qui fit longtemps défaut pour que le travail acquiert une place aussi centrale. L'artisan, a fortiori l'esclave ne pouvait se concevoir comme producteur de valeur sociale : sa production n'était évaluée que sous son seul aspect de valeur d'usage et de valeur de celui auquel elle était directement destinée [1]. Nous retenons par là-même que ce rapport de travail transformera les artisans en citoyens. Il est important de rappeler, à cet effet, que dans l'étymologie du mot travail réside l'idée de torture (tripalium).

Des mouvements de résistance politique et sociale ont émergé en Afrique pour lutter contre le système colonial et ses pratiques oppressives, y compris le travail forcé. Des leaders politiques et sociaux tels que Kwame Nkrumah au Ghana, Patrice-Emery Lumumba au Congo-Kinshasa, Jomo Kenyatta au Kenya, ou Nelson Mandela en Afrique du Sud ont joué un rôle clé dans la lutte contre le travail forcé et l'oppression coloniale. En somme, les Africains ont résisté de différentes manières au modèle colonial du travail forcé, mettant en avant leur résilience, leur détermination et leur lutte pour la justice et la dignité humaine.

Il était important, en prélude aux développements qui vont suivre, d'évoquer le concept du travail parce que, j'estime que, sans un rapport au travail productif éloigné de toute contrainte, un rapport faisant du travail un instrument d'épanouissement de l'homme africain, il serait illusoire de croire à un rêve de prospérité pour l'Afrique au travers du développement du contenu local.

Il est tout aussi nécessaire de relever que dans la conception africaine du travail, la notion de discipline est souvent négligée. La discipline est cruciale dans la vie en ce qu'elle permet d'atteindre ses objectifs et d'améliorer la productivité. Elle favorise le développement de l'autodiscipline, la capacité à rester concentré même face à l'inconfort et la gestion des responsabilités. La discipline est un élément clé pour le succès personnel et professionnel, l'établissement d'habitudes saines et le maintien de l'ordre, tant dans la vie personnelle qu'en société.

Le respect des règles et des normes est essentiel pour le bon fonctionnement des sociétés et des institutions. L'indiscipline à petite échelle peut avoir des conséquences négatives à grande échelle et compromettre tout projet de développement.

« Le travail, et après le travail, l'indépendance, mon enfant ; n'être à la charge de personne, telle doit être la devise de votre génération » « Le travail ennoblit l'homme et lui assure l'indépendance ». Ces citations célèbres de l'écrivain ivoirien Bernard Binlin Dadié sur l'importance du travail pour l'indépendance bien qu'elles soient souvent citées sans mentionner une œuvre spécifique, mais plutôt comme un principe de vie qu'il prônait et qui figurait dans les manuels scolaires d'Afrique de l'Ouest consacre le travail comme le pilier de la dignité et de l'indépendance.

Aujourd'hui il est plus que nécessaire non seulement de promouvoir le travail salarié mais aussi et surtout, le travail par l'entrepreneuriat. Un travail créateur de richesses et de valeur ajoutée avec pour objectif clair la croissance de l'industrie locale dans tous les secteurs. C'est là le sens de faire du développement du contenu local un véritable pilier de notre dignité et de notre indépendance, comme pour paraphraser Bernard DADIE.

Il sied de noter que la mise en œuvre des politiques du Contenu local demeure un facteur indéniable pour l'instauration de l'équilibre social dans un pays.

En effet, l'équilibre social désigne un état de stabilité et d'harmonie au sein d'une société, caractérisé par l'équité dans l'accès aux ressources et aux opportunités (emploi, soins, logement), la satisfaction des besoins fondamentaux de tous, une répartition juste des richesses, et des relations sociales fonctionnelles, même s'il peut être théorique face aux inégalités structurelles, se manifestant concrètement dans l'équilibre entre vie professionnelle et personnelle ou la mixité sociale des communautés autochtones.

L'histoire récente démontre avec force que le succès des politiques de contenu local ne relève ni du hasard ni d'une dynamique spontanée du marché. Il procède avant tout d'une volonté politique incarnée au sommet de l'État, traduite dans des lois contraignantes, assumées face aux intérêts étrangers, et défendues au nom de la souveraineté économique nationale.

Aux États-Unis d'Amérique, c'est dès 1933, sous la présidence de HERBERT HOOVER, que fut adoptée la célèbre Buy American Act, imposant aux administrations fédérales de privilégier les biens et services produits par des entreprises américaines. Cette logique de préférence nationale, loin d'être abandonnée, a été renforcée sous les présidences successives, notamment sous Donald J. Trump et Joe Biden, avec le *Buy American, Hire American* et l'Inflation Reduction Act (2022), qui conditionne l'accès aux marchés publics, aux subventions et aux crédits d'impôt à l'utilisation de composants locaux et à l'emploi de la main-d'œuvre nationale. Cette politique a permis la relocalisation industrielle, la consolidation des chaînes de valeur internes et la protection de l'industrie stratégique américaine et les États-Unis comptent aujourd'hui 902 milliardaires (selon le rapport Forbes 2025) parmi lesquels on retrouve Elon Musk, Jeff Bezos, Bill Gates, Larry Ellison pour ne citer que ceux-là.

Pendant la période coloniale, l'Inde dépendait fortement des produits importés par la Grande-Bretagne, ce qui affaiblissait son économie locale et appauvrissait les populations. Face à cette situation, Mahatma Gandhi a développé une pensée économique et politique fondée sur l'autonomie et la valorisation des ressources locales. Il a ainsi fait du contenu local, appelé *« swadeshi »,* un pilier de sa lutte pour l'indépendance. On peut alors se demander en quoi la pensée de Gandhi sur le contenu local constitue un modèle de développement et de résistance.

Pour Gandhi, le contenu local signifie produire et consommer ce qui est fabriqué par le pays lui-même. Il encourageait les Indiens à utiliser des produits locaux, notamment le khadi, un tissu fabriqué à la main. Cette pratique permettait de valoriser le travail des artisans et de réduire la dépendance économique vis-à-vis des produits étrangers. Le swadeshi était donc une forme d'autosuffisance économique fondée sur les ressources et les compétences locales.

L'objectif principal de Gandhi était la libération économique, condition essentielle de l'indépendance politique. En favorisant la production locale, il cherchait à créer des emplois, surtout dans les villages, et à lutter contre la pauvreté. Le contenu local avait aussi une dimension morale : il prônait la simplicité, la dignité du travail manuel et la solidarité. Consommer local devenait ainsi un acte de résistance pacifique contre la domination coloniale.

En définitive, Gandhi considérait le contenu local comme un moyen essentiel de libération économique, sociale et politique. À travers le swadeshi, il a montré que produire et consommer localement pouvait renforcer la dignité d'un peuple et soutenir un développement plus juste. Sa pensée reste actuelle et constitue une source d'inspiration pour les politiques modernes de développement et d'autonomie économique.

Actuellement en Inde, la politique de contenu local a été portée au plus haut niveau de l'État par le Premier ministre Narendra Modi, à travers la doctrine « Make in India », lancée en 2014 et juridiquement encadrée par la Public Procurement Order (Preference to Make in India). Cette réglementation impose aux marchés publics indiens des seuils obligatoires de valeur ajoutée locale, notamment dans les secteurs stratégiques tels que la défense, l'énergie, les télécommunications et les infrastructures. Grâce à cette politique volontariste, l'Inde a développé une base industrielle nationale robuste, réduit sa dépendance aux importations et fait émerger des champions nationaux de près de 205 milliardaires (selon le rapport Forbes 2025) dont Mukesh Ambani, Gautam Adani, Ratan Tata et Sunil Mittal et tant d'autres capables de rivaliser sur les marchés mondiaux.

La conception gandhienne du contenu local poursuivait des objectifs similaires de développement national, mais avec des priorités différentes que celle conçue sous NELSON MANDELA en Afrique du Sud. Mais la finalité reste la réparation des inégalités sociales, le développement économique et la recouverte de la dignité nationale. Le Black Economic Empowerment (ou BEE/BBBEE) est une politique sud-africaine de discrimination positive postapartheid visant à corriger les inégalités raciales en intégrant les Noirs à l'économie, via des mesures comme le développement des compétences, la propriété d'entreprises et l'accès à la gestion. Son objectif principal est de redresser les torts de l'apartheid en augmentant la participation économique des groupes historiquement désavantagés. La politique de contenu local a été assumée au plus haut niveau de l'État post-apartheid, notamment sous les présidences successives de Thabo Mbeki, Jacob Zuma et Cyril Ramaphosa, à travers le cadre législatif du Broad-Based Black Economic Empowerment Act (BBBEE) et les Local Content Regulations applicables aux marchés publics et aux industries extractives. Ces instruments juridiques ont permis le renforcement des entreprises locales et une meilleure redistribution de la valeur économique au profit des nationaux sud-africains et l'émergence d'une bourgeoisie industrielle noire dont le cas emblématique de Patrice Motsepe compté comme milliardaire par Forbes 2025 et l'Afrique du sud détient un record continental du nombre de millionnaires noirs, avec 47% sur les 37.800 millionnaires noirs sur un total de 138000 millionnaires africains répertoriés.

En République populaire de Chine, le contenu local constitue le socle historique de la stratégie de puissance. Sous l'impulsion de Deng Xiaoping, puis consolidée sous les présidences de Jiang Zemin, Hu Jintao et aujourd'hui Xi Jinping, la Chine a systématiquement imposé des transferts de technologie, des coentreprises obligatoires, et une intégration progressive des entreprises nationales dans toutes les chaînes de valeur industrielles. Cette stratégie s'est matérialisée juridiquement à travers plusieurs dispositifs, notamment la Catalogue for the Guidance of Foreign Investment Industries et plus récemment le plan « Made in China 2025 », qui vise explicitement la domination technologique chinoise dans les secteurs clés. Le résultat est sans équivoque : la Chine est devenue l'atelier du monde, puis une puissance technologique majeure avec plus ou moins 516 milliardaires (selon le rapport Forbes 2025) dont Hong Kong, Zhong Shanshan, Ma Huateng, Jack Ma (fondateur de alibaba), Robin Zeng et tant d'autres.

Au Brésil, enfin, le contenu local a été érigé en pilier stratégique du développement industriel sous la présidence de Luiz Inácio Lula da Silva, notamment dans les secteurs pétrolier, gazier et naval. À travers les Local Content Requirements intégrées dans les contrats de Petrobras et encadrées par l'Agence nationale du pétrole (ANP), le Brésil a imposé des quotas élevés de fabrication locale, favorisant la montée en puissance de l'industrie nationale, la création d'emplois qualifiés et la maîtrise technologique dans l'offshore profond. Grace à cette politique économique, le Brésil compte 56 milliardaires (selon le rapport Forbes 2025) dont Jorge Paulo Lemann, Eduardo Saverin, Rubens Ometto et André Esteves.

Au Nigeria, l'ancien président Olusegun Obasanjo est souvent associé au contenu local, surtout comme précurseur politique, même si la loi formelle est venue après sa présidence. Olusegun Obasanjo (président de 1999 à 2007) a posé les bases politiques et institutionnelles du contenu local, notamment dans le secteur pétrolier et gazier : Il défendait l'idée que les Nigérians devaient être acteurs majeurs de l'exploitation de leurs ressources naturelles, et pas seulement des fournisseurs de main-d'œuvre non qualifiée. La stratégie de "local value" (au sens de produire localement ce qui était importé) a favorisé des empires industriels nationaux. Sur Forbes Afrique 2025, le Nigeria a produit plus de 4 milliardaires cités de faç récurrente dont Aliko Dangote, Mike Adenuga, Abdulsamad Rabiu et Femi Otedola.

Au Ghana, la loi LI2204 de 2013 ou *Petroleum (Local content and local participation) Régulations*, 2013, promulguée en novembre 2013 sous la présidence de John Dramani Mahama est une réglementation fondamentale visant à maximiser l'utilisation de la main-d'œuvre, des biens et services de Ghanéens autochtones dans l'industrie pétrolière et gazière. Elle impose la priorité aux entreprises locales et aux travailleurs ghanéens pour favoriser le transfert de technologie et la participation à la hauteur de 30% de capital local dans les entreprises dudit secteur. En 2020, sous la présidence de Nana Akufo-Addo, le pays a renforcé le cadre juridique, en promulguant la nouvelle Loi L.I. 2431 sur le contenu local dans le secteur minier, *The Minerals and Mining (Local content and local participation) Regulations,* laquelle oblige les entreprises minières internationales à s'approvisionner en biens et services locaux, à employer des Ghanéens et à favoriser le transfert de compétences afin de maximiser l'impact économique national et à accroitre la participation des entreprises locales. Il découle de ces réformes qu'en 2025, le Ghana a totalisé 2.600 millionnaires, le classant 2ème en Afrique de l'Ouest, après le Nigeria, selon Africa Wealth Report, dont Ibrahim Mouhammad, Ernesto Taricone, Charles Ampofo et tant d'autres.

En Zambie, les politiques de contenu local se sont construites autour d'un objectif central : faire en sorte que la richesse minérale nationale bénéficie prioritairement aux citoyens zambiens — ce que l'on peut qualifier de logique de *"contenu local des terres"*.

La première impulsion structurante remonte à la Citizens Economic Empowerment Act de 2006, adoptée sous la présidence de Levy MWANAWASSA avec comme objectif stratégique : promouvoir la participation des citoyens zambiens dans l'économie ; corriger la domination historique des capitaux étrangers ; encourager les joint-ventures et la préférence nationale. Cette loi a posé les bases d'un nationalisme économique modéré, en créant notamment des mécanismes de soutien aux entreprises locales.

Le tournant décisif avec la nouvelle vague souverainiste (2025), intervient sous la présidence de Hakainde HICHILEMA. En 2025, la Zambie adopte les Geological and Minerals Development (Local Content) Regulations (S.I. No. 68 of 2025) imposant notamment désormais : des quotas obligatoires d'achats locaux dans le secteur minier ; une préférence structurée pour les entreprises détenues par des Zambiens ; et un calendrier progressif de localisation (Quotas clés : 20 % minimum de biens et services locaux à partir de 2026 et 40 % minimum dans un horizon de cinq ans).

En République Démocratique du Congo, les inégalités sociales sont causées par les déséquilibres profondément ancrés dans les systèmes sociaux, économiques et politiques de la société, créant des avantages et des désavantages systémiques pour différents groupes sociaux, limitant l'accès équitable aux ressources et aux opportunités.

Avant l'avènement du Président Félix Tshisekedi, l'ordonnancement juridique comportait déjà quelques mécanismes sectoriels épars touchant au contenu local et visant, de manière fragmentée, à promouvoir l'intégration des Congolais dans la vie économique du pays.

C'est notamment le cas de la Loi n° 16/010 du 15 juillet 2016 modifiant et complétant la Loi n° 015-2002 portant Code du travail qui a historiquement consacré un principe de protection de la main-d'œuvre nationale à travers la priorité d'embauche des nationaux, l'encadrement du recours à la main-d'œuvre étrangère et l'exigence d'autorisation administrative pour l'emploi d'expatriés. En suite de la Loi n°18/001 du 09 mars 2018 modifiant et complétant la Loi n° 007/2002 du 11 juillet 2002 portant Code minier laquelle a introduit, notamment la participation des Congolais au capital social (obligation d'intégrer des personnes physiques congolaises et les travailleurs au capital des sociétés minières avec un seuil minimal de 10 % du capital social en raison de 5% pour les congolais personnes physiques et 5% autres pour les travailleurs); enfin de la Loi n°17/001 du 08 février 2017 fixant les règles applicables à la sous-traitance dans le secteur privé qui constitue, la première législation sur l'exercice des activités secondaires de la chaine de valeur de la vie du pays en ce qu'elle prévoit l'exclusivité des activités de sous-traitance aux entreprises à capitaux majoritairement congolais avec un mécanisme de certification des sous-traitants éligibles; suivi de la création de l'Autorité de Régulation de la Sous-traitance dans le secteur privé, ARSP en sigle comme structure de régulation ;

Ces dispositifs, bien que pertinents, sont demeurés longtemps ineffectifs et en plus, ils sont centrés plus sur le social et les activités secondaires, non sur les activités principales ; dépourvus de mécanisme de suivi sectoriel contraignant et robuste ; et accusent une faible articulation avec les politiques industrielles.

L'avènement du Président Félix Tshisekedi marque, à cet égard, un tournant décisif vers une approche plus systémique de la souveraineté économique par le contenu local. En effet, la politique publique est progressivement passée d'une logique essentiellement sectorielle et sociale à une vision globalisante et transversale du contenu local, orientée vers le renforcement de l'indépendance économique de la République Démocratique du Congo

Dans cette perspective, l'action présidentielle s'inscrit dans une dynamique de consolidation de la classe moyenne congolaise, avec pour ambition ultime la promotion et la structuration d'un écosystème entrepreneurial national capable de faire émerger de véritables champions économiques congolais (Millionnaires et Milliardaires). À cette fin, plusieurs réformes légales ont été initiées afin de placer les Congolais au cœur de la vie économique nationale, en favorisant leur transition du petit commerce et des activités périphériques secondaires des chaînes de valeur — notamment la sous-traitance — vers une participation accrue aux activités principales, en particulier par l'accès au capital social des sociétés opérant dans le secteur privé, particulièrement dans les secteurs stratégiques tels que les mines, l'industrie, les télécommunications et le numérique, les hydrocarbures ainsi que les infrastructures.

Pour rendre effective cette vision, le Président congolais a promulgué la Loi n° 20/017 du 25 novembre 2020 relative aux télécommunications et aux technologies de l'information et de la communication, laquelle consacre la participation active des Congolais au capital social des sociétés titulaires de licence à hauteur de 30 %, répartis comme suit : 25 % au profit des personnes physiques congolaises et 5 % réservés à la masse des travailleurs. Par ailleurs, la promulgation de la loi sur le contenu local marque un saut qualitatif majeur dans la consolidation de la souveraineté économique nationale en ce qu'elle institue des mécanismes appropriés visant à garantir la participation obligatoire des Congolais, personnes physiques ainsi que des travailleurs, au capital des entreprises issues des investissements étrangers, selon des seuils minimaux définis par secteur.

Dans un souci d'efficacité structurelle, cette orientation a été articulée avec la mise en place d'un marché boursier national (porté aussi par le projet de Loi sur l'organisation et le fonctionnement d'un marché boursier en République Démocratique du Congo), au travers duquel les congolais, personnes physiques auront aussi accès au capital des entreprises opérant sur le territoire national, au moyen de mécanismes transparents d'acquisition et de cession des participations.

La loi sur le contenu local consacre également la mise en place de deux Autorités de régulation du contenu local : l'une chargée d'assurer la coordination, l'harmonisation et la cohérence de l'ensemble des questions y afférentes dans le secteur privé, et l'autre, pour les mêmes taches, dans le secteur public. Cette innovation institutionnelle répond à la nécessité de centraliser et de structurer un dispositif dont les dispositions étaient jusque-là éparses dans plusieurs textes sectoriels.

Ces expériences convergent vers une vérité universelle : aucune nation ne s'est développée durablement sans protéger, structurer et promouvoir ses acteurs économiques nationaux. Le contenu local n'est ni une faveur ni un protectionnisme archaïque ; il est une arme stratégique de souveraineté, assumée par les grandes puissances, mais trop souvent contestée lorsqu'elle est revendiquée par l'Afrique.

En République Démocratique du Congo, c'est sous son règne que le Président Felix-Antoine Tshisekedi Tshilombo a initié des politiques nationales du contenu local à l'effet d'instaurer des mécanismes idoines devant protéger et promouvoir la formation, le renforcement des capacités et l'utilisation de la main d'œuvre locale ; le recours obligatoire à la production locale (consommons-congolais) et aux approvisionnements locaux ; le transfert de technologies et des compétences aux nationaux ; l'utilisation des biens et services nationaux ; la participation obligatoire des Congolais au capital des entreprises des sociétés privées ; l'accès aux marchés et aux financements ainsi que l'intégration des nationaux dans la chaine des valeurs de tous les secteurs de l'économie nationale aux fins d'inciter le pays à un développement durable, à la croissance économique et à l'équilibre social.

Le contenu local constitue une expression de la volonté politique de l'État en matière économique. Il traduit le choix stratégique de dépasser la conception traditionnelle du travail fondée principalement sur le salariat, pour promouvoir l'entrepreneuriat comme moteur de développement. À travers des politiques de contenu local, l'État encourage la transformation des travailleurs en entrepreneurs capables de créer de la valeur, de générer des emplois et de renforcer le tissu économique national. Cette transition vise non seulement l'autonomisation économique des populations, mais aussi la réduction du chômage et la consolidation d'une croissance inclusive et durable.

Ce qu'il faut bien voir, et c'est là toute la différence par rapport aux régimes précédents, l'effectivité et la matérialisation de la mise en œuvre du contenu local n'a pu se réaliser que par la volonté politique de l'actuel Président de la République Félix Tshisekedi.

Introduction

Le texte que je donne à lire a pour pierre de touche le développement de l'Afrique au travers du contenu local : cas de la République Démocratique du Congo.

Certaines raisons justifient ces pages. Ce qu'il faut bien voir, le rêve du combat de pères des indépendances africaines des années 1960, ancré dans le panafricanisme et le panarabisme en vue de bâtir une Afrique forte et solidaire économiquement et politiquement... semble être une illusion lointaine pour les générations actuelles. Il le sera davantage pour celles futures. Et pourtant l'Afrique, avec ses potentialités, est une terre d'avenir. Tout se passe comme si le continent est otage entre le rêve chinois et américain.

Ces lignes poursuivent certains objectifs. Ces pages visent à la prise de conscience que l'Afrique fait constamment face à des conquérants. Ces lignes sont un appel à la mobilisation indispensable et collective pour une réinvention de l'Afrique et un engagement résolu pour son développement.

Autre objectif, il me semble impérieux de faire comprendre aux Africains que faire du développement du contenu local constitue un véritable pilier de notre dignité et de notre indépendance ainsi qu'un facteur indéniable pour l'instauration de l'équilibre social dans un pays. En effet, il est question de produire et consommer la fabrication locale du pays.

Cette préférence locale permet de valoriser le travail des artisans et de réduire la dépendance économique face aux produits étrangers. Il est question d'une formation à l'autosuffisance économique fondée sur les ressources et les compétences locales. Comme l'a bien vu Gandhi, le contenu local est un moyen essentiel de libération économique, sociale et politique. Produire et consommer localement renforce la dignité d'un peuple et soutient un développement plus juste.

Les échanges commerciaux entre l'Afrique et la Chine, l'Inde, le Brésil, la Russie, la Turquie, les Etats-Unis... vont grandissants. Comment dès lors l'Afrique peut-elle en même temps être le lieu de concurrence de grandes puissances et tirer son épingle du jeu de l'exploitation de ses ressources ? En quoi et comment la préférence pour le contenu local peut-elle constituer un modèle de développement et de résistance, garantir la dignité africaine et son auto détermination ?

Certaines hypothèses ont guidé mes cogitations. En effet, l'Afrique est actuellement plus préoccupée par les questions de développement et d'intégration économique de ses différents pays que par des luttes idéologiques des années 1960. Comme on peut se rendre compte, le paradoxe africain réside de l'écart entre ses potentialités diverses et ses défis dont la misère de sa population. Ma conviction est que l'Afrique doit se sortir de la pauvreté, en exploitant avec intelligence et lucidité ses ressources.

Autre hypothèse, le rêve du développement de l'Afrique au travers du contenu local implique un leadership africain apte à créer la richesse et le changement à partir de la base.

Ma troisième hypothèse, pour son développement, l'Afrique devra accélérer l'industrialisation de ses économies, créer une économie circulaire et diversifiée autour de ses matières premières.

Aussi, l'essor économique de l'Afrique a pour exigence notamment la promotion de la discipline au travail, la rigueur de ses acteurs, tant il est vrai que la culture impacte sur la vie d'une nation. De fait, il serait illusoire de croire à un rêve de prospérité pour l'Afrique au travers du développement du contenu local sans la valorisation d'un travail dans la discipline. Indispensable pour l'atteinte des objectifs, l'amélioration de la productivité, l'autodiscipline, le gestion des responsabilités. Ce qu'il faut bien voir, la discipline est garante du respect des règles et des normes utiles au bon fonctionnement d'une société.

Autre conviction, le succès des politiques de contenu local procède d'une volonté politique incarnée au sommet de l'État, exprimée dans des lois contraignantes, soutenue par l'idée de la souveraineté économique nationale. La finalité de la valorisation du contenu local me semble la réparation des inégalités sociales, le développement économique et la recouverte de la dignité nationale.

Ma dernière hypothèse, le développement durable d'un pays passe par la protection, la structuration et la promotion de ses acteurs économiques nationaux. Dès lors, comme je l'ai dit plus haut, le contenu local ne m'apparaît pas comme une faveur ni comme un protectionnisme, mais plutôt comme une arme stratégique de souveraineté. Les grandes puissances l'ont bien compris. Enfin, il convient de promouvoir l'entrepreneuriat comme moteur de développement.

Proposer la préférence du contenu local comme un socle pour le développement, la dignité, la souveraineté économique n'est pas une singularité congolaise, mais une conscience universelle. Certains pays construisent et ont construit leurs économies sur la valorisation du contenu local. J'ai évoqué plus haut l'Inde de Ghandi, la Chine, l'Afrique du sud, les USA, le Brésil, le Nigéria pour ne citer que ceux-là.

Je n'ai pas la prétention d'épuiser le débat sur la valorisation du contenu local pour booster l'économie congolaise. Les apports des autres sont utiles et souhaitables pour enrichir le débat.

Ma démarche est réflexive et critique, enrichie par les enquêtes et les expériences des autres. La démarche historique m'a été indispensable pour asseoir mes convictions.

Le développement du contenu local en Afrique est intrinsèquement lié au travail et à la discipline. Mais aussi et surtout, dans la mise en place des politiques de développement du contenu local. Il est important de relever les défis en matière de développement, en général, auxquels l'Afrique est confrontée (Chapitre I) ; mais aussi ceux liés, en particulier, à la mise en œuvre efficiente des politiques de développement du contenu local en Afrique (Chapitre II) ; avant d'aborder les approches stratégiques, le cadre institutionnel et le rôle des acteurs dans la mise en œuvre des politiques de développement du contenu local (chapitre III). Le chapitre IV a pour matrice les stratégies pour promouvoir le contenu local en Afrique : cas de la République Démocratique du Congo. Le chapitre V a pour pierre de touche les principes et les lignes directrices obligatoires dans la mise en œuvre des politiques sectorielles et nationales de développement du contenu local en République Démocratique du Congo. Les dernier porte sur les outils pour développer le contenu local pour enfin, en tirer une conclusion générale.

Chapitre I

Situation actuelle de l'Afrique et enjeux du développement

Ce premier chapitre a pour pierre de touche la situation actuelle de l'Afrique et les enjeux du développement.

En effet, depuis des décennies, l'Afrique affiche des taux de croissance parfois enviables. Pourtant, cette croissance ne se traduit ni par l'industrialisation, ni par la création massive d'emplois, ni par une amélioration structurelle des conditions de vie.

Pourquoi ? Parce que cette croissance est extractive, extravertie et dépendante. Samir Amin, économiste égyptien, l'expliquait avec lucidité en disant que *« Le développement véritable suppose la maîtrise nationale des secteurs stratégiques et l'ancrage local de la valeur créée. »*

Exporter des matières premières brutes tout en important des produits finis revient à externaliser la richesse et internaliser la pauvreté.

Ce chapitre est articulé autour des points ci-après : Le premier porte sur l'impact de la mondialisation sur les industries locales en Afrique. Le second présente les principaux défis auxquels l'Afrique est confrontée en matière de développement. Le troisième point évoque certains exemples du contenu local sur le plan mondial.

I. Impact de la mondialisation sur les industries locales en Afrique

« La mondialisation avec ses bienfaits et ses méfaits est avant tout un processus qui ne peut être stoppé, mais dont la direction dépend en partie de l'action politique qui sera menée pour la maitriser », écrit Pascal Lamy, ancien directeur général de l'Organisation mondiale du Commerce, dans la préface du livre intitulé Le monde en 2025.

Pascal Lamy avait prédit à juste titre que le monde en 2025 aurait plusieurs pôles de puissance et d'influence. L'ancien patron de l'OMC voyait venir *« l'émergence quasi certaine d'un monde multipolaire dans lequel trois blocs principaux autour des Etats-Unis, de l'Union Européenne et de l'Asie seront en concurrence »*. L'interaction, qu'elle soit positive ou négative, entre ces pôles de puissance, aurait forcément un impact sur le continent africain. Pour comprendre l'idée exprimée par Lamy, il suffit de regarder et d'analyser deux évènements qui ont ébranlé l'économie au niveau mondial : deux ans de la pandémie Covid 19 et trois ans de guerre en Ukraine ont véritablement bougé le monde. Comment expliquer et faire comprendre à un paysan de MASIMANIMBA, dans la province du Kwilu, à l'ouest de la République Démocratique du Congo, que son pain qu'il achète à la boulangerie, il ne l'aura désormais qu'en dépensant le double de ce qu'il déboursait, à cause de la pénurie de la farine de blé qui ne vient plus à cause de la guerre en Ukraine ?

Le 24 février 2022, la guerre qui a éclaté entre la Russie et l'Ukraine a jeté sur les routes plus de réfugiés que le Vieux continent n'en avait vu depuis l'effondrement de l'Allemagne Nazie. Le conflit a provoqué une crise énergétique mondiale. Il a réveillé le spectre des pénuries alimentaires. Il a disloqué les chaines de production planétaires. Il a accéléré la flambée de l'inflation et généré des tensions sociales en cascade.

Ces évènements ont beau se passer à près de 10 mille kilomètres, l'onde de choc se ressent jusque dans les coins où l'on n'a jamais entendu parler de l'Ukraine. L'économie mondiale est globalisée. Nul besoin de faire recours à de grosses théories économiques pour expliquer ce phénomène. Tout se passe sous nos yeux.

De même l'expérience de la pandémie de Coronavirus (Covid19) avait été tout aussi riche en enseignements. Des entreprises en Afrique ont dû fermer leurs activités, licencier du personnel ou dégraisser pour faire face à la crise économique engendrée par la crise sanitaire qui a surgi en 2020 en Chine.

L'Afrique face au monde

Bien qu'elle ne participe au commerce mondial qu'à moins de 5%, le continent africain n'en reste pas moins un maillon de la chaine économique mondiale. Un maillon faible, oui. Mais un maillon quand-même. L'Afrique n'influence pas directement la marche de l'économie mondiale, mais reste un élément du système. Ses ressources naturelles (dont on parlera) sont un élément d'un potentiel soft-power pour ce continent. Il faut dire que le débat sur la vraie place de l'Afrique n'est pas totalement tranché. Il y a 20 ans (En 2005), Nicole Gnesotto et Giovanni Grevi estimaient que *« les débats sur la situation et les perspectives du continent africain sont les plus souvent marqués par deux scénarios opposés : l'afro-pessimisme et l'afro-optimisme. Selon le premier, l'Afrique restera un continent ravagé de façon endémique par la mauvaise gouvernance, la corruption, la violence, la pauvreté, la sécheresse ou les maladies. A l'inverse, l'hypothèse optimiste prévoit que des opportunités inédites se présenteront, notamment grâce à une nouvelle génération des dirigeants africains prêts à faire face aux problèmes du continent et à soutenir l'intégration de celui-ci dans le processus de mondialisation ».*

En d'autres termes, cet optimisme se fonde sur l'idée de la natalité et de la succession intergénérationnelle. En effet, les générations se succèdent par la fait de la naissance et de la mortalité inéluctables de la condition humaine. Dès lors, les dirigeants africains n'échappent pas à la règle. Ainsi l'optimisme pour un changement nouveau et meilleur reste encore possible, avec de nouveaux dirigeants.

Les lignes ci-dessous présentent les principaux défis auxquels l'Afrique est confrontée en matière de développement

II.Présentation des principaux défis auxquels l'Afrique est confrontée en matière de développement

L'Afrique est un continent à multiples facettes et aux défis diversifiés. Pour étudier ce continent ou plutôt ses principaux défis auxquels l'Afrique est confrontée, il convient d'appréhender ce continent de manière holistique. Le continent africain est le plus pauvre des autres. Le chômage y est endémique de manière générale. Mais au lieu de regarder ces faits comme des entités éparses, une bonne analyse doit considérer les phénomènes économiques dans leur ensemble. Les phénomènes économiques sont toujours liés : niveau d'éducation ou qualité de la main d'œuvre, revenu national, emploi, chômage, investissements, épargne, etc.

Certains analystes estiment que l'Afrique est en sous-production permanente et que l'Etat, à qui revient le rôle d'intervention, est souvent lui-même démuni. Selon la théorie de John Maynard Keynes, l'Etat, par son intervention, « est en mesure de rétablir les équilibres fondamentaux ».

Dès lors, les principaux défis pour le développement de l'Afrique portent sur le secteur de l'éducation, le chômage, la croissance économique, la pauvreté et les inégalités, la gouvernance et les institutions, le changement climatique et l'environnement.

II.1. L'éducation

« Est-il encore besoin de s'interroger sur les interrelations entre populations, éducation et développement, et plus précisément sur le rôle crucial qu'y joue l'éducation, rôle qui semble une évidence, aller de soi ? » , s'interroge Marc Pilon, à l'introduction de son étude scientifique intitulée Défis du développement en Afrique Subsaharienne, L'éducation en jeu. Ici, il s'agit de l'éducation ''scolaire'', celle qui est transmise à travers des institutions éducatives et non l'éducation traditionnellement assurée par la famille et les communautés. Marc Pilon poursuit : « Un des rapports de synthèse publiés à l'occasion de la 36ème session de la Commission de la population et du développement de l'ONU tenue en 2003, et qui portait sur ce même thème rappelle que la communauté internationale a explicitement reconnu que l'éducation, en particulier l'enseignement primaire, est indispensable au progrès social et démographique, à un développement économique durable et à une égalité des sexes.

Les instances politiques et de gestion en Afrique place l'éducation de qualité parmi les objectifs de développement durable (Objectif 4 ODD). Selon le rapport de l'Union Africaine sur le développement durable en 2022, les progrès réalisés par l'Afrique en matière d'éducation de qualité sont lents. La pandémie de Covid-19 a réduit à néant certains progrès réalisés par les pays africains ces dernières années. Malgré des progrès considérables en matière de scolarisation, environ 288 millions d'enfants en âge d'aller à l'école ne sont toujours pas scolarisés, en particulier dans les pays en proie aux conflits. « En 2021, les niveaux de compétence des enfants en Afrique (à l'exclusion de l'Afrique du Nord) en deuxième ou troisième année d'enseignement primaire étaient estimés à 28,9% pour les mathématiques et à 17,82% pour la lecture. Ces taux sont inférieurs à la moyenne mondiale de 62,6% pour les mathématiques et de 61,4% pour la lecture ». Une malheureuse évidence se constate : la plupart des pays africains continuent à allouer moins de 20% de leur budget national à l'éducation. La qualité de l'éducation ou la qualité de l'enseignement est également compromise par l'insuffisance des infrastructures scolaires ou le manque d'enseignants qualifiés. Leon Matangila Musadila explique dans son ouvrage *Enseignement supérieurs et universitaire au Congo-Kinshasa, défis et éthique,* que les défis liés notamment sur le secteur de l'éducation en RDC est l'inadéquation des programmes scolaires qui restent inadaptés aux réalités locales et singulières. La baisse du niveau scolaire se fait de plus en plus sentir par la déconnexion des programmes d'enseignements avec la réalité vécue. La précarité des conditions de vie des enseignants ne favorise pas toujours une réelle motivation et les résultats attendus. Ceci impacte sur la qualité de la formation des élèves. Les défis se font encore plus accrus pour ces élèves ainsi formés quand ils commencent les cycles secondaire et universitaire. La modestie des salaires, des conditions de vie et de travail conduit souvent aux revendications, aux grèves et à l'élasticité des années scolaires et académiques (Léon Matangila, *Enseignement supérieurs et universitaire au Congo-Kinshasa, défis et éthique*, Paris, L'Harmattan, 2003).

Sur cet aspect précis, la République Démocratique du Congo fait figure de cas d'école car depuis l'accession du président Félix TSHISEKEDI au pouvoir, plusieurs programmes ont été mis en place sur le territoire national, notamment la gratuité de l'enseignement primaire et le Programme de Développement Local des 145 Territoires (PDL-145T) prévoyant la construction des infrastructures scolaires. Le chef de l'Etat congolais a affirmé à la tribune de l'Assemblée Générale de l'ONU en septembre 2024, que la gratuité de l'enseignement de base a permis à près de 4 millions d'enfants de rejoindre l'école, en 5 ans.

Plusieurs pays ont utilisé le levier de la qualité de l'éducation pour sortir du sous-développement. Jean Ortiz et Georges Fournial expliquent comment le Cuba s'est reposé sur « la révolution de l'éducation » pour se placer sur la voie du développement. « S'il est un domaine où de notoriété mondiale, Cuba a obtenu des succès spectaculaires, c'est bien celui de l'éducation. La majorité de sa population a désormais atteint le ''sixième degré'', l'équivalent de l'ancien certificat d'études, et le niveau moyen d'instruction est par ailleurs élevé...Le pays peut brandir avec fierté ces victoires sur l'inculture... Tous les enfants cubains d'âge scolaire vont à l'école...Mesure-t-on assez ce que cela signifie d'efforts, de moyens investis et par là de perspectives d'avenir dans un petit pays qui commence à sortir du sous-développement ?» , s'interrogent Jean Ortiz et Georges Fournial.

Ce qu'il faut bien voir, le chômage est un réel défi pour le décollage d'un pays.

II.2. Le chômage

Selon l'Organisation international du travail (OIT), le marché du travail en Afrique est confronté à des défis croissants en raison notamment de l'expansion démographique de la population active, ce qui continue d'entrainer la désillusion des jeunes, les poussant à abandonner leurs efforts pour trouver un emploi. D'après les données de l'OIT, la population active en Afrique Subsaharienne a augmenté de 53 millions de personnes entre 2019 et 2023. L'institution estime qu'en 2023, 25,9% des populations jeunes sont classés comme « NEET », c'est-à-dire qu'ils ne suivent ni formation, ni éducation, ni ne sont employés. Des chiffres qui sont en hausse par rapport au taux de 22,2% enregistrés en 2013. Pourtant nous parlons du continent que tout le monde s'arrache en raison de ses immenses ressources naturelles.

L'Afrique souffrirait donc de « la maladie hollandaise », voilà le plus grand danger contemporain, note Julien Wagner. L'auteur du livre Chine Afrique, le grand pillage, rêve chinois, cauchemar africain ? explique d'abord à quoi renvoie le concept « maladie hollandaise ». « Cette pathologie tire son nom de sa première occurrence théorisée à la suite de la soudaine perte de compétitivité qu'ont connu les Pays –Bas dans les années 1960. « Cette affection, plus connue aujourd'hui sous le nom de « malédiction des matières premières », se répand depuis telle une épidémie. Elle touche les pays qui se découvrent riches en ressources naturelles. Un bonheur qui, mal géré, peut tourner à la « malédiction » sous le double effet d'une forte appréciation de la devise nationale et d'une sur-spécialisation dans un secteur au détriment des industries manufacturières (c'est ce qui arriva aux Pays-Bas après que des réserves de gaz furent découvertes dans la province du Groningue et en mer du Nord) ». Des exemples sont légion pour illustrer cette affirmation. « L'exploitation puis l'exportation de gisements de pétrole, de gaz ou de ressources minières en abondance provoquent un afflux de devises étrangères qui accroît subitement et fortement la valeur de la monnaie nationale. Mais cette appréciation va nuire à tous les autres secteurs économiques destinés à l'exportation en renchérissant d'autant la valeur du produit vendu. Parallèlement, l'exploitation des matières premières, hautement rentable, va attirer tous les capitaux du pays vers elle. Un effet qui va exagérément déplacer les investissements et assécher littéralement les autres industries. L'heureux détenteur du trésor va bientôt se retrouver au cœur d'un cercle vicieux, condamné à une dépendance exclusive vis-à-vis d'un seul secteur d'activité qui, cerise sur le gâteau, est peu demandeur en main-d'œuvre et donc faible créateur d'emplois. C'est le risque de la rente économique. Or, en Afrique, ce n'est plus l'épidémie qui guette mais l'endémie. En une vingtaine d'années, le continent est devenu le nouvel Eldorado des matières premières ».

« Il pourrait recéler d'après différentes estimations entre un tiers et la moitié des réserves de ressources naturelles de la planète. En Guinée équatoriale, au Ghana, au Soudan du Sud, au Nigeria, en Angola, au Mozambique, en Tanzanie, au Zimbabwe, en République du Congo, en République Démocratique du Congo et d'autres pays africains, chaque année, de nouveaux gisements de gaz, de pétrole ou de métaux précieux sont découverts. Et c'est sans compter les nouvelles explorations entreprises dans des zones autrefois délaissées comme la Somalie. Le jackpot ? Tout dépend pour qui.

L'Afrique du Sud, premier partenaire commercial africain de la Chine, est l'un des pays les mieux dotés au monde en ressources minières. Pourtant, il connaît un taux de chômage proche de 40% de la population active[1]. Son secteur industriel est en berne et ses écarts de revenus en font l'un des pays les plus inégalitaires au monde. Cette situation résulte de façon évidente des revenus faramineux engrangés dans le secteur minier qui poussent vers une économie de la rente. La Zambie, l'un des pays africains qui entretient les liens les plus étroits avec Pékin[2], est confrontée, elle aussi, à un cercle vicieux comparable et dans des proportions considérables. Dans ce pays d'Afrique australe, le cuivre représente à lui seul près de 80% des exportations. Comment, dans de telles conditions, croire à un développement futur durable ?

Quand bien même la Chine paye son cuivre en hôpitaux et en routes, une fois qu'il n'y aura plus de cuivre, le pays se retrouvera sans industrie, sans secteur créateur d'emploi, et avec des infrastructures qu'il n'aura plus les moyens d'entretenir. Malgré une croissance supérieure à 5% depuis plus de dix ans grâce aux envolées des cours du cuivre, l'espérance de vie en Zambie (49 ans en 2011 selon le PNUD[3]) comme son indice de développement humain (le pays est classé 163° sur 169 en 2012) restent parmi les plus faibles au monde. Au Nigeria, premier producteur de brut d'Afrique, le boom de l'or noir a phagocyté l'économie toute entière : 95% de ses recettes de changes extérieurs et de 80% de ses recettes budgétaires proviennent de la seule vente du pétrole. Et parallèlement, une large majorité n'en voit pas le début d'une goutte », a soutenu Julien Wagner dans son ouvrage sus évoqué.

Outre ce développement, le chômage est aussi occasionné par l'exode rural et la surpopulation urbaine. La concentration de la population, jeune surtout dans les grandes villes, l'abandon de la campagne conduit inéluctablement au sans emploi

En sus du chômage, il me faut signaler la croissance économique comme un réel défi à relever.

II.3. La croissance économique

De nombreux pays africains ont enregistré une croissance économique soutenue au cours des dernières années, bien que cette croissance soit inégale entre les pays et les régions. Certains pays ont réussi à diversifier leur économie et à attirer des investissements étrangers, tandis que d'autres font face à des défis économiques structurels. Les pages ci-dessous font allusion à la pauvreté et aux inégalités comme des défis pour le développement.

II.4. La pauvreté et les inégalités

Malgré les progrès économiques, la pauvreté et les inégalités demeurent des défis majeurs en Afrique. Une grande partie de la population africaine vit toujours dans la pauvreté, avec un accès limité à l'éducation, aux soins de santé et à d'autres services de base. A présent, il convient d'évoquer la gouvernance et les institutions.

II.5. La gouvernance et les institutions

La gouvernance et les institutions en Afrique restent un défi majeur pour le développement. La corruption, le manque de transparence et l'instabilité politique peuvent entraver les progrès économiques et sociaux dans de nombreux pays africains.

Ce qu'il faut bien voir, il est impérieux de prendre en compte le changement climatique et l'environnement.

II.6. Le changement climatique et environnement

L'Afrique est confrontée à des défis croissants liés au changement climatique, tels que la sécheresse, les inondations et la dégradation de l'environnement. Ces défis ont des répercussions importantes sur la sécurité alimentaire, la santé publique et la durabilité des ressources naturelles en Afrique.

En résumé, l'Afrique est confrontée à des défis complexes et interconnectés en matière de développement, qui nécessitent une approche holistique. Il est essentiel de renforcer les capacités des acteurs locaux, de promouvoir une gouvernance transparente et responsable, d'investir dans l'éducation et la santé, de favoriser la diversification économique et de s'adapter aux défis du changement climatique. La coopération internationale, les partenariats public-privé et l'engagement des citoyens sont également des éléments clés pour soutenir le développement durable en Afrique. En travaillant ensemble et en adoptant des approches innovantes, l'Afrique peut surmonter ses défis actuels et progresser vers un avenir plus prospère et inclusif pour tous. Quels exemples du contenu local retenir sur le plan mondial ?

III.Contenu local, les exemples sur le plan mondial

Il y a une évidence en Afrique. Le continent noir regorge d'une abondance des ressources naturelles. Ces ressources représentent un atout qui crée des opportunités. Lorsque les ressources naturelles sont gérées efficacement, elles créent des richesses. Les ressources extractives, par leur valeur marchande, peuvent accélérer la transformation économique de l'Afrique à travers la création d'emplois et des opportunités pour les générations actuelles et futures. En Afrique ou ailleurs, l'un des défis qui se posent aux pays riches en ressources naturelles, dans le secteur extractif principalement, est la manière dont il faut s'y prendre pour tirer le maximum de profits de l'industrie extractive. Les politiques de contenu local offrent potentiellement aux pays et aux communautés une voie efficace. Mais nous l'avons déjà dit, les politiques du contenu local ne sont pas une solution magique. Elles requièrent de mettre en place un suivi régulier et une coordination intelligente pour pouvoir répondre aux attentes d'un pays. De nombreux pays riches en ressources introduisent de plus en plus d'exigences en matière de politique de contenu local par le biais de lois, de réglementations, de contrats et de pratiques d'appel d'offres. Plusieurs expériences ont démontré certes l'apport positif des politiques de contenu local, mais des expériences où la réussite est moins évidente existent aussi. Des recherches et analyses ont démontré que les objectifs en matière de contenu local ne sont souvent pas atteints et les opportunités ne sont pas saisies en raison d'une application inadéquate du contenu local.

Contenu Local, tableau comparatif des exemples d'ailleurs

FRANCE vs USA

FRANCE	USA
DÉFINITION ET CADRE LÉGAL	
● Le contenu local est souvent abordé dans le cadre des marchés publics, de la politique industrielle, et des appels d'offres. ● Il n'existe pas de réglementation stricte imposant un pourcentage minimal de contenu local dans tous les secteurs. ● Le contenu local est davantage encouragé via des critères de préférence dans les marchés publics ou des politiques sectorielles (ex. aéronautique, énergie). ● La France applique aussi des règles européennes qui limitent la discrimination fondée sur la nationalité dans les marchés publics (Principe du marché unique européen).	● Le contenu local est fortement encadré par des lois fédérales, notamment le « Buy American Act » (1933), qui impose aux agences fédérales d'acheter des produits fabriqués aux États-Unis. ● Il existe aussi le « Berry Amendment » dans le domaine de la défense, qui exige l'utilisation de matières et produits américains dans les contrats militaires. ● Les États-Unis adoptent une approche plus protectionniste en matière de contenu local, avec des exigences claires et souvent contraignantes.
SECTEURS D'APPLICATION	
● La notion de contenu local est souvent sectorielle et moins rigide, privilégiant des secteurs stratégiques comme l'aéronautique, l'énergie (notamment dans les renouvelables), ou les infrastructures. ● La politique vise à soutenir les PME françaises, mais dans le respect des règles européennes sur la concurrence.	● Le contenu local est appliqué dans plusieurs secteurs clés : défense, infrastructures, énergie, fabrication, transport. ● L'approche est plus systématique, s'appuyant sur des lois fédérales et des critères d'éligibilité précis.
MÉCANISMES ET INCITATIONS	
● Utilisation de clauses préférentielles dans les appels d'offres publics (critères de sélection favorisant les offres avec plus de contenu local). ● Programmes de soutien industriels et d'innovation pour renforcer les capacités locales.	

AFRIQUE DU SUD vs NIGERIA

CADRE LÉGAL	
● Il existe des lois et politiques encourageant l'utilisation de fournisseurs locaux, surtout dans les secteurs minier, énergétique et manufacturier. ● Une politique importante est le « B-BBEE » (Broad-Based Black Economic Empowerment), qui vise à favoriser la participation économique des Sud-Africains noirs, souvent liée à l'utilisation de contenu local.	● Le Nigeria a une loi très stricte sur le contenu local, notamment dans le secteur du pétrole et gaz : la « Nigerian Oil and Gas Industry Content Development Act (2010) ». ● Cette loi impose des règles précises pour garantir une forte part de travail, de matériaux et de services locaux dans les projets.
SECTEURS CONCERNÉS :	
● Mines, énergie, construction, télécommunications, industrie manufacturière. ● Le contenu local est souvent lié à l'inclusion sociale (B-BBEE).	● Principalement le pétrole et le gaz, mais aussi énergie, construction et télécommunications. ● Le secteur pétrolier est le plus réglementé pour assurer du contenu local.
EXIGENCES	
● Pourcentage variable de contenu local selon les secteurs (exemple : souvent autour de 60-70%). ● Les entreprises doivent aussi répondre aux critères du B-BBEE.	● Exigences très claires et strictes, souvent un minimum de 70% de contenu local dans les contrats pétroliers. ● Obligation d'employer une main-d'œuvre locale, d'utiliser des matériaux et services locaux.
CONTRÔLE ET MISE EN ŒUVRE	
● Les contrats publics intègrent des clauses de contenu local. ● Le B-BBEE est un critère important pour accéder aux marchés.	● La « Nigerian Content Development and Monitoring Board (NCDMB) » supervise et contrôle la mise en œuvre des règles sur le contenu local. ● Les entreprises doivent souvent obtenir

Bien sûr ! Voici une comparaison simple et claire des pratiques de contenu local entre le Maroc et l'Égypte.

MAROC vs ÉGYPTE

CADRE LÉGAL

Maroc	Égypte
• Le Maroc encourage le contenu local surtout dans les secteurs de l'industrie, de l'automobile, de l'aéronautique et des énergies renouvelables. • Il existe des politiques pour favoriser les fournisseurs locaux et développer les compétences nationales, mais sans loi très stricte comme au Nigeria.	• L'Égypte a mis en place des réglementations pour promouvoir le contenu local, notamment dans le pétrole et le gaz, ainsi que dans les infrastructures. • La loi exige souvent un pourcentage minimum de contenu local dans les contrats publics, mais cela varie selon les secteurs.

SECTEURS CONCERNÉS :

Maroc	Égypte
• Automobile, aéronautique, énergies renouvelables, industrie manufacturière, construction. • L'accent est mis sur le développement industriel et l'export.	• Pétrole et gaz, construction, énergie, industrie manufacturière. • Forte concentration sur le secteur énergétique.

EXIGENCES

Maroc	Égypte
• Pas de pourcentage obligatoire unique, mais les contrats favorisent l'utilisation de produits et services locaux. • Les entreprises sont encouragées à former et employer des compétences marocaines.	• Souvent un minimum de 40% à 60% de contenu local dans certains projets, en particulier dans le pétrole et gaz. • Obligation d'utiliser des fournisseurs locaux et de développer la main-d'œuvre locale.

CONTRÔLE ET MISE EN ŒUVRE

Maroc	Égypte
• La mise en œuvre se fait principalement via les appels d'offres publics et les incitations à l'investissement local. • Pas d'agence spécifique dédiée au contrôle du contenu local.	• Les autorités publiques supervisent la conformité, notamment dans les grands projets d'infrastructures et énergétiques. • Les contrats publics intègrent des clauses précises sur le contenu local

La promotion du contenu local passe par l'adoption de modèles ancrés dans les réalités économiques et sociales des pays africains. Parmi les exemples notables figurent : La République du Congo, celle de la Guinée et l'Éthiopie.

- La République du Congo

Dans la Convention d'établissement de 1968 entre la République du Congo et les opérateurs pétroliers, il est stipulé que : *« L'opérateur s'engage à utiliser par priorité les sociétés ou entreprises installées au Congo pour autant que leurs prix, qualités, quantités, conditions de livraisons et de vente comparés aux fournitures disponibles à l'étranger ne les rendent pas plus onéreux »*.

Dans ce pays d'Afrique centrale, le Code des Hydrocarbures règle également la question des sociétés de droit du pays. En son article 22, le Code des hydrocarbures du 23 août 1994 oblige les sociétés pétrolières de donner la priorité, pour la réalisation des travaux nécessités par ses activités, aux fournitures et services des sociétés de droit congolais, dans la mesure où les conditions de prix, de délais et de qualité sont substantiellement équivalentes.

L'article 9 de la loi n°3-2000 du 1er février 2000 relative aux conditions d'exercice de la sous-traitance au Congo dispose que : *« L'entrepreneur principal réserve, chaque fois que cela est possible, la priorité des contrats de sous-traitance aux entreprises ou aux sociétés de droit congolais, promues et dirigées par les Congolais et dont le personnel technique et d'encadrement est constitué d'au moins 60% de Congolais »*. Dans ces sociétés, « une participation d'au moins 30% au capital des entreprises sous-traitantes est réservée aux nationaux».

Ces dispositions sont accentuées par les articles 3 et 4 du décret 2000-180 du 7 août 2000 portant réglementation de la sous-traitance dans le secteur pétrolier qui stipule que *« seules les entreprises ou les sociétés qui ont leur siège social ou leur représentant légal agréé au Congo peuvent exercer la sous-traitance »*, et que, à capacité technique et à conditions financières égales appréciées par la commission d'agrément, la priorité des contrats de sous-traitance bénéficie aux entreprises de droit congolais, en particulier à celles qui sont promues et dirigées par des Congolais et dont le personnel technique et d'encadrement est constitué d'au moins 60% de Congolais. Les lignes ci-après évoquent le cas de l'Ethiopie.

- L'Éthiopie

En Éthiopie, le contenu local est une priorité stratégique, particulièrement dans les secteurs clés comme l'industrie manufacturière et minière, dans le but de stimuler la croissance économique et de réduire la dépendance aux importations.

La nouvelle politique industrielle éthiopienne donne la priorité aux fabricants locaux afin de renforcer le secteur. L'objectif est de remplacer plus de 96 produits importés par des alternatives fabriquées localement dans les trois prochaines années. Le gouvernement a facilité l'accès aux crédits pour le secteur manufacturier afin de résoudre les problèmes de financement. En avril 2024, le gouvernement a assoupli les règles pour permettre aux investisseurs étrangers de participer au commerce de gros et de détail, tout en exigeant qu'ils achètent des produits locaux, comme le café, pour favoriser les exportations. Dans le secteur minier, les titulaires de licences minières sont tenus de donner la préférence aux biens et services éthiopiens de qualité comparable et disponibles en temps utile. Seuls les ressortissants éthiopiens sont autorisés à mener des opérations de reconnaissance et à obtenir des licences pour l'exploitation minière artisanale.

Le gouvernement propose des incitatifs aux entreprises minières qui favorisent l'utilisation de ressources nationales.

Dans le secteur de l'énergie, la production d'électricité est ouverte aux investisseurs étrangers, mais la transmission et la distribution par le réseau national intégré sont réservées aux investisseurs nationaux.

Bien qu'il n'y ait pas d'exigences spécifiques sur la participation locale au capital pour les projets électriques, la loi sur les investissements et les règlements généraux imposent la participation locale ou des coentreprises dans certains secteurs.

Dans le secteur agricole, pilier de l'économie et principale source de revenus pour l'Éthiopie, le gouvernement cherche à attirer des investissements dans l'agro-industrie pour renforcer la production locale. Le pays possède des terres fertiles et un climat favorable à la production de diverses cultures, offrant des opportunités d'investissement dans la production de coton, de bétail, de fruits, de légumes et de céréales. J'évoque au point suivant la République de Guinée.

- La République de Guinée

La loi guinéenne sur le contenu local (décret L-2024-013-CNT du 24 avril 2024) établit des règles pour favoriser la participation des entreprises et du personnel guinéens dans les projets en Guinée, notamment dans le secteur minier. Une « Autorité de Régulation du Contenu Local » (ARCL), entité indépendante chargée de superviser la conformité des projets, de sanctionner les manquements et de gérer les différends a même été créée.

La loi met également l'accent sur l'emploi de personnel local avec des quotas spécifiques et sur la préférence accordée aux fournisseurs et prestataires guinéens avec pour objectifs principaux :

- La priorité à l'emploi local : La loi impose des quotas minimaux d'embauche pour le personnel guinéen, qui évoluent au fil du temps pour les cadres de direction et d'encadrement ;

- L'encouragement des entreprises locales : Elle vise à favoriser l'intégration des entreprises guinéennes, notamment les PME, dans les chaînes de valeur ;

- Le transfert de technologie : La loi encourage le transfert de savoir-faire et de technologies vers le personnel guinéen ;

- La préférence aux prestataires et fournisseurs guinéens pour les biens et services ;

- La promotion de l'utilisation et le partage d'infrastructures entre différents projets et avec l'État.

L'Autorité de Régulation du Contenu Local (ARCL) supervise le contenu local, veille à la conformité des projets, inflige des sanctions et publie des rapports sur la mise en œuvre des politiques. En cas de non-respect, des sanctions administratives et civiles peuvent être appliquées, incluant des amendes, des résiliations de contrats, des retraits de licences et des suspensions de projet.

Même si la nouvelle loi pourrait avoir un impact significatif sur les coûts, le choix des partenaires et la continuité des opérations pour les entreprises minières et autres, le contenu local est perçu comme un levier de développement économique durable et de bénéfices pour toutes les parties prenantes.

Conclusion

Ce premier chapitre a porté sur la situation actuelle de l'Afrique et les enjeux du développement. Il a été organisé en trois points.

Le premier a pour objet l'impact de la mondialisation sur les industries locales en Afrique. En effet l'économie globalisée a conduit à de sentiment divers : un afro-pessimisme pour les uns, à un espoir pour les autres qui repose sur la succession des nouveaux dirigeants.

Le second a évoqué les principaux défis auxquels l'Afrique est confrontée en matière de développement. Au nombre des défis pour le développement économique de l'Afrique, j'ai parlé de l'éducation, du chômage, de la croissance économique, de la pauvreté et des inégalités, de la gouvernance et des institutions, du changement climatique et de l'environnement.

Le troisième point s'est basé sur certains exemples du contenu local sur le plan mondial dont la République du Congo, celle de la Guinée et l'Éthiopie. Des expériences de plusieurs pays montrent que le contenu local devient un levier de souveraineté économique lorsqu'il est soutenu par des politiques claires, des partenariats publics-privés et des mécanismes de suivi. Ce qu'il faut bien voir, il y a des défis pour une mise en œuvre des politiques de développement du contenu local en Afrique comme je l'éclaire au chapitre suivant.

Chapitre II

Les défis pour une mise en œuvre efficiente des politiques de développement du contenu local en Afrique

Au-delà de l'approche des Africains vis-à-vis du concept travail et des enjeux liés au développement en général, le développement du contenu local en Afrique est confronté à plusieurs défis qui entravent sa pleine réalisation. Voici quelques-uns de ces défis : le manque de capacités techniques et technologiques, l'inadéquation des infrastructures, l'accès limité au financement, la concurrence internationale, le cadre réglementaire et administratif complexe, une faible demande locale, le besoin de renforcer les capacités locales.

I. Manque de capacités techniques et technologiques

Les industries locales en Afrique peuvent souvent manquer de compétences techniques et technologiques nécessaires pour produire du contenu local de haute qualité et compétitif sur le marché mondial.

En effet, les entreprises africaines ne disposent pas généralement des connaissances, des compétences ou de l'expérience nécessaires pour accomplir certaines tâches, notamment celles liées aux nouvelles technologies.

Plusieurs facteurs peuvent expliquer un manque de capacité technique :

- Évolution technologique rapide : Les compétences actuelles des employés deviennent souvent obsolètes en raison de l'accélération des progrès technologiques, notamment dans les domaines comme l'intelligence artificielle.

- Pénurie de talents : Le marché du travail n'offrent pas suffisamment de candidats qualifiés pour répondre à la demande de certaines compétences techniques spécialisées.
- Faiblesse de la formation continue : la plupart des entreprises n'investissent pas suffisamment dans la formation et le développement des compétences de leur personnel.

Le manque de capacité technique peut avoir de lourdes conséquences :

- Baisse de la productivité et de la qualité : Le travail est souvent ralenti, les erreurs plus fréquentes à cause du fait que les employés ne maîtrisent pas les outils et les méthodes nécessaires.
- Perte de compétitivité : les entreprises sont incapables d'innover ou de s'adapter aux évolutions du marché étant donné que leurs équipes ne sont pas formées aux nouvelles technologies.
- Coûts supplémentaires : Le recrutement du personnel qualifié et la formation nécessaires pour pallier les lacunes de compétences génèrent des dépenses importantes.

Pour combler les déficits de compétences techniques, plusieurs stratégies peuvent être adoptées :

- Renforcement des capacités en interne :
  - Formation et ateliers : Proposer des formations régulières pour permettre aux employés d'acquérir de nouvelles compétences.
  - Coaching et mentorat : Permettre aux employés expérimentés de partager leurs connaissances et d'encadrer les plus novices.
- Recrutement ciblé :

- Engager des freelances : Faire appel à des experts externes pour des projets spécifiques afin d'apporter rapidement des compétences précises.
- Recruter de nouveaux talents : Rechercher des candidats possédant les compétences techniques manquantes.

Le plus grand regret est l'inadéquation des infrastructures comme je le relève dans les lignes suivantes.

II. Infrastructures inadéquates

Les infrastructures de communication, d'énergie et de transport peuvent être insuffisantes ou peu fiables dans de nombreuses régions d'Afrique, ce qui rend difficile la production et la distribution des produits locaux. Ce déficit, causé par un manque d'infrastructures fiables et suffisantes, affecte la qualité de vie, la croissance économique et l'efficacité des entreprises qui dépendent de ces réseaux pour fonctionner.

Des réseaux de TIC limités ou peu fiables entravent la production, la diffusion et la commercialisation des produits locaux en ligne et hors ligne.

Les pénuries d'électricité et les coupures fréquentes rendent la production coûteuse et difficile, car les entreprises et les créateurs manquent d'une source d'énergie stable.

Des infrastructures de transport déficientes compliquent la distribution physique des produits locaux et la mobilité des personnes, limitant ainsi la portée et l'impact de la production locale.

L'insuffisance des infrastructures, conjuguée à des problématiques politiques et de financement, freine le développement de l'industrie créative locale et de l'économie en général.

Des initiatives comme le Programme pour le développement des infrastructures en Afrique (PIDA) visent à mobiliser les ressources nécessaires pour moderniser les infrastructures du continent.

Pour renforcer la connectivité, stimuler la croissance économique et soutenir le développement du contenu local, des investissements ciblés dans les infrastructures de transport, d'énergie et de TIC sont essentiels.

Les besoins en infrastructures concernent la modernisation des réseaux de transport (routes, chemins de fer, ports, aéroports), la fourniture d'électricité fiable (centrales de production, réseaux de distribution) et le développement des TIC (réseaux de télécommunication, fibre optique, des infrastructures numériques comme les centres de données) pour garantir une connectivité internet fiable et performante.

Les obstacles majeurs incluent les défis financiers, le manque de planification à long terme, les problèmes de gouvernance, l'instabilité politique et les rigidités réglementaires qui freinent l'investissement privé et l'efficacité.

Le financement des grands projets est souvent insuffisant, et les investissements privés sont freinés par des risques perçus, des inefficacités et des cadres réglementaires instables.

Plusieurs obstacles d'ordre réglementaire et politique peuvent être relevés, notamment :

- Des cadres réglementaires complexes ou instables, des réglementations floues ou sujettes à des changements fréquents, ce qui décourage l'investissement.
- Des problèmes de gouvernance, la mauvaise gestion, la corruption et le manque de transparence entravent la planification et la mise en œuvre des projets.
- Des procédures administratives lourdes en rapport avec l'acquisition de terrains,

l'obtention de permis et d'autres autorisations sont souvent longues et coûteuses.

Certains obstacles sont, par contre, d'ordre structurel, il s'agit, entre autres :

- Du manque de planification à long terme : absence de plans d'infrastructure cohérents entraînant, à long terme, une allocation inefficace des ressources.
- De capacité institutionnelle limitée : Les institutions chargées de la planification et de la gestion des infrastructures manquent souvent des ressources et de l'expertise nécessaires.
- Des problèmes d'accès au financement : Le manque d'accès à des financements à long terme et à des conditions favorables constitue un obstacle majeur, en particulier pour les pays en développement. Les lignes ci-dessous ont pour objet l'accès limité au financement.

III. Accès limité au financement

Les entreprises locales en Afrique peuvent rencontrer des difficultés à obtenir des financements adéquats pour développer et promouvoir leur produit. Le manque de soutien financier peut constituer un obstacle majeur au développement du contenu local.

L'accès limité des entreprises au financement est un problème causé par le manque d'informations fiables, l'appétit pour le risque limité des institutions financières, des insuffisances juridiques et réglementaires, et le rationnement du crédit. Ce problème freine la croissance et l'innovation des entreprises, en particulier les PME, et entraîne une perte d'investissements et d'emplois.

Les solutions incluent l'élargissement des instruments de financement, l'utilisation des technologies numériques et l'amélioration des cadres juridiques et fiscaux.

Les banques ont souvent du mal à évaluer la viabilité des entreprises en raison du manque de transparence et d'information fiable. Elles refusent, souvent, à accorder des prêts, même à des taux d'intérêt élevés, en raison de la perception du risque élevé des entreprises.

Les institutions financières sont réticentes à prendre des risques, surtout avec les petites et moyennes entreprises notamment à cause des problèmes de gestion interne et de gouvernance qui rendent les PME moins attrayantes pour les prêteurs.

Certaines catégories d'entrepreneurs, comme les femmes et les jeunes, rencontrent des difficultés supplémentaires pour accéder au financement.

Conséquences : la croissance est freinée parce que les entreprises n'ont pas les fonds nécessaires pour investir, se développer et créer des emplois ; l'incapacité à innover et à investir entraîne la perte de la compétitivité sur le marché ; un grand nombre d'entreprises ne peuvent pas accéder à des services financiers de base, ce qui les maintient dans l'informel ou les handicape, créant ainsi une sorte d'exclusion financière.

Certaines solutions sont proposées notamment :

- La diversification des instruments financiers :

  Proposer une plus large gamme de produits de financement au-delà des prêts bancaires traditionnels, tels que le capital-risque, les émissions d'obligations, et les solutions de financement participatif.

- L'amélioration de l'environnement des affaires :

  Mettre en place des cadres juridiques et réglementaires plus robustes et des systèmes de faillite efficaces.

- L'utilisation des technologies numériques :

  Exploiter les technologies pour réduire les coûts de transaction et étendre l'accès aux services financiers.

- Le soutien des pouvoirs publics :

Mettre en place des garanties publiques, améliorer le système de paiement et accélérer les paiements des marchés publics aux PME.

- Le renforcement de la coopération :

  Encourager les synergies entre les secteurs public et privé, par exemple par le biais de sociétés de garantie mutuelle pour partager les risques.

  Ce qu'il faut bien voir, les entreprises locales font face à la concurrence internationale dont les multinationales et les entreprises étrangères.

III.Concurrence internationale

Les entreprises locales en Afrique doivent souvent faire face à une concurrence féroce de la part des multinationales et des entreprises étrangères qui dominent les marchés mondiaux. Cette concurrence peut rendre difficile, pour les entreprises locales, de se développer et de promouvoir leurs produits.

Les multinationales peuvent utiliser des stratégies d'internationalisation pour réduire leurs coûts de production et améliorer la compétitivité de leurs produits et services, rendant difficile pour les entreprises locales de rivaliser. De plus, des défis comme l'accès limité au financement, une infrastructure de mauvaise qualité et des environnements politiques et réglementaires instables peuvent entraver le développement des entreprises locales.

Les multinationales évincent la concurrence locale en réduisant leurs coûts de production et en tirant parti de la main-d'œuvre moins chère dans certains pays africains, améliorant ainsi leur compétitivité-prix.

Elles peuvent, également, influencer le comportement d'achat des consommateurs par l'amélioration de la compétitivité hors-prix, c'est-à-dire par des stratégies comme l'amélioration de la qualité des produits ou des services.

Les multinationales recourent également à la stratégie d'internationalisation qui consiste à acquérir une taille critique et une capacité financière pour dominer le marché, accéder aux grands comptes, et répartir leurs risques sur plusieurs géographies.

Il convient de signaler la complexité du cadre réglementaire et administratif au point suivant.

IV.Cadre réglementaire et administratif complexe

Les réglementations et les procédures administratives en Afrique peuvent parfois être complexes et peu adaptées aux besoins des industries locales. Cela peut entraver le développement du contenu local en créant des obstacles bureaucratiques et juridiques.

Ce problème se manifeste sous plusieurs formes qui créent des barrières bureaucratiques et juridiques pour les entreprises locales.

Dans certains pays, il y a un manque de vision politique claire pour guider l'industrialisation, ce qui se reflète dans des réglementations inefficaces ou incohérentes.

Les politiques de protection de l'industrie locale ne sont souvent pas appliquées de manière cohérente, affaiblissant, par ce fait, les entreprises africaines face à la concurrence internationale.

Certaines procédures administratives sont mal adaptées aux réalités locales, créant des obstacles pour l'enregistrement, la gestion et le développement des entreprises, en particulier pour les petites et moyennes entreprises (PME).

Les tracasseries et la paperasserie administratives sont des problèmes notoires qui ralentissent les processus et découragent les entrepreneurs.

Et surtout, un manque ou une mauvaise coordination entre les différentes institutions publiques rend les procédures longues et complexes pour les entreprises, favorise la corruption et augmente les coûts pour les entreprises en créant un environnement commercial incertain.

Conséquences sur le contenu local

- Coûts supplémentaires : Les obstacles bureaucratiques augmentent les coûts et la durée des démarches, ce qui pénalise la compétitivité des entreprises locales.
- Limitation des investissements : La difficulté de naviguer dans le cadre réglementaire peut décourager les investisseurs, y compris les locaux, à s'engager dans le développement de l'industrie.
- Faiblesse des liens industriels : Les politiques de contenu local peuvent être mal conçues ou inefficaces, ne favorisant pas les partenariats entre les entreprises extractives et les fournisseurs locaux.

Comme solutions, il y a lieu d'envisager :

- Des réformes réglementaires : revoir les instruments juridiques pour les adapter aux réalités locales et soutenir l'industrialisation.
- La simplification des procédures : L'élaboration de manuels de procédures clairs et la mise en place de systèmes de gestion plus efficaces aideront à simplifier les démarches pour les entreprises.
- Meilleure gouvernance : Renforcer la gouvernance et les institutions publiques en vue de contribuer à un environnement économique plus transparent et favorable.

Approche multipartite : Le développement du contenu local nécessite une approche collaborative impliquant le gouvernement, le secteur privé, les citoyens et les entreprises, avec des rôles et des responsabilités bien définis

- Des réformes réglementaires : revoir les instruments juridiques pour les adapter aux réalités locales et soutenir l'industrialisation.
- La simplification des procédures : L'élaboration de manuels de procédures clairs et la mise en place de systèmes de gestion plus efficaces aideront à simplifier les démarches pour les entreprises.
- Meilleure gouvernance : Renforcer la gouvernance et les institutions publiques en vue de contribuer à un environnement économique plus transparent et favorable.
- Approche multipartite : Le développement du contenu local nécessite une approche collaborative impliquant le gouvernement, le secteur privé, les citoyens et les entreprises, avec des rôles et des responsabilités bien définis.

Il faut aussi souligner une faible demande locale au point suivant.

A). Faible demande locale

Dans certains cas, il peut y avoir une faible demande pour le contenu local en raison de préférences pour les produits étrangers ou de la perception que le contenu local est de moindre qualité. Cela peut limiter les opportunités de développement des produits locaux sur le marché intérieur.

La faible de mande locale de contenu est un phénomène où les produits, services ou œuvres créés localement peinent à attirer un public national, souvent en raison d'une préférence pour les produits étrangers ou d'une perception de moindre qualité de l'offre locale. Cette situation limite les opportunités pour les créateurs et producteurs locaux de développer leur marché intérieur et de prospérer.

Les causes de la faible demande locale sont notamment la (le) :

- Préférence pour les produits étrangers : Les consommateurs peuvent être attirés par l'image de marques étrangères, souvent associée à un certain prestige social ou à une qualité supérieure.
- Perception d'une qualité inférieure : Il peut exister un préjugé selon lequel le produit local est de moins bonne facture que les productions internationales.
- Marketing plus fort des marques étrangères : Les marques internationales disposent souvent de budgets marketing plus importants et de stratégies plus efficaces, leur permettant de dominer l'espace médiatique et de façonner les préférences des consommateurs.
- Manque d'infrastructures : Le manque d'investissements dans les infrastructures, le transport ou la logistique peut entraver la distribution efficace des produits locaux, les rendant moins accessibles aux consommateurs.
- Manque de promotion : Le produit local peut souffrir d'un manque de visibilité et de promotion appropriée, ne parvenant pas à atteindre son public potentiel.
- Inquiétudes sur la chaîne d'approvisionnement : Des problèmes de régularité dans la quantité et la qualité de l'offre peuvent freiner la confiance des consommateurs.

Pour stimuler la demande locale, il est essentiel d' (de) :

- Améliorer la qualité : Investir dans la formation, la technologie et l'innovation pour améliorer la qualité des produits et services locaux.
- Faire du marketing ciblé : Développer des campagnes de marketing qui mettent en avant les avantages uniques du produit local, tels que l'authenticité, la culture ou l'économie locale.
- Nouer des partenariats stratégiques : Collaborer avec des distributeurs, des plateformes en ligne et des médias locaux pour augmenter la visibilité du produit national.

- Éduquer le public : Lancer des campagnes de sensibilisation pour informer les consommateurs sur les avantages d'acheter local et sur la qualité des produits nationaux.
- Développer des compétences : Investir dans la formation des travailleurs locaux pour améliorer la qualité et l'efficacité de la production, rendant les entreprises locales plus compétitives.
- La question du pouvoir d'achat et l'augmentation du panier de la ménagère : garantir une politique salariale adéquate.

Les pages qui suivent portent sur le besoin de renforcer les capacités locales

B). Besoin de renforcer les capacités locales

Il est souvent nécessaire de renforcer les capacités des acteurs locaux, tels que les entreprises, les travailleurs et les institutions, pour développer et promouvoir efficacement le contenu local en Afrique.

Pour ce faire, il faut adopter des stratégies ciblées et multidimensionnelles. Les mesures suivantes peuvent être mises en œuvre :

Pour les entreprises locales

- Encadrement et soutien technique : mettre en place des programmes de mentorat et de formation pour aider les entreprises locales à améliorer leur gestion, leur qualité de production et leur conformité aux normes internationales.
- Accès au financement : faciliter l'accès au crédit et aux investissements pour les petites et moyennes entreprises (PME) afin de leur permettre d'acquérir les équipements et technologies nécessaires à leur développement.
- Mise en réseau : encourager la création de partenariats et de chaînes d'approvisionnement locales en mettant en

relation les entreprises locales avec les investisseurs étrangers.

- Amélioration de la compétitivité : soutenir la transformation structurelle des entreprises pour qu'elles puissent répondre aux exigences de qualité et de quantité des marchés locaux et internationaux.

Pour les travailleurs locaux

- Formation professionnelle : développer des programmes de formation professionnelle et technique alignés sur les besoins des industries et des entreprises opérant sur le continent.
- Partenariats avec le secteur privé : inciter les entreprises internationales à s'associer aux institutions locales de formation pour transférer des compétences et des technologies.
- Développement des compétences : mettre l'accent sur le développement des compétences essentielles pour l'inclusion sociale et la participation au marché de l'emploi.
- Éducation : combler les lacunes éducatives pour améliorer le niveau global du capital humain disponible.

Pour les institutions

- Soutien institutionnel et juridique : élaborer et appliquer des cadres réglementaires clairs et incitatifs pour le développement du contenu local, et veiller à leur application.
- Collaboration entre secteurs : renforcer la coopération entre les gouvernements, le secteur privé, les organisations de la société civile et les communautés pour assurer une approche coordonnée et inclusive.

- Transfert de technologie : encourager les transferts de technologies et de savoir-faire vers les institutions et entreprises locales.
- Promotion d'une culture de l'entreprenariat : favoriser un environnement propice à l'innovation et à la prise d'initiative au sein des communautés.
- Assurer des garanties sociales et des conditions de travail de qualité.

Conclusion

Ce chapitre a relevé les défis pour une mise en œuvre efficiente des politiques de développement du contenu local en Afrique. Ainsi, j'ai évoqué le manque de capacités techniques et technologiques, l'inadéquation des infrastructures, l'accès limité au financement, la concurrence internationale, le cadre réglementaire et administratif complexe, une faible demande locale, le besoin de renforcer les capacités locales. J'ai fait des propositions que je juge adéquates pour la valorisation du local notamment le renforcement des capacités en interne par la formation et les ateliers, le coaching et le mentorat, un recrutement ciblé des freelances et de nouveaux talents. J'ai proposé la diversification des instruments financier, l'amélioration de l'environnement des affaires, l'usage du numérique, le soutien des pouvoirs publics et le renforcement de la coopération. Il faut aussi promouvoir des réformes réglementaires, la simplification des procédures, la bonne gouvernance, les les partenariats stratégiques, l'investissement dans la formation, l'éducation du public, un marketing conséquent

En surmontant ces défis, les acteurs locaux en Afrique peuvent promouvoir le développement du contenu local, stimuler l'innovation et créer des emplois. La prochaine étude porte sur le cadre institutionnel et rôles des parties prenantes dans la mise en œuvre des politiques sectorielles et nationales de développement du contenu local en République Démocratique du Congo.

Chapitre III

Cadre institutionnel et rôles des parties prenantes dans la mise en œuvre des politiques sectorielles et nationales de développement du contenu local en République Démocratique du Congo

Ce chapitre porte sur le Cadre institutionnel et rôles des parties prenantes dans la mise en œuvre des politiques sectorielles et nationales de développement du contenu local en République Démocratique du Congo.

Il est organisé autour des points ci-après : le contenu local et la réforme du cadre institutionnel et les rôles des parties prenantes dans la mise en œuvre des politiques du contenu local.

I. Contenu local et réforme du cadre institutionnel

Selon le rapport 2023 de la Banque centrale du Congo, 99,6% des exportations en République démocratique du Congo se sont faits dans le secteur extractif : Mines et hydrocarbures. Autant dire que pour son développement, le pays se repose essentiellement sur le secteur extractif. Ce manque de diversité dans l'économie génère une dépendance handicapante pour le pays. A l'image de la RDC, plusieurs pays africains misent sur les mines et les hydrocarbures pour leur développement (de Madagascar, en passant par l'Afrique du Sud, le Mozambique, la Zambie, la RDC, le Congo, le Gabon, la Guinée, le Niger, le Mali, le Nigéria…).

L'exploitation minière industrielle des mines en RDC remonte à plus de cent ans, depuis la création de l'Union minière du Haut Katanga, ancêtre de la Gécamines. Après l'accession du Congo à la souveraineté internationale, la belle aventure de l'exploitation minière avait atteint son pic de production à la fin des années 1980. Avec des années, à l'image du pays, le secteur minier s'était effondré, jusqu'à ce que, en 2002, de grandes réformes ont été mises en place, notamment la promulgation du code minier, lequel avait été révisé en 2018. Cette loi, promulguée après un bras de fer ouvert entre certains patrons des entreprises seniors dans le secteur minier et l'Etat Congolais, renforce la disposition pour la RDC et sa population de tirer plus d'avantages de l'exploitation minière et ainsi, réduire la pauvreté. Les décideurs en étaient arrivés à la conclusion qu'une des manières la plus efficace de s'attaquer à la pauvreté était de faire participer directement ou indirectement les populations à l'exploitation minière afin de les faire bénéficier des dividendes économiques de la manne minière. Mais il ne s'agissait pas seulement de se limiter au secteur minier. Il était question d'aller au-delà de ce secteur porteur. C'est ce qu'on appelle le contenu local. Ce concept renvoie à l'utilisation prioritaire des ressources locales, des compétences nationales et des services locaux. Ce concept peut couvrir également un large éventail d'approches, allant d'objectifs obligatoires à des exigences plus souples ; il s'agit des politiques touchant à plusieurs secteurs de vie.

En République démocratique du Congo, un choix délibéré a donc été fait en matière de politiques de contenu local. Ainsi, le développement peut partir de l'industrie minière pour s'étendre à d'autres domaines. Le recours au contenu local se veut un choix qui engendre des mutations, avec comme corollaire la diversification de l'économie et à termes, la création de la richesse au pays et le recul de la pauvreté.

Lorsqu'il arrive au pouvoir, en janvier 2019, le Chef de l'Etat congolais, s'était engagé à œuvrer afin que la RDC inverse la tendance de sa dépendance vers l'extérieur. Pour y arriver, l'option avait été levée de relancer l'agriculture à travers une réforme profonde. Une stratégie avait été adoptée, celle de mettre en place des Zones Economiques Spéciales « ZES », une politique pensée quelques années auparavant. Le chef de l'Etat congolais affichait aussi l'ambition pour la RDC de créer des brigades agricoles dans les 132 centres de production agricoles disséminés à travers le pays. « ... *Nous pouvons vaincre la pauvreté et nous la vaincrons* »[2], avait déclaré le président Félix TSHISEKEDI en 2019. Il est un fait évident : trop de pays riches en ressources naturelles (mines et autres) ont souvent comme faiblesse le manque de développement des structures économiques. Leur tissu économique est souvent peu diversifié, avec des bases industrielles faibles, des taux de chômage élevés et des économies vulnérables aux cycles des produits de base. Nous le verrons plus loin, bon nombre d'entre ces pays examinent les codes et contrats d'investissement et d'exploitation minière pour aider à se développer. Ces pays se reposent souvent sur les politiques de contenu local afin de parvenir à une croissance économique. Mais il faut signaler que les politiques de contenu local ne sont pas une recette miracle. L'expérience dans certains pays montrent que les politiques de contenu local peuvent aboutir à une réussite, tout comme elles peuvent échouer. Les résultats mitigés de certaines expériences suggèrent que les pays doivent investir massivement pour bien faire les choses. Nous l'avons déjà souligné, en République démocratique du Congo, l'un des secteurs sur lequel le leadership politique a choisi d'orienter une nouvelle politique est l'agriculture. Visiblement, il s'agit de repenser l'économie et de s'inscrire dans la pensée théorique chère à François Quesnay. Cet économiste du 18 è siècle fondait sa théorie sur

---

[2] Félix TSHISEKEDI, *Discours sur l'état de la nation*, devant le parlement réuni en Congrès, 13 décembre 2019

une approche basée sur l'idée que la richesse d'une nation découle principalement de son secteur agricole. Pour lui, « *les richesses produites par l'agriculture se répartissent entre les diverses catégories de la nation. C'est le fameux Tableau Economique* »[3] sur la répartition des richesses. Loin du Congo et de l'Afrique, un pays d'Amérique latine a longtemps construit sa « révolution » sur l'agriculture, mais une agriculture diversifiée. Il s'agit du Cuba. Dans leur livre « *Le socialisme à la Cubaine* », Jean Ortiz et Georges Fournial notent que « *à Cuba la croissance agricole doit désormais se faire à partir de l'augmentation des rendements. On comprend dès lors l'importance prioritaire qu'accordent à cette question les dirigeants du pays, et les mesures qu'ils prennent : intéressement des travailleurs payés ''au champ fini'', au rendement, introduction de primes diverses, terres destinées à l'autoconsommation dans les entreprises agricoles publiques. La multiplication des fermes dites ''génétiques'' a permis de constituer un cheptel adapté aux conditions du pays et d'obtenir ainsi d'importants progrès en matière de production de lait et de viande. Cette rapide et exemplaire transformation génétique du cheptel constitue une remarquable avancée, devenue d'ailleurs source d'inspiration pour de nombreux pays du Tiers Monde* ».

La République Démocratique du Congo s'inspire visiblement des nations qui ont réussi à diversifier leur économie. Entre les richesses du sous-sol et la pensée de Quesnay, la RDC a peut-être trouvé un équilibre. Le pays a axé sa politique du contenu local aussi sur un changement de fond en comble de l'écosystème général de l'économie. Mais au-delà de l'agriculture, l'investissement et l'intelligence sont aussi mis sur l'homme et son activité. La richesse ou sa création, ne reposent pas seulement sur l'agriculture, pas seulement sur les

[3] André PIETTRE, *Histoire économique, les faits et les idées,* éditions Cujas, Paris 1968, p 75

ressources naturelles. Reprenant la pensée d'Adam Smith, André Piettre écrit, dans son ouvrage *Histoire Economique que « ...ce ne sont ni les métaux précieux, ni la terre, c'est d'abord l'homme et son travail, qui fait la richesse des nations »*[4].

Depuis l'année 2002, la RDC a à cœur de faire entrer le pays dans un cercle vertueux en procédant à des réformes en vue de changer complétement l'écosystème économique du pays.

Nous l'avons déjà dit, c'est en 2002 que la RDC a amorcé un processus de changement en profondeur de l'écosystème entrepreneurial. Cette année-là, le pays a, en effet, créé l'Agence nationale pour la promotion des investissements, ANAPI en sigle. Des années après (en 2009), le pays s'est engagé véritablement dans le processus d'amélioration du climat des affaires avec la création au niveau politique d'un Comité de pilotage de la réforme des entreprises publiques (COPIREP). Il y a eu également l'adhésion de la République démocratique du Congo à l'OHADA en 2012 et la création du Guichet Unique de création d'Entreprise.

Dans la même lancée, une politique particulière a été mise en place par le Président TSHISEKEDI, en ce qui concerne les structures publiques qui aident à la création et la prospérité. Nous l'avons dit, il s'agit de miser sur « l'homme et son activité ou son travail ». Des structures existantes ont été redynamisées ; d'autres structures ont été créées.

Depuis son avènement à la tête du pays, le Chef de l'Etat congolais, s'est impliqué résolument dans les reformes portant sur la redynamisation et la structuration de l'écosystème entrepreneurial. En effet, les ordonnances-loi n°22/030 du 08 septembre 2022 relative à la promotion de l'entrepreneuriat et des startups et n° 22/031 du 08 septembre 2022 relative à la promotion de l'artisanat, ayant pour objet de fixer les règles

---

[4] André PIETTRE, *Op Cit* p 76

relatives à la création, à l'exercice, à la promotion et au développement de l'entrepreneuriat, des Petites et Moyennes Entreprises, des startups et de l'artisanat en République Démocratique du Congo, ont l'avantage d'être les premiers textes légaux reprenant, de manière cohérente, l'ensemble du cadre institutionnel de l'écosystème entrepreneurial. Et, il faut le souligner, c'est par ce cadre légal que, pour la première fois, la définition de ce qu'il faut entendre par PME est fixée.

Cette réforme majeure reprend les structures ci-après : le Comité National de Pilotage de l'Entrepreneuriat (CNPE), les Fonds de Garantie de l'Entrepreneuriat au Congo (FOGEC), l'Agence Nationale de Développement de l'Entrepreneuriat congolais (ANADEC), l'Agence de Promotion des Classes Moyennes (APROCM), l'Autorité de Régulation de la Sous-traitance dans le Secteur Privé (ARSP).

1. Le Comité National de Pilotage de l'Entrepreneuriat (CNPE)

Le CNPE, sans préjudice des attributions dévolues à chaque Ministère et à leurs services techniques respectifs, est un cadre institutionnel de réflexion, d'orientation, d'impulsion et de suivi de la politique et du programme national de l'entrepreneuriat.

La composition et les modalités de fonctionnement du CNPE au niveau national, provincial et local sont fixées, sur proposition du Ministre ayant les PME dans ses attributions. Il y a aussi les Fonds de Garantie de l'Entrepreneuriat au Congo (FOGEC) à évoque dans les pages qui suivent.

2. Fonds de Garantie de l'Entrepreneuriat au Congo (FOGEC)

L'accès des MPME aux financements de leurs affaires est garanti par le Fonds de Garantie de l'Entrepreneuriat au Congo, Etablissement public créé par Décret n° 20/032 du 31 octobre

2020 portant création, organisation et fonctionnement du FOGEC. Cet établissement a pour mission de :

(i) Garantir aux startups, aux MPME et aux artisans congolais l'accès aux financements ;

(ii) Mobiliser et collecter les ressources financières au niveau national et international, en vue de garantir l'accès des Startups, Micros, Petits et Moyens Entrepreneurs et Artisans congolais aux financements de leurs projets par les banques commerciales et les institutions de microfinance ;

(iii) Mettre les fonds collectés à la disposition des agences et organismes agréés par la Banque Centrale du Congo (BCC), au titre d'Institutions Financières Spécialisées, qui agissent au nom et pour le compte du FOGEC, en vue de :

- garantir l'accès des Startups, Micros, Petits et Moyens Entrepreneurs et Artisans congolais aux financements de leurs projets par les banques commerciales, les institutions de microfinance et de mésofinance, suivant la politique définie par le Gouvernement en la matière ;

- Développer les mécanismes innovants de financement des Startups, Micros, Petites et Moyennes Entreprises, à travers notamment le financement participatif avec ou sans contrepartie (don), avec ou sans intérêt, avec prise de participation dans le capital des entreprises concernées, ou encore au titre de subventionnement ;

- Développer la mésofinance, à travers notamment la mise en place des lignes concessionnelles de crédits, de garantie ou de subventionnement d'assistance technique au profit des Startups, Micros, Petites et Moyennes Entreprises ;

- Participer à la mise à disposition des entrepreneurs congolais en général, principalement des femmes et des jeunes, des fonds d'amorçage et des prêts d'honneur;

(iv) Effectuer toute autre opération qui se rattache directement ou indirectement à son objet social.

Je n'oublie pas l'Agence Nationale de Développement de l'Entrepreneuriat congolais (ANADEC)

3. L'Agence Nationale de Développement de l'Entrepreneuriat Congolais (ANADEC)

L'accès des MPME aux formations appropriées est assuré par l'Agence Nationale de Développement de l'Entrepreneuriat Congolais, Etablissement public créé par Décret n° 21/032 du 02 octobre 2021 portant création, organisation et fonctionnement de l'ANADEC.

Conformément à la Loi-cadre n°14/004 du 11 février 2014 de l'enseignement national et sans préjudice de la Loi n°18/016 du 09 juillet 2016 relative au partenariat public-privé, l'Agence Nationale de Développement de l'Entrepreneuriat Congolais est habilitée à nouer toutes sortes de partenariat en vue de la création de la Haute école de l'Entrepreneuriat en République Démocratique du Congo. Cette structure publique sensibilise et accompagne à l'entrepreneuriat les jeunes. L'ANADEC se donne pour ambition de créer plus d'emploi en accélérant la promotion de l'entrepreneuriat, notamment celui des jeunes. L'ANADEC incite les jeunes à la créativité, à la prise d'initiatives et au développement de leurs compétences professionnelles. L'ANADEC, anciennement OPEC s'appuie sur l'information et la formation théorique et pratique pour entrainer les entrepreneurs sur les questions d'accès aux financements en vue de favoriser l'émergence de la classe moyenne.

Il y a aussi l'Agence de Promotion des Classes Moyennes (APROCM) à signifier.

4. L'Agence de Promotion des Classes Moyennes (APROCM)

La promotion des classes moyennes est assurée par l'Agence de Promotion des Classes Moyennes, Etablissement public créé Décret n°21/003 du 02 octobre 2021 portant création, organisation et fonctionnement de l'APROCEM.

Cette agence a pour mission de mener des études pour promouvoir l'émergence des classes moyennes ; l'APROCM travaille aussi à identifier les classes moyennes et leur stratification sur l'ensemble du pays ; l'APROCM a également pour mission d'appuyer les entreprises et de proposer au gouvernement des mesures de soutien et de promotion des classes moyennes congolaises.

Les lignes ci-dessous parlent de l'Autorité de Régulation de la Sous-traitance dans le Secteur Privé (ARSP).

5. L'Autorité de Régulation de la Sous-traitance dans le Secteur Privé (ARSP)

La régulation des activités de la sous-traitance dans le secteur privé est assurée par l'Autorité de Régulation de la Sous-traitance dans le Secteur Privé, Etablissement public créé par Décret n°19/018 du 24 mai 2018 tel que modifié et complété par le Décret n°25/20 du 12 octobre 2020.

Cet établissement public à caractère administratif remplit une mission en quatre volets : mission de planification, de consultation, de contrôle.

Au titre de planification, l'ARSP est chargée de :

(i) Concevoir, assurer la mise en œuvre et le suivi-évaluation de la politique nationale ainsi que des politiques sectorielles du contenu local ;

(ii) Conclure avec les entreprises privées du secteur notamment des mines, des hydrocarbures et des infrastructures des contrats spécifiques de réalisation en leurs seins des objectifs des politiques sectorielles du contenu local et en assurer le suivi.

Au titre de consultation :

(iii) Concevoir et proposer des réformes ultérieures sur les mesures d'applications de loi n°17/001 du 08 février 2017 fixant les règles applicables à la sous-traitance dans le secteur privé et donner un avis consultatif sur toute mesure initiée par le Gouvernement en cette matière ;

(iv) Concevoir et proposer aux Ministres sectoriels les arrêtés d'application de la loi n°17/001 du 08 février 2017 fixant les règles applicables à la sous-traitance dans le secteur privé ;

(v) Assister les entreprises privées dans la mise en œuvre des décisions publiques et de leur propre politique du contenu local dans le cadre de la responsabilité sociétale des entreprises.

Au titre de Contrôle :

(vi) Veiller au respect de l'application des conditions requises dans la conclusion des contrats et dans l'exercice des activités de la sous-traitance ;

(vii) Appliquer les sanctions appropriées prévues en cas de violation des dispositions légales, règlementaires et contractuelles en matière de sous-traitance ;

(viii) Appliquer la sanction administrative de fermeture d'une entreprise prévue à l'article 28 alinéa 2 de la Loi fixant les règles applicables à la sous-traitance dans le secteur privé ;

(ix) Procéder, suivant les conditions fixées par l'Arrêté Ministériel n°02/CAB/MIN/CMPMEA/2021 du 06 janvier 2021 fixant les conditions et les modalités d'identification et d'enregistrement des entreprises éligibles à l'exercice des activités de la sous-traitance dans le secteur privé, en vue de constituer une banque de données devant servir notamment de base aux appels d'offres et au contrôle effectué par l'ARSP ;

(x) Publier la liste des sous-traitants éligibles selon leurs domaines d'activités.

Cette structure est appelée, suivant la Loi sur le contenu local, à réguler le Contenu Local dans le secteur privé.

Il est noté que la régulation du contenu local dans le secteur public, en l'occurrence, les marchés publics et partenariat public privé a été confiée à l'Autorité de Régulation des Marchés Publics, ARMP en sigle créé par Décret.

En effet, il est clair que l'exercice des activités de la sous-traitance dans le secteur privé est conçu comme une des exigences du contenu local en ce qu'il permet aux entreprises à capitaux majoritairement congolais d'accéder aux marchés privés en s'insérant dans les chaînes de valeur des entreprises principales.

L'entreprise à capitaux majoritairement congolais est celle qui, conformément à l'article 3 du Décret n° 18/018 portant mesures d'application de la loi 17-001 du 8 février 2017 fixant les règles applicables à la sous-traitance dans le secteur privé, réunit les critères ci-après :

1. le siège social est situé en République démocratique du Congo ;

2. la majorité du capital social est détenue par des personnes physiques ou morales de nationalité congolaise ;

3. les organes de gestion sont majoritairement administrés par des personnes physiques congolaises ;

4. le personnel est essentiellement constitué des personnes physiques de nationalité congolaise.

La mise en œuvre des exigences du contenu local en rapport avec les activités de sous-traitance dans le secteur privé se fait conformément à la loi 17-001 du 8 février 2017 fixant les règles applicables à la sous-traitance dans le secteur privé.

Le dispositif essentiel de la loi sur la sous-traitance est que l'activité de sous-traitance est réservée aux entreprises à capitaux majoritairement congolais, dirigées par les congolais, quelle que soit leur forme juridique, dont le siège social est situé sur le territoire national.

Toutefois, lorsqu'il y a indisponibilité ou inaccessibilité d' expertise énoncée à l' alinéa ci-dessus, et à condition d'en fournir la preuve, notamment en démontrant à l' Autorité de Régulation de la Sous-traitance dans le Secteur Privé le caractère infructueux d'un appel d'offres, l' entreprise principale peut recourir, sur base de la dérogation périodique assortie d' évaluation, lui octroyée par ladite Autorité, à toute autre entreprise de droit congolais ou à une entreprise étrangère durant la période y afférente.

Esquisse de quelques règles relatives au contenu local en RDC

En République démocratique du Congo, les politiques de développement du contenu local ont été mises en place dans certains secteurs de la vie économique sans une véritable cohérence et un suivi approprié.

Dans le secteur minier, par exemple, le pays a l'ambition de maximiser les avantages locaux de l'industrialisation. Dans son étude intitulé *Innovation de la nouvelle législation minière en République Démocratique du Congo : opportunités, défis et perspective de mise en œuvre,* l'ONG Natural Resource Governance institute affirme que « l'emploi et la formation des Congolais figurent parmi les éléments de contenu local que prévoit le code minier révisé (Code minier 2018)[5] ».

Le règlement minier en République Démocratique du Congo dispose en son article 405 sexies que *« le titulaire des droits miniers ou de carrières, l'amodiataire et les détenteurs d'agrément au titre d'entité de traitement ou de transformation établissent et mettent en œuvre un programme de formation du personnel congolais identifié pour ses besoins, couvrant toutes les qualifications, pour permettre à celui-ci d'acquérir des compétences exigées par le management de l'entreprise en vue d'occuper des postes de direction et de maitrise dans les dix années qui suivent la date du démarrage de la production commerciale* ». Un quota est défini par la loi.

La même exigence est tout aussi prescrite pour l'emploi. Le Règlement minier dispose en son article 405 quinquies que *« le titulaire des droits miniers ou de carrières, l'amodiataire et les détenteurs d'agrément au titre d'entité de traitement ou de transformation doivent se conformer à la législation du travail en matière d'emploi, plus particulièrement la réglementation du travail des étrangers en ce qui concerne les pourcentages autorisés, celle fixant la liste des emplois interdits aux étrangers ainsi que la réglementation déterminant les*

[5] Natural Resource Governance Institute : Innovation de la nouvelle législation minière en RDC, Juillet 2019

conditions d'engagement des étrangers. A compétences égales, le titulaire des droits miniers ou de carrières, l'amodiataire et les détenteurs d'agrément au titre d'entité de traitement ou de transformation recrutent en priorité des nationaux ».

Le tableau ci-après reprend le quota minimal d'employés congolais par catégories aux différentes phases d'un projet minier

CATEGORIE D'EMPLOIS	PHASE DU PROJET				
	Recherche Minière	Développement et construction	Production commerciale		
			1è-5è année	6è-10è année	11èet au-delà
Cadres de direction	20%	25%	60%	65%	70%
Cadres de maitrise	30%	35%	70%	75%	80%
Ouvriers qualifiés	60%	40%	80%	85%	90%
Manœuvres	80%	85%	90%	95%	100%

S'agissant, particulièrement, de la participation des Congolais au capital social des sociétés minières et/ou celles des télécommunications opérant en République Démocratique du Congo, il y a lieu de noter qu'il existe des dispositions légales à même de favoriser le développement du contenu local dans ces secteurs.

En effet, l'article 40 de la loi n° 20/017 du 25 novembre 2020 relative aux télécommunications et aux technologies de l'information et de la communication dispose que la personne morale bénéficiaire d'une licence doit avoir la forme d'une Société Anonyme «S.A» et que, sans préjudice des accords et conventions auxquels l'Etat congolais est partie, trente pourcent (30%) au moins du capital social de la société bénéficiaire d'une licence dans le secteur des télécommunications sont répartis de la manière suivante:

(i) 25% au moins sont détenus par des personnes physiques congolaises ou les personnes morales dont les parts sont détenues par des congolais, personnes physiques. Cette souscription doit être effective endéans trois ans de la constitution de la société ;

(ii) 5% sont réservés aux travailleurs congolais de l'Entreprise.

Dans le secteur minier, l'article 71bis du code minier prévoit la participation des personnes physiques de nationalité congolaise au capital social des sociétés minières : lors de la constitution de la société minière, l'obligation légale est faite à la société de faire participer les Congolais personnes physiques à son capital social à hauteur de 10% au moins.

Conformément à l'article 144 bis du Règlement Minier, les actions ou les parts sociales réservées aux Congolais peuvent être acquises de la manière suivante : 5% à un ou plusieurs Congolais capables d'acquérir les parts ou actions sociales ; et 5% à la masse des employés de l'entreprise minière. En cas de la demande ou de la cession du Permis d'Exploitation de Petite Mine, toute personne de nationalité étrangère doit créer une société de droit congolais en association avec une ou plusieurs personnes de nationalité congolaise dont la participation ne peut être inférieure à 25% du capital social.

Ces dispositions souffrent de non application effective notamment à cause du manque de transparence sur l'origine des capitaux locaux due à l'inexistence d'une réglementation sur les marchés boursiers.

Pour pallier à cette carence, l'Etat congolais souhaite mettre en place un marché boursier comme levier en vue de mobiliser l'épargne intérieure et internationale au service du financement de l'économie nationale. Selon le Ministère des Finances de la RDC, cité par le site en ligne Agence Ecofin, ce dispositif vise à *« doter le pays d'un cadre légal pouvant permettre la mobilisation des capitaux pour le financement à long terme de l'économie nationale »*.

« Ce marché boursier annoncé représente une opportunité pour les Congolais de devenir actionnaires dans des entreprises locales et de fructifier les épargnes. Les entreprises congolaises pourront quant à elles mobiliser des ressources à plus long terme pour financer leur croissance et leur développement. L'ouverture de la bourse pourrait également renforcer l'attractivité du pays auprès des investisseurs étrangers », selon l'article publié par le site en ligne Agence Ecofin.

La République Démocratique du Congo veut ainsi s'appuyer sur le contenu local pour avancer dans la lutte contre la pauvreté. Le Contenu local est par conséquent un instrument économique utilisé afin de faire progresser les ressources humaines et faire mieux fructifier les ressources naturelles.

Le contenu local est un instrument de développement inclusif. Mais la mise en place des politiques du contenu local n'est pas une panacée en soi. Encore faut-il mobiliser les énergies, les intelligences et la rigueur de la loi afin de tirer pleinement profit de la politique du contenu local. Il est nécessaire que les dirigeants politiques, les acteurs économiques, les capitaines de l'industrie et les consommateurs en général fassent preuve de bonne volonté et d'engagement tous azimuts pour la réussite des politiques du contenu local.

La consécration du cadre légal du contenu local en République démocratique du Congo

La promulgation de la loi sur le contenu local marque une avancée décisive dans la structuration du cadre juridique congolais en matière de participation nationale à l'économie. Cette loi fixe désormais les exigences applicables au contenu local dans les secteurs public et privé en République démocratique du Congo, avec pour finalité de favoriser l'émergence d'une classe moyenne nationale forte, compétitive et durable et des champions nationaux.

Toutes les entreprises opérant sur le territoire national, quels que soient leurs secteurs d'activités, à l'exception des Microentreprises, PME, PMI et startups locales, sont soumises aux exigences relatives au développement du contenu local.

Cette loi s'applique à tous les projets financés par les ressources publiques ou portés par les opérateurs dans le cadre des contrats dits de partenariat public-privé.

Elle s'applique également aux projets portés par les investisseurs du secteur privé en République Démocratique du Congo avec comme objectifs, notamment, d'(de) :

1. augmenter la valeur ajoutée et la création d'emplois des nationaux dans la chaîne de valeur grâce à l'utilisation de l'expertise nationale ainsi que des biens et services locaux ;

2. favoriser la participation des congolais dans les entreprises de tous les secteurs d'activités de l'économie du pays ;

3. favoriser le développement et la disponibilité d'une main-d'œuvre nationale qualifiée et compétitive ;

4. développer les capacités nationales dans la chaîne des valeurs par l'éducation, la formation, le transfert des technologies et de savoir-faire ainsi que par la recherche et le développement ;

5. renforcer la compétitivité des entreprises à capitaux congolais en facilitant leur accès au financement, en rendant obligatoire la conformité aux normes congolaises pour les produits, systèmes et processus, et en promouvant les produits certifiés sur le marché national et international ;

6. mettre en place un mécanisme de suivi-évaluation transparent et fiable des obligations liées au Contenu local ;

7. faciliter le développement des aptitudes des fournisseurs congolais en encourageant les partenariats avec des Entreprises étrangères plus avancées et plus expérimentées ;

8. favoriser l'émergence des champions nationaux.

Techniquement, la loi consacre une architecture normative souple, en prévoyant que les lignes directrices à caractère obligatoire définissant les exigences du contenu local soient précisées dans le Plan national du contenu local, instrument stratégique de mise en œuvre et d'opérationnalisation de ses dispositions.

Sur proposition de l'Autorité de régulation du Contenu local, en synergie avec l'ensemble de l'écosystème entrepreneurial, le Gouvernement élabore et met en œuvre un Plan national du Contenu local en vue de favoriser notamment l'emploi local, le financement, la protection et la promotion équitable de la femme, des jeunes et des personnes vivant avec handicap, l'utilisation des biens et services de production locale, le recours aux capitaux locaux, le développement des compétences, le transfert des technologies, la protection environnementale et le développement des communautés locales.

Les lignes qui suivent mettent l'accent sur les rôles des parties prenantes dans la mise en œuvre des politiques du contenu local.

II. Rôles des parties prenantes dans la mise en œuvre des politiques du contenu local

La réussite du contenu local ne dépend pas uniquement des lois ou des intentions politiques. Elle repose également sur un écosystème institutionnel solide, dans lequel chaque acteur joue un rôle précis.

Sans une coordination efficace entre les institutions, le secteur privé, les communautés locales et la société civile, les politiques demeurent théoriques et les impacts limités.

Raison pour laquelle, nous examinons le rôle essentiel de chaque acteur, ainsi que les mécanismes institutionnels indispensables pour assurer une mise en œuvre cohérente, efficace et durable.

Je parle du rôle de l'Etat, du rôle des agences spécialisées quant à la régulation et au contrôle, du rôle des entreprises multinationales, de celui des PME locales comme moteur réel du contenu local, du rôle des universités et des centres de recherche, des communautés locales, de la société civile et des médias, de la diaspora, de la coordination interinstitutionnelle comme la clé du succès pour la valorisation du contenu local et enfin de l'investissement pour une économie intégrée.

I. Le rôle de l'État : architecte du contenu local

L'État est l'initiateur, le stratège et le garant du contenu local.

Son leadership doit se matérialiser à travers quatre missions essentielles :

1. Définir la vision et le cadre juridique

L'État doit :

• élaborer des lois claires et applicables ;

• fixer les quotas minimaux et progressifs de contenu local ;

• intégrer les clauses obligatoires dans les contrats miniers, pétroliers, énergétiques et industriels, etc. ;

• garantir la stabilité réglementaire.

Une politique instable ou fluctuante décourage les investisseurs et fragilise l'écosystème local.

2. Développer les infrastructures essentielles

Routes, électricité, internet, eau, zones industrielles : ces infrastructures sont le socle physique du contenu local.

3. Appuyer la formation et le développement des compétences

L'État doit :

- financer les centres de formation professionnelle ;
- moderniser les universités techniques ;
- encourager les partenariats État–Entreprise–Université.

4. Garantir la transparence et l'équité

Une politique publique crédible repose sur :

- des appels d'offres transparents ;
- des audits réguliers ;
- des sanctions en cas de non-conformité ;
- l'accès public à l'information sur les contrats.

Que retenir du rôle des agences spécialisées quant à la régulation et au contrôle ?

II. Le rôle des agences spécialisées : régulation et contrôle

Dans plusieurs pays, et particulièrement en RDC, les agences comme l'ARSP (Autorité de Régulation de la Sous-Traitance dans le Secteur Privé) jouent un rôle pivot.

1. Missions principales :

- Certifier les entreprises locales ;
- Assurer le suivi-évaluation des politiques de contenu local ;
- Contrôler la conformité des multinationales ;
- Encourager la création de chaînes de valeur internes ;
- Accompagner les entreprises locales ;
- Publier des rapports publics annuels

2. Nécessité d'une autonomie fonctionnelle

Pour être crédible, une agence doit être :

- indépendante des influences politiques ;
- dotée d'un budget propre ;
- animée par des professionnels compétents et intègres ;
- équipée de technologies modernes de vérification et de certification.

Il me faut reconnaître le rôle des entreprises multinationales dans les lignes suivantes.

III. Le rôle des entreprises multinationales

L'industrie extractive et les grands projets d'infrastructure sont souvent portés par des multinationales. Celles-ci doivent être des acteurs partenaires, et non pas adversaires, du contenu local.

1. Obligations attendues :

- Respect strict des quotas d'emploi local ;
- Recours aux fournisseurs locaux ;
- Participation aux programmes de formation ;
- Transfert de technologies ;
- Contribution au développement communautaire ;
- Rapports transparents sur leurs obligations de contenu local

2. Avantages pour les multinationales :

- réduction des coûts logistiques ;
- acceptabilité sociale renforcée ;
- amélioration de l'image de marque ;

- diminution des risques d'exploitation ;

- stabilité opérationnelle.

- Je souligne au point suivant le rôle des PME locales comme moteur réel du contenu local.

IV. Le rôle des entreprises ~~PME~~ locales : moteur réel du contenu local

Les PME représentent le cœur du tissu économique national.

1. Leur contribution essentielle :

- Création d'emplois locaux

- Production des biens et services requis dans la chaîne de valeur

- Innovation adaptée au contexte local

- Stabilisation de l'économie nationale

- Renforcement de la résilience du pays

2. Les difficultés auxquelles elles font face

- accès limité au financement ;

- manque de compétences ;

- concurrence des entreprises étrangères ;

- procédures administratives complexes ;

- manque de normes de qualité ;

- faible visibilité.

Le contenu local vise précisément à lever ces obstacles.

Les universités et les centres de recherche ont un rôle à jouer dans l'essor du contenu local.

V. Le rôle des universités et centres de recherche

Aucun progrès industriel durable n'est possible sans un système éducatif performant.

1. Missions stratégiques

- Formation des compétences techniques

- Recherche appliquée liée aux besoins du pays

- Partenariat avec les entreprises pour développer de nouvelles technologies

- Mise en place d'incubateurs et de laboratoires d'innovation

- Certification des compétences

2. Intégration dans la chaîne de valeur

Les universités doivent travailler main dans la main avec :

- les industriels,
- les agences publiques,
- les communautés professionnelles.

C'est la condition pour créer une économie fondée sur le savoir.

Il convient de ne pas négliger le rôle des communautés locales.

VI. Le rôle des communautés locales

Elles sont souvent les premières affectées par les projets extractifs et industriels.

1. Attentes prioritaires :

- Emplois pour les jeunes

- Développement des infrastructures locales

- Programmes sociaux (écoles, hôpitaux, eau potable)

- Restauration écologique

- Compensation équitable

2. Participation au processus

Les communautés doivent être :

- consultées ;
- associées aux décisions ;
- représentées dans les comités de suivi ;
- informées sur les droits et obligations des entreprises.

Il est souhaitable que la société civile et les médias s'impliquent en vue de la mobilisation pour le contenu local.

VII. Le rôle de la société civile et des médias

Ils constituent les « yeux et oreilles » du public.

1. Missions clés

- Suivi indépendant des contrats

- Dénonciation des abus

- Sensibilisation du public

- Promotion du patriotisme économique

- Renforcement de la transparence

2. Partenariats avec les institutions publiques

La société civile doit être un partenaire stratégique, non un adversaire.

La diaspora reste encore une richesse inexploitable comme je le relève au point suivant.

VIII. Le rôle de la diaspora : une richesse inexploitée.

La diaspora représente :

- des milliards de dollars de capitaux ;
- des compétences rares ;
- des réseaux internationaux ;
- une expérience technique précieuse.

1. Stratégies pour mobiliser la diaspora

- Fonds souverains diaspora
- Zones industrielles dédiées
- Incitations fiscales
- Accès préférentiel aux marchés publics
- Programmes de transfert de compétences
- Missions techniques ponctuelles en RDC

Ce qu'il faut bien voir, la coordination interinstitutionnelle est la clé du succès pour la valorisation du contenu local.

IX. La coordination interinstitutionnelle : clé du succès

La mise en œuvre efficace du contenu local nécessite :

- une coordination entre ministères ;
- une harmonisation entre agences ;
- une collaboration entre provinces ;
- une communication permanente avec le secteur privé ;
- un suivi-évaluation centralisé et digitalisé.

Sans coordination, chaque institution avance seule, créant un système confus et inefficace.

Il convient d'investir pour une économie intégrée.

X. Vers un écosystème intégré

Le contenu local n'est pas une politique isolée.

C'est un système, composé de : lois, institutions, infrastructures, entreprises, travailleurs, technologies, communautés. Lorsque tous ces éléments fonctionnent en synergie, le pays bascule dans un cercle vertueux de développement endogène.

Conclusion

Ce chapitre a eu pour pierre de touche le cadre institutionnel et rôles des parties prenantes dans la mise en œuvre des politiques sectorielles et nationales de développement du contenu local en République Démocratique du Congo.

Le concept contenu local désigne l'utilisation prioritaire des ressources locales, des compétences nationales et des services locaux. Il concerne les approches, allant d'objectifs obligatoires à des exigences plus souples. Il est question des politiques touchant à plusieurs secteurs de vie. Le développement peut partir de l'industrie minière pour s'étendre à d'autres domaines dont l'agriculture, l'investissement et l'intelligence sur l'homme et son activité.

Deux points ont été articulés : le contenu local et la réforme du cadre institutionnel d'une part, et d'autre part les rôles des parties prenantes dans la mise en œuvre des politiques du contenu local. Quant au premier point, j'ai évoqué les Fonds de Garantie de l'Entrepreneuriat au Congo (FOGEC), l'Agence Nationale de Développement de l'Entrepreneuriat congolais (ANADEC), l'Agence de Promotion des Classes Moyennes (APROCM), avant de parler l'Autorité de Régulation de la Sous-traitance dans le Secteur Privé (ARSP) comme régulateur de la sous-traitance et du contenu local dans le secteur privé. J'ai aussi signalé que la régulation du contenu local dans le secteur public, en l'occurrence, les marchés publics et partenariat public privé, a été confiée à l'Autorité de Régulation des Marchés Publics (ARMP) et la consécration du cadre légal du contenu local en République démocratique du Congo à la suite de la promulgation en date du **30 juin** de Loi **Loi n° 26/018 sur le contenu local** en République démocratique du Congo. Au nombre des parties prenantes, comme deuxième point, j'ai passé en revue le rôle des agences spécialisées quant à la régulation et au contrôle, celui des entreprises multinationales, des PME locales comme moteur réel du contenu local, des universités et des centres de recherche, des communautés locales, de la société civile et des médias, de la diaspora, de la coordination interinstitutionnelle comme clé du succès pour la valorisation du contenu local, enfin investir pour une économie intégrée.

La question qui reste ouverte est celle de savoir quelles stratégies mettre en œuvre pour la promotion du contenu local en Afrique, avec pour exemple la République Démocratique du Congo ?

Chapitre IV

Stratégies pour promouvoir le contenu local en Afrique : cas de la République Démocratique du Congo

Ce chapitre a pour matrice les stratégies à mettre en œuvre pour la promotion du contenu local en Afrique, avec pour exemple la République Démocratique du Congo.

L'Afrique est en train de devenir le centre de gravité démographique mondial du Nord vers le sud. Le Congo, pays de près de 15 millions d'habitants en 1960, en compte un peu plus de 100 millions en 2025. Selon les projections onusiennes du World population prospects, la population africaine devrait plus que doubler d'ici 2100. L'Afrique aura dans 75 ans autour de 3.8 milliards d'habitants, contre 1.5 milliards d'âmes en 2025. Ce qui renvoie à dire que la tension sur le monde du travail ira grandissante. L'évolution démographique est une réalité irréversible. La population jeune se bousculera pour avoir du travail, un logement. D'où la nécessité de penser le travail aujourd'hui pour les générations à venir. Ainsi que nous l'avons déjà effleuré, en même temps que le continent africain enregistrera une démographie galopante, les prévisions en termes d'avancée économique et le développement dans son ensemble n'évolueront pas dans le même sens que la démographie de l'Afrique. Ces deux évolutions seront même anti-proportionnelles. Les prévisions sur le développement du continent africain sont même pessimistes. L'Afrique restera probablement la proie de crises récurrentes...écrivent Nicole Gnesotto et Giovanni Grevi[6] qui soulignent que dans nombre

[6] N. GNESOTTO, G. GREVI, Le monde en 2025, Robert Laffont

des régions en Afrique, « la dégradation de l'environnement risque de s'aggraver, notamment à cause de la pénurie d'eau, de la surexploitation des terres et d'une urbanisation déséquilibrée. En dépit de taux de fertilité élevés alimentant une croissance démographique explosive, l'espérance de vie risque de rester faible en raison de la pauvreté et du déficit des structures sanitaires. La plupart des économies resteront dominées par le secteur primaire et les matières premières demeureront la principale source d'exportation vers les marchés mondiaux. Si certains Etats sont susceptibles de connaitre une forte croissance, le continent dans son ensemble va continuer à décliner par rapport à l'Asie et l'Amérique du Sud »[7].

Des prévisions qui annoncent des futurs particulièrement durs pour le continent noir, qui doit s'appuyer sur une politique intelligente pour conjurer un sort plus ou moins fâcheux qui se dresse devant lui. Ceci dit, la promotion du contenu local en Afrique devient à la fois un impératif économique, culturel et stratégique. Elle vise à renforcer les chaînes de valeur internes, à réduire la dépendance vis-à-vis des importations, et à donner une place centrale aux savoir-faire, aux ressources humaines et aux entreprises locales dans les grands projets économiques. Pour que cette ambition devienne réalité, une stratégie claire, accompagnée d'outils concrets, s'impose. Parlant du secteur primaire, plusieurs pays africains ont, ces dix dernières années, procédé à un réexamen des codes et contrats d'investissement et d'exploitation minière pour aider à se développer. Au-delà des lois d'exploitation minière qui stipulent l'obligation de faire respecter le contenu local, certains pays poussent encore plus loin, en mettant en place des lois spécifiques sur le contenu local.

Le Forum intergouvernemental sur les mines, les minéraux, les métaux et le développement durable (Intergovernmental Forum

[7] N. GNESOTTO, G. GREVI *Op Cit*

on Mining Minerals Metals and Sustainable Development, IGF), née lors du Sommet mondial sur le développement durable des Nations Unies (ONU) en 2002 à Johannesburg, en Afrique du Sud, et regroupant près de 87 pays membres estime dans l'un de ses rapports que : *« Au cours de la dernière décennie, un nombre croissant de pays miniers ont mis en place des stratégies nationales pour promouvoir l'industrialisation. Ces stratégies incluent la valorisation nationale des minerais et le développement de chaînes d'approvisionnement locales. Cela s'explique par la pression croissante de l'opinion publique, en particulier de la part des pays qui n'ont pas tiré profit des retombées du secteur minier.*

Ce type de stratégie industrielle implique souvent des mesures visant à conserver une partie des matières premières à des fins domestiques. L'un des instruments les plus fréquemment utilisés est la politique de contenu local. Dans le contexte minier, elle consiste à inciter ou à obliger les industries minières à transformer tout ou partie des matières extraites dans le pays d'origine ou à les céder à d'autres pour qu'elles soient transformées en produits à plus forte valeur ajoutée.

Ces politiques ont pour objectif le développement du secteur industriel sous-jacent et l'augmentation de la valeur des exportations. Elles sont également alimentées par des motivations plus politiques, telles que les tensions croissantes liées à la hausse du chômage des jeunes, les promesses électorales faites dans les zones minières et les héritages coloniaux ou historiques non résolus.

Le développement des industries en aval est souvent considéré comme une stratégie de diversification visant des secteurs perçus comme moins sensibles aux cycles d'expansion et de récession économiques. L'objectif principal est de créer des impacts positifs, y compris en dehors du secteur minier. Cela conduit au développement de chaînes de valeur et/ou d'approvisionnement qui élargissent la contribution du secteur au développement socioéconomique, limitant ainsi la dépendance fiscale. Une diversification réussie est ainsi en mesure de générer des emplois, d'être une source de croissance accélérée et d'augmenter les recettes fiscales et commerciales ».

Les rédacteurs du rapport de l'IGF se demandent quelles sont les leçons à tirer de l'expérience internationale et ils estiment que *« l'expérience internationale montre que les résultats de ce type de stratégie sont plutôt mitigés. En effet, peu de pays ont réussi leur transition grâce à des politiques de contenu local uniquement, celles-ci ayant souvent été élaborées dans la précipitation ou sur la base d'une décision politique visant à interdire l'exportation de matières premières non transformées sans disposer encore des capacités industrielles nécessaires pour les transformer sur place.*

C'était par exemple le cas pour le cobalt en 2008 et le cuivre en 2011 dans la province du Katanga en République démocratique du Congo ; pour la tanzanite en 2007 et des concentrés minéraux et des minerais (y compris l'or, le cuivre, le nickel et l'argent) en 2017 en Tanzanie ; pour le chrome en 2011 au Zimbabwe et pour le minerai de nickel et d'étain en Indonésie en 2014. Certaines de ces mesures ont rapidement été abandonnées en raison du manque de capacités productives ou d'infrastructures locales, ou parce qu'elles causaient des dommages économiques insoutenables. Les résultats de ces politiques n'ont donc pas été très convaincants.

D'autres pays ont connu davantage de succès avec leurs politiques de contenu local. Le Botswana a souvent été cité comme ayant négocié et obtenu avec succès, de De Beers, une partie du tri et de la vente des diamants dans le pays, qui étaient auparavant effectués à Londres. Un autre exemple intéressant, malgré ses ressources pétrolières limitées, est

Singapour, qui a su s'appuyer sur ses infrastructures et ses réseaux logistiques de classe mondiale, notamment son port, pour devenir une plateforme régionale majeure. Le pays a réussi à attirer des raffineries de pétrole et d'autres industries du secteur pétrochimique dans ses zones franches, devenant ainsi un important centre régional de commerce du pétrole.

Le succès ou l'échec des politiques de contenu local visant à stimuler la valeur ajoutée des matières premières, et en particulier le développement des liens en aval, dépend nécessairement de la bonne gouvernance du secteur. Il faut également que les ambitions gouvernementales pour le secteur soient alignées sur les plans de développement nationaux et sur les cadres politiques et réglementaires. Les règles régissant le contenu local doivent rester réalistes et être conçues en fonction des capacités industrielles disponibles. Elles ne doivent pas devenir des obstacles, car cela pourrait mettre en péril le développement de l'industrie dans son ensemble.

Le simple fait d'être riche en ressources naturelles ne suffit pas à garantir la réussite de la transformation des matières premières en produits finis. Certains fondamentaux sont nécessaires pour attirer et retenir les investissements dans les industries de transformation, notamment : (i) l'accès à un marché garanti – national, régional ou international – pour écouler le produit fini, car les investissements en amont dans les activités de transformation sont souvent coûteux ; (ii) l'existence d'infrastructures efficaces et compétitives, telles que les transports et les communications ; (iii) un approvisionnement énergétique sûr et fiable ; (iv) une main-d'œuvre qualifiée et compétitive ; et (v) un climat des affaires favorable au développement du secteur privé, comme des mesures visant à faciliter les investissements, l'accès au crédit à des taux compétitifs et l'absence de barrières administratives ».

La République Démocratique du Congo (RDC) se distingue par l'ampleur de ses potentialités, qui sont à la fois naturelles, humaines et culturelles. Son territoire, vaste et riche en ressources minières, forestières et agricoles, offre un socle solide pour un développement économique durable. De plus, sa jeunesse constitue une force considérable : la majorité de la population a moins de 25 ans, ce qui représente un capital humain dynamique, capable d'innover et de créer de nouvelles entreprises. La diversité culturelle, qui se manifeste dans les langues, les traditions et les savoir-faire locaux, constitue également un atout pour la valorisation de produits et services authentiquement congolais, capables de trouver des marchés à la fois nationaux et internationaux.

Ces atouts, pour faire un peu d'histoire, ont toujours existé et déjà, à l'époque du Congo-Belge, ils ont servi de socle à la politique de développement de la colonie en pôles de production agricole, minière et manufacturières en fonction des spécificités régionales et reliés entre eux par des routes et par le chemin de fer.

Pendant des décennies, cependant, la RDC a été trop dépendante de l'aide extérieure et des investissements étrangers, qui ont souvent privilégié l'extraction des matières premières destinées à l'exportation, plutôt que de soutenir la transformation locale et le renforcement des capacités nationales. Cette approche a freiné le développement industriel interne et limité la création d'emplois pour la population locale, laissant le pays vulnérable aux fluctuations des marchés internationaux et à l'influence de partenaires extérieurs.

Face à ce constat, il devient impératif de réorienter le développement vers une approche endogène, où les ressources et les talents du pays sont pleinement mobilisés. Le contenu local – qu'il s'agisse de produits manufacturés, de services innovants, de technologies numériques ou de créations culturelles – doit devenir le moteur d'une économie autonome. Cela passe par une stratégie cohérente visant à stimuler les entreprises locales, renforcer les compétences des jeunes Congolais, protéger et valoriser les savoir-faire traditionnels et moderniser les infrastructures nécessaires à la production et à la distribution des biens locaux.

Le développement interne de la RDC ne peut réussir que si l'ensemble des acteurs du pays – gouvernements, entreprises, universités, associations et citoyens – s'engagent dans une démarche collective. Il s'agit de créer un cercle vertueux où la production locale répond aux besoins de la population, génère des revenus, stimule l'innovation et permet à la RDC de se positionner comme un acteur économique solide et indépendant sur la scène continentale et mondiale. La promotion du contenu local n'est donc pas seulement une question économique : elle constitue un véritable levier stratégique pour la souveraineté, la résilience et la prospérité à long terme du pays.

Il convient de valoriser le potentiel congolais, une stratégie nationale centrée sur l'intérieur

1. Valoriser le potentiel congolais

La valorisation du potentiel congolais constitue la base de toute stratégie de contenu local durable. La République Démocratique du Congo est un pays-continent, aux multiples visages économiques, sociaux et culturels. Chacune de ses régions recèle des ressources spécifiques qui, si elles étaient mieux exploitées et intégrées dans une économie nationale cohérente, pourraient transformer le pays en une véritable puissance économique africaine. Le contenu local, dans ce contexte, ne se limite pas à la production artisanale ou agricole ; il englobe l'ensemble des activités productives – de l'agriculture à l'industrie, de la culture à la technologie, de l'énergie aux services – qui naissent et se développent à partir des ressources internes du pays.

Le Katanga, par exemple, demeure l'un des poumons économiques de la RDC. Ses sous-sols regorgent de minerais stratégiques tels que le cuivre, le cobalt et le lithium, indispensables à l'industrie mondiale des batteries et des énergies renouvelables. Pourtant, la majeure partie de ces ressources est exportée à l'état brut, privant le pays des bénéfices liés à la transformation industrielle. Valoriser le potentiel katangais, c'est donc investir dans des usines locales de raffinage, encourager les partenariats entre entreprises minières et universités techniques, et créer des emplois stables pour la jeunesse locale. C'est aussi faire du Katanga un centre d'innovation et de transformation minière, capable de rivaliser avec les grands pôles industriels du continent.

Pour ce faire, il est important de créer les conditions de la mise en œuvre notamment de l'article 342 ter du Code minier qui est ainsi libellé *: « Du délai d'application de l'obligation de traitement et de transformation en République Démocratique du Congo pour les titulaires actuels des droits miniers. Les titulaires des droits miniers en cours de validité disposent d'un délai de trois ans pour procéder, sur le territoire de la République Démocratique du Congo, au traitement et à la transformation des substances minérales par eux exploitées. Le délai prévu à l'alinéa premier du présent article ne peut être réduit ou prorogé que par une modification de la présente disposition par les deux chambres du Parlement.*

La présente disposition produit ses effets dès l'entrée en vigueur de la présente loi ».

Cette mesure, salutaire pour la production locale, peut être assortie d'un moratoire réaliste en fonction des exigences liées au développement des infrastructures notamment énergétiques.

Dans l'Est du pays, notamment en Ituri et au Nord-Kivu, les richesses agricoles sont impressionnantes : café, cacao, maïs, riz, fruits tropicaux, huile de palme... Ces produits, aujourd'hui exportés ou vendus bruts sur les marchés locaux, peuvent devenir la base d'une véritable industrie agroalimentaire congolaise. L'enjeu est de créer des unités de transformation modernes dans les provinces, d'encourager les coopératives agricoles, et de relier la production aux circuits commerciaux nationaux. Une telle politique permettrait de garantir la sécurité alimentaire, de créer de la valeur ajoutée et de réduire la dépendance aux importations de denrées transformées.

Kinshasa et Lubumbashi, de leur côté, incarnent le dynamisme urbain et l'émergence d'une nouvelle génération d'entrepreneurs. Ces deux métropoles voient naître des start-ups technologiques, des initiatives dans le numérique, la communication, la logistique et le e-commerce. La jeunesse urbaine y invente chaque jour des solutions adaptées aux réalités locales : applications pour le transport, plateformes de paiement mobile, solutions de gestion agricole ou encore outils éducatifs numériques. Ce foisonnement d'initiatives témoigne d'un changement de paradigme : le développement peut et doit partir de la créativité congolaise.

Ainsi, promouvoir le contenu local, c'est reconnaître cette diversité de talents et de ressources, et structurer des filières économiques complètes, du producteur au consommateur. C'est aussi bâtir des ponts entre les provinces et les villes, entre la production rurale et les marchés urbains, entre la tradition et la modernité. Cette démarche permet non seulement de créer des emplois et de renforcer l'économie nationale, mais aussi de restaurer la fierté et la confiance du peuple congolais dans sa propre capacité à bâtir son avenir.

A mes yeux, il faut une stratégie nationale centrée sur l'intérieur comme je l'éclaire dans les pages qui suivent.

2.Une stratégie nationale centrée sur l'intérieur.

Le développement véritable et durable de la République Démocratique du Congo ne pourra s'accomplir que s'il repose sur une stratégie nationale pensée, pilotée et exécutée depuis l'intérieur du pays. Trop longtemps, les politiques économiques ont été dictées par des modèles importés, souvent inadaptés au contexte congolais, ou par des impératifs extérieurs imposés par les partenaires internationaux. Or, la souveraineté économique d'un pays s'affirme lorsque celui-ci décide lui-même de ses priorités, de ses méthodes et de ses outils de développement. La RDC doit donc construire une stratégie nationale axée sur la production, la transformation et la consommation locales, en s'appuyant sur ses propres forces.

Une telle stratégie commence par une vision claire de l'économie nationale, fondée sur la valorisation des ressources disponibles. Il ne s'agit plus simplement de produire pour exporter, mais de produire pour nourrir, équiper et servir les Congolais eux-mêmes. Cela implique de repenser la politique industrielle du pays en faveur d'une transformation locale systématique : minerais, produits agricoles, bois, textiles, etc. Chaque matière première doit désormais faire l'objet d'une valeur ajoutée nationale avant toute exportation. Cette approche permet non seulement de créer des emplois, mais aussi de renforcer la stabilité économique, de réduire le déficit commercial et de stimuler l'innovation.

Un exemple de la mise en œuvre réussie d'une telle stratégie de produire pour nourrir les Congolais a été expérimentée au Haut-Katanga et au Lualaba avec la production locale de maïs et du ciment. En effet, la dépendance de ces provinces de l'ex Katanga de l'Afrique Australe était telle que tout blocage dans la chaîne d'approvisionnement de ces produits entraînait des répercussions immédiates sur le prix et le vécu quotidien des populations. Ces deux provinces ont réussi à inverser la tendance en mettant en place des politiques permettant de produire localement le maïs, en subventionnant les agriculteurs, et le ciment, en favorisant l'implantation des cimenteries localement. Le cas emblématique est celui de la redynamisation par le Président TSHISEKEDI des grands projets agricoles du Service National qui gère le centre de Kanyama Kasese dans la province du Haut-Lomami et qui produit notamment une quantité considérable de maïs qui a permis de stabiliser l'approvisionnement de cette denrée dans une grande partie du pays créant de ce fait, une auto-suffisance alimentaire.

Le soutien à l'entrepreneuriat congolais est le premier pilier de cette stratégie. Les jeunes entrepreneurs représentent aujourd'hui un vivier de créativité et de dynamisme. Cependant, ils se heurtent à des obstacles multiples : absence d'accès au crédit, manque de formation à la gestion, fiscalité dissuasive, concurrence des importations. Il devient urgent de mettre en place un environnement propice à leur essor. L'État doit instaurer des mécanismes de financement adaptés, comme des crédits bonifiés, des fonds de garantie ou des incubateurs régionaux permettant d'accompagner les porteurs de projets. En outre, les marchés publics doivent réserver une part significative à la production nationale, afin de stimuler la demande intérieure et de donner un signal fort en faveur du "Made in Congo".

Le deuxième axe fondamental est celui de la formation et du renforcement des compétences locales. Le système éducatif congolais doit être repensé pour répondre aux besoins réels du marché. Les formations techniques et professionnelles, longtemps négligées, doivent être valorisées et soutenues, car elles constituent la base de toute économie productive. La RDC a besoin d'ingénieurs, de techniciens, d'artisans qualifiés, de codeurs et de chercheurs capables de transformer les ressources locales en produits finis. Les universités et les instituts supérieurs doivent donc collaborer avec les entreprises pour définir des programmes de formation directement liés aux secteurs porteurs de croissance.

Enfin, une stratégie nationale solide doit reposer sur un cadre réglementaire protecteur. L'économie congolaise ne pourra croître que si les entreprises locales sont protégées contre la concurrence déloyale des produits importés à bas prix. L'État doit instaurer des politiques tarifaires intelligentes, favorisant la production nationale sans pour autant fermer le pays au commerce international. Il s'agit d'établir des normes de qualité, des certifications locales et des mécanismes de contrôle qui valorisent le produit congolais sur son propre marché. En d'autres termes, la politique industrielle doit placer l'intérêt national au centre, en encourageant l'investissement interne, la transformation locale et la fierté du produit national.

Cette stratégie, pour réussir, doit être conçue et pilotée par les Congolais eux-mêmes, dans une logique d'appropriation nationale. C'est en se fondant sur les priorités du pays et en mobilisant ses potentialités internes que la RDC pourra bâtir un modèle économique résilient, autonome et inclusif.

Il s'agit ici de définir une vision claire, partagée et mesurable du contenu local. Sans vision nationale, les efforts restent dispersés et inefficaces.

Une vision portée par le leadership politique

Le contenu local doit être un projet présidentiel et gouvernemental, c'est-à-dire une priorité nationale, explicitement inscrite dans : les plans nationaux de développement ; les politiques industrielles ; les stratégies sectorielles (mines, hydrocarbures, agriculture, numérique, énergie...) ; les budgets nationaux.

Un consensus national

La réussite dépend également d'un alignement entre : l'État ; les entreprises publiques et privées ; la société civile ; les universités et les centres de recherche ; les collectivités locales.

Un contenu local imposé sans consensus social et économique échoue tôt ou tard.

Cette vision doit être basée sur l'appropriation interne. La RDC doit internaliser deux idées fondamentales :

- Créer la richesse à l'intérieur avant de chercher à l'extérieur.

- La transformation locale n'est pas une option : elle est une nécessité.

Après avoir identifié les défis, les enjeux, le cadre institutionnel et le rôle des parties prenantes, des stratégies concrètes, directement applicables, pour faire du contenu local un véritable moteur de transformation économique en République Démocratique du Congo (RDC) doivent combiner vision politique, mesures économiques, innovations technologiques et renforcement du capital humain.

Je propose de consolider un cadre légale robuste, cohérent et évolutif.

I. Consolider un cadre juridique robuste, cohérent et évolutif

Après la promulgation de la **Loi n° 26/018 du 30 juin 2026 sur le contenu local, l'**enjeu réside désormais dans son opérationnalisation à travers l'adoption des mesures réglementaires d'application, son articulation avec les législations sectorielles existantes et la mise en place d'un système national de certification des entreprises locales.

1.1. Harmonisation du cadre juridique du contenu local

La République Démocratique du Congo dispose désormais d'une loi-cadre sur le contenu local, appelée à s'appliquer de manière transversale à l'ensemble des secteurs économiques. Toutefois, son efficacité dépendra de l'Autorité de Régulation du Contenu Local, selon le secteur, concernant son harmonisation avec les législations sectorielles existantes, notamment celles relatives aux mines, aux hydrocarbures, à la sous-traitance, aux télécommunications, à l'électricité, et aux autres secteurs stratégiques.

Cette harmonisation vise à prévenir les contradictions normatives, les chevauchements de compétences et les zones d'insécurité juridique susceptibles d'affaiblir la mise en œuvre de la politique nationale du contenu local. Elle devra être assurée par l'adoption des mesures réglementaires prévues par la loi, notamment le **Plan national du contenu local**, qui fixera les orientations stratégiques, les quotas progressifs, les mécanismes de suivi ainsi que les obligations applicables aux entreprises assujetties.

1.2. Fixation de quotas progressifs

L'un des principaux instruments de mise en œuvre de la politique nationale du contenu local réside dans la définition de seuils progressifs, réalistes et différenciés selon les secteurs d'activités. Conformément à la Loi sur le contenu local, ces quotas devront être fixés dans le Plan national du contenu local. Ceci devrait tenir compte des capacités réelles du tissu économique national, des exigences de compétitivité et de l'objectif d'une montée en puissance graduelle des entreprises congolaises dans les chaînes de valeur. A cet effet, les propositions ci-après pourraient utilement orienter l'élaboration de ce Plan.

Je propose l'introduction de clauses obligatoires dans tous les contrats

1.3. Introduction de clauses obligatoires dans tous les contrats

Tout contrat signé par l'État ou les entreprises publiques doit contenir :

- des exigences chiffrées ;
- des pénalités en cas de non-respect ;
- un plan de contribution au contenu local.

Les pages ci-dessous proposent de développer un système national de certification des entreprises locales.

II. Développer un système national de certification des entreprises locales

La réussite du contenu local dépend de la capacité à identifier les véritables entreprises congolaises. Je propose la création d'un registre national des fournisseurs locaux, une certification obligatoire

2.1. Création d'un Registre National des Fournisseurs locaux

Ce registre doit être :

- digitalisé ;
- accessible aux investisseurs ;
- mis à jour en temps réel ;
- sécurisé pour éviter les entreprises fictives.

Je propose aussi une certification obligatoire.

2.2. Certification obligatoire

La certification vérifiera :

• l'actionnariat local ;

• la gouvernance ;

• la participation réelle des Congolais ;

• la capacité technique.

Il semble important d'envisager une mise en place de « clusters industriels » dans les provinces.

III. Mise en place de « clusters industriels » dans les provinces

Les clusters regroupent :

• industries ;

• centres de formation ;

• fournisseurs ;

• centres de recherche.

Ils renforcent la spécialisation régionale.

Exemple de clusters à développer en RDC

• Lualaba / Haut-Katanga : batteries, métallurgie, raffinage.

• Équateur : agro-industrie, huile de palme, bois transformé.

• Grand Kasaï : transformation du maïs, manioc, textiles.

• Kongo-Central : logistique, ciment, industries portuaires.

• Ituri / Nord-Kivu : café, cacao, produits horticoles.

Il me semble indispensable de développer un système de financement dédié au contenu local.

IV. Développer un système de financement dédié au contenu local.

Le manque de capital est l'un des principaux obstacles à la croissance des petites et moyennes entreprises. la Création d'un Fonds Spécial de promotion du Contenu Local (FNPCL) prévue par la Loi sur le contenu local est l'une des solutions efficaces à cet obstacle. Il faut aussi envisager le recours aux Instruments financiers innovants.

4.1. Fonds Spécial de promotion du Contenu Local (FNPCL)

Placé sous l'autorité du Ministre ayant le Contenu local dans ses attributions, ce fonds est destiné à financer la montée en capital des congolais, la formation, la recherche et le développement ainsi que la création des champions nationaux.

De manière concrète, je propose que ce Fonds serve à :

- Accorder des financements adaptés (fonds propres ou prêts stratégiques) permettant aux nationaux ayant des parts sociales dans entreprises avec des grands marchés ou des grands projets industriels, d'infrastructures et des BTP ou autres nécessitant des gros financements et exigeant parfois des garanties étatiques ;

- Garantir la participation des nationaux aux capitaux dans les secteurs stratégiques (mines, énergie, BTP, Télécoms, Agriculture, logistiques, industrie...) ;

- Accorder des financements aux nationaux pour monter des industries militaires devant fabriquer des équipements, matériels de sécurité et des tenues militaires ;

- Faciliter les nationaux à investir dans les secteurs stratégiques des banques dans le cadre de la promotion des banques d'investissement prévues par la Loi sur le Contenu Local.

Il faut aussi des Instruments financiers innovants.

4.2. Instruments financiers innovants

• garanties étatiques ;

• lignes de crédit concessionnelles ;

• obligations du développement ;

• financement de la diaspora ;

• capital-risque congolais.

Il faut de programme national de formation et de transfert de compétences.

V. Programme national de formation et de transfert de compétences

Le contenu local ne peut réussir sans une révolution du capital humain.

Je propose le programme « Un million de compétences techniques », des centres d'excellence sectoriels et une obligation pour les multinationales d'investir en formation.

5.1. Programme « Un million de compétences techniques »

Objectif : former 1 000 000 de jeunes en :

• soudure,

• électricité industrielle,

• géologie,

• IT,

• mécanique,

• maintenance industrielle,

• logistique,

• restauration minière.

Je propose des centres d'excellence sectoriels.

5.2. Centres d'excellence sectoriels

Un centre par secteur :

• mines ;

• hydrocarbures ;

• agriculture ;

• énergie ;

• numérique ;

• BTP.

Il faut une obligation pour les multinationales d'investir en formation.

5.3. Obligation pour les multinationales d'investir en formation

Chaque entreprise étrangère signera un Plan de Développement des Compétences Locales (PDCL).

Que dire de la politique nationale d'innovation et de technologie ?

VI. Politique nationale d'innovation et de technologie

Je propose la création de technopoles provinciales, les incubateurs pour start-ups et la promotion du Made in Congo numérique.

6.1. Création de technopoles provinciales

Chaque technopole sera spécialisée : IA, blockchain, agriculture numérique, cybersécurité, fintech.

Il y a aussi les incubateurs pour start-ups à signaler.

6.2. Incubateurs pour start-ups

L'État doit soutenir les incubateurs qui aident les jeunes entrepreneurs à développer :

- des solutions industrielles ;
- des outils d'automatisation ;
- des logiciels de gestion ;
- des plateformes de paiement.

Il convient de promouvoir le Made in Congo numérique.

6.3. Promotion du Made in Congo numérique

Créer une certification officielle pour les solutions technologiques développées localement.

Que dire de l'émergence d'une culture nationale d'achat local ?

VII. Émergence d'une culture nationale d'achat local

Le contenu local doit devenir une habitude, pas seulement une obligation.

7.1. Campagnes nationales de sensibilisation « Buy Congo, Build Congo » « Nos ressources, notre richesse » « Le Congo produit, le Congo consomme »

7.2. Intégration dans les écoles

Éducation au patriotisme économique.

7.3. Renforcement des foires économiques provinciales pour promouvoir les entreprises locales.

Il est important de penser au renforcement de la transparence et de la gouvernance.

VIII. Renforcement de la transparence et de la gouvernance

Sans transparence, il ne peut y avoir ni confiance ni investissements. Je propose la digitalisation complète des procédures, de plateforme nationale de suivi du contenu local.

8.1. Digitalisation complète des procédures

• attribution des marchés ;

• contrôle des quotas ;

• suivi des contrats ;

• publication des rapports ;

• traçabilité des paiements.

Il faut de plateforme nationale de suivi du contenu local.

8.2. Plateforme nationale de suivi du contenu local

Cette plateforme publiera :

• les entreprises certifiées ;

- les taux de conformité des multinationales ;
- les statistiques par province ;
- les sanctions appliquées.

Il est important de penser à l'évaluation régulière et adaptation des politiques publiques.

IX. Évaluation régulière et adaptation des politiques publiques

Le contenu local doit évoluer en fonction :

- des résultats ;
- des capacités nationales ;
- de la situation économique mondiale ;
- des besoins industriels.

Un rapport public devra être publié chaque année.

Ma vision finale est de transformer la RDC en un centre industriel africain.

X. Vision finale : transformer la RDC en un centre industriel africain

Le contenu local n'est pas une fin en soi. C'est une stratégie de souveraineté économique.

La RDC peut devenir :

- la capitale africaine de la batterie électrique ;
- un hub agro-industriel régional ;
- un leader culturel et numérique ;

• un acteur énergétique majeur ;

• un exportateur de produits finis à forte valeur ajoutée.

Les propositions formulées ci-dessus n'ont pas vocation à revêtir un caractère exhaustif ou impératif. Elles constituent des orientations techniques et stratégiques destinées à alimenter la réflexion des pouvoirs publics en vue de l'élaboration des instruments d'application de la Loi n° 26/018 du 30 juin 2026 sur le contenu local. A ce titre, elles pourront être prises en compte, *mutatis mutandis*, lors de l'élaboration du **Plan national du contenu local**, en les adaptant aux spécificités de chaque secteur d'activités, aux capacités du tissu économique national ainsi qu'aux objectifs de développement poursuivis par la politique nationale du contenu local.

Conclusion

Ce chapitre a pour matrice les stratégies à mettre en œuvre pour la promotion du contenu local en Afrique, avec pour exemple la République Démocratique du Congo

Face à l'essor démographique grandissant en Afrique, cependant avec des prévisions pessimistes sur son développement, avec des défis majeurs sur la jeunesse, le travail et le logement, la valorisation du contenu local reste une chance comme à la fois un impératif économique, culturel et stratégique pour l'avenir du continent.

Dans le contexte minier, il est question d'obliger les industries minières à transformer tout ou partie des matières extraites dans le pays pour le développement du secteur industriel et l'augmentation de la valeur des exportations, pour lutte face aux tensions liées au chômage des jeunes, aux promesses électorales.

La réussite de la valorisation du contenu local dépend de la bonne gouvernance, les ambitions gouvernementales alignées sur les plans de développement nationaux et sur les cadres politiques et réglementaires.

Le contenu local – produits manufacturés, de services innovants, de technologies numériques ou de créations culturelles – doit devenir le moteur d'une économie autonome. La promotion du contenu local n'est donc pas seulement une question économique : elle constitue un véritable levier stratégique pour la souveraineté, la résilience et la prospérité à long terme du pays. Il faut une stratégie nationale centrée sur l'intérieur. Je propose trois axes dont le soutien à l'entrepreneuriat congolais comme premier pilier de cette stratégie. Ce qu'il faut bien voir, les jeunes entrepreneurs représentent aujourd'hui un vivier de créativité et de dynamisme, Le deuxième est la formation et le renforcement des compétences locales. Il faut un cadre réglementaire protecteur. Cela suppose une vision portée par le leadership politique, Un consensus national entre l'État, les entreprises publiques et privées, la société civile, les universités, les centres de recherche et les collectivités locales.

Il est impératif de faire du contenu local un véritable moteur de transformation économique en République Démocratique du Congo (RDC). Il convient dès lors de combiner la vision politique, les mesures économiques, les innovations technologiques et les renforcements du capital humain. Je propose la consolidation d'un cadre légal par l'harmonisation des lois sectorielle, la création d'un Registre National des Fournisseurs locaux, une mise en place de « clusters industriels » dans les provinces, un système de financement dédié au contenu local dont la Création Fonds National de Promotion du Contenu Local (FNPCL) comme prévu dans la Loi sur le contenu local et des Instruments financiers innovants, un programme national de formation et de transfert de compétences. Il faut une politique nationale d'innovation et de technologie avec la création de technopoles provinciales, les incubateurs pour start-ups et la promotion du Made in Congo numérique). Il convient de promouvoir la culture nationale d'achat local par des campagnes nationales de sensibilisation « Buy Congo, Build Congo » « Nos ressources, notre richesse » « Le Congo produit, le Congo consomme. Cela implique la transparence et la bonne gouvernance. Évaluation régulière est indispensable.

Lors de l'élaboration du Plan national du contenu local prévu par la Loi sur le contenu local que le pouvoir public recourt aux propositions formulées dans le présent chapitre comme éléments pouvant enrichir le débat.

Il faut à présent envisager les Principes et lignes directrices obligatoires dans la mise en œuvre des politiques sectorielles et nationales de développement du contenu local en République Démocratique du Congo dans le chapitre qui suit.

Chapitre V

Principes et lignes directrices obligatoires dans la mise en œuvre des politiques sectorielles et nationales de développement du contenu local en République Démocratique du Congo

Ce chapitre a pour objet les Principes et lignes directrices obligatoires dans la mise en œuvre des politiques sectorielles et nationales de développement du contenu local en République Démocratique du Congo.

Nous allons revenir, dans les lignes qui suivent et en prenant appui sur les exemples des autres pays africains, d'abord, avec des cas concrets, sur chaque principe prévu par la Loi sur le contenu local indiqué ci-dessous et, ensuite, sur ce que peuvent être les lignes directrices à caractère obligatoire du plan national du contenu local.

I. Principes à respecter dans la mise en œuvre des politiques du contenu local

L'atteinte des objectifs du contenu local devrait reposer sur le respect des principes suivants :

1. optimisation et protection du climat des affaires ;
2. renforcement du secteur privé national ;
3. transparence, équité et non-discrimination dans la mise en œuvre des obligations liées au Contenu local ;

4. renforcement des capacités des institutions de mise en œuvre du Contenu local ;

5. coopération mutuelle entre les parties prenantes;

6. promotion équitable de la femme, des jeunes et protection des personnes vivant avec handicap;

7. protection de l'environnement et promotion du développement durable ;

8. responsabilité sociétale et protection des communautés locales ;

9. fixation obligatoire et progressive par voie réglementaire des seuils de Contenu local, sauf exception légale ;

10. promotion de l'innovation et du transfert des technologies.

- Optimisation et protection du climat des affaires

La protection du climat des affaires dans notre pays est cruciale pour le développement du contenu local. En effet, un environnement des affaires sain encourage l'industrie locale, l'emploi et l'innovation. Et pour cela des réformes sont nécessaires pour améliorer la compétitivité, lutter contre l'informalité, garantir une attribution équitable des marchés publics et réduire la bureaucratie afin de permettre aux entreprises congolaises de prospérer face aux produits importés et aux entreprises bénéficiant d'avantages fiscaux.

Quelques mécanismes de protection du climat des affaires peuvent être mises en place pour faire face aux défis persistants notamment : - La lourdeur administrative et la corruption qui constituent des obstacles majeurs à l'amélioration du climat des affaires ; – La faiblesse des infrastructures qui entrave le développement économique et la compétitivité des entreprises ; - Un secteur financier sous-développé rendant difficile l'accès au crédit et aux services financiers pour les entreprises ~~PME~~ locales ; - Le manque de main-d'œuvre qualifiée et bien formée limite la productivité et l'innovation, forçant les entreprises à recruter à l'étranger ; - Le manque de standards QHSE : De nombreuses entreprises locales ne respectent pas ou ne connaissent pas les normes de Qualité, Hygiène, Sécurité et Environnement (QHSE), ce qui les rend moins compétitives.

Le gouvernement s'est engagé à réformer le cadre réglementaire et à digitaliser les services pour simplifier les démarches administratives, comme le guichet unique pour la création d'entreprise.

Des incitations fiscales et douanières sont proposées, notamment dans les secteurs prioritaires et les zones économiques spéciales.

Des efforts sont faits pour renforcer la gouvernance économique par la transparence et la digitalisation des services. Mais aussi, la mise en place de plateformes de dialogue visant à améliorer le climat des affaires par la concertation entre le secteur public et privé.

Le cadre juridique doit également être modernisé avec l'installation d'un centre d'arbitrage international offrant notamment un mécanisme de résolution des litiges commerciaux fiable. Il faut en outre renforcer le secteur privé national.

- Le renforcement du secteur privé national

Le renforcement du secteur privé national par le contenu local consiste en des politiques visant à obliger les entreprises, en particulier les multinationales, à utiliser des biens, des services et de la main-d'œuvre du pays hôte dans leurs opérations. Cela permet de stimuler l'économie nationale, de créer des emplois qualifiés, de développer les capacités locales (comme le transfert de technologie) et d'assurer que les investissements profitent davantage au pays hôte. Des mesures comme l'obligation d'approvisionnement local, de partenariats et d'investissements dans la formation sont couramment utilisées pour y parvenir, bien qu'elles doivent être conçues de manière réaliste pour ne pas freiner le développement industriel, comme le montre l'exemple du Mali et de l'industrie minière.

Mécanismes clés pour le contenu local

Exigences d'approvisionnement : Obliger les entreprises à s'approvisionner auprès de fournisseurs locaux, qu'il s'agisse de biens ou de services.

Emploi et formation : Employer de la main-d'œuvre locale et investir dans la formation pour améliorer les compétences et le savoir-faire au sein de la population.

Partenariats : Favoriser les partenariats entre les entreprises étrangères et les entreprises nationales pour le transfert de technologie et de compétences.

Ajout de valeur : Encourager l'ajout de valeur aux matières premières au niveau national avant leur exportation, plutôt que de se contenter de l'exportation des matières brutes.

Exemples d'application

Industrie minière : Des pays comme le Mali ont mis en place des lois pour assurer que le secteur minier profite davantage au pays en renforçant les capacités des entreprises maliennes et en favorisant l'emploi local.

Secteur pétrolier : Des pays d'Afrique de l'Ouest comme le Ghana, le Sénégal, la Côte d'Ivoire et le Nigeria ont adopté des lois similaires pour obliger les entreprises étrangères à intégrer des entreprises et des compétences locales dans leurs opérations.

Défis et considérations

Capacités locales : Il est essentiel que les exigences en matière de contenu local soient réalistes et basées sur les capacités industrielles disponibles afin de ne pas devenir un obstacle au développement.

Financement : Le manque de financement peut être un obstacle majeur pour les entreprises locales, ce qui nécessite parfois la mise en place de mécanismes de soutien financier.

Fiscalité et respect des contrats : Les gouvernements doivent assurer le respect des contrats et mettre en place des systèmes pour une fiscalité juste, évitant ainsi les pertes de revenus dues à l'évasion ou à l'exploitation non déclarée. La transparence est indispensable pour l'essor économique et la valorisation du contenu local.

- La transparence

La transparence dans le développement du contenu local implique de rendre publiques les informations relatives à la mise en œuvre des politiques visant à accroître la valeur ajoutée locale. Elle favorise la confiance et la responsabilité en communiquant clairement sur les processus, les objectifs, l'emploi local, l'approvisionnement en biens et services locaux et la participation des entreprises locales.

La transparence permet de s'assurer que les objectifs de ces politiques sont effectivement atteints et de vérifier que les acteurs économiques respectent les engagements.

La transparence est importante en ce qu'elle permet aux citoyens, aux entreprises locales et aux acteurs de la société civile de vérifier que les politiques de contenu local sont mises en œuvre correctement et bénéficient réellement à l'économie du pays. Elle rend les processus d'achat et d'attribution des contrats transparents, elle limite les risques de corruption et de favoritisme et améliore la mise en œuvre par une communication ouverte sur les processus, les décisions et même les difficultés rencontrées. Elle garantit une concurrence équitable entre les fournisseurs locaux et les entreprises étrangères, et s'assure que les entreprises locales qualifiées ont une chance d'obtenir des contrats.

En divulguant des informations sur les objectifs, les résultats et les défis, la transparence encourage la responsabilité de tous les acteurs, y compris les entreprises et le gouvernement.

Le développement du contenu local peut être rendu plus transparent par :

(xi) La publication des politiques et des données : Rendre publiques les politiques de contenu local, les seuils de contenu local requis dans les contrats (par exemple, pourcentage d'approvisionnement local ou d'emploi local), et les résultats obtenus.

(xii) La création de bases de données simples et accessibles contenant des informations sur l'emploi local par rapport à l'emploi des ressortissants étrangers, sur l'approvisionnement local en biens et services, et sur le pourcentage de production transformée dans le pays.

(xiii) La publication de rapports réguliers sur le contenu local, comme ceux de l'ITIE, qui décrivent la mise en œuvre des politiques et fournissent des données quantitatives sur la performance des entreprises.

(xiv) La mise en place des mécanismes de suivi et de reporting, avec le soutien de la société civile, pour surveiller l'application des lois et des engagements liés au contenu local.

(xv) La communication claire et honnête sur les succès mais aussi sur les défis afin de bâtir une culture de confiance et de collaboration entre les acteurs concernés.

Le renforcement des capacités des institutions de mise en œuvre du contenu local est indispensable comme je le soutiens dans les lignes suivantes.

- Le renforcement des capacités des institutions de mise en œuvre du contenu local

Le renforcement des capacités des institutions de mise en œuvre du contenu local permet d'améliorer leur aptitude à atteindre les objectifs du contenu local, en se concentrant sur le développement des compétences, la formation, l'accès à des ressources financières et techniques, et l'amélioration des processus et des mécanismes de gouvernance.

Cela implique de doter ces institutions des moyens nécessaires pour assurer l'application des lois sur le contenu local, surveiller les progrès, et intégrer les aspects de développement économique et social, tels que la création d'emplois et le développement des entreprises locales. L'objectif ultime est de garantir que l'exploitation des ressources naturelles génère une valeur ajoutée locale durable et que les entreprises et les citoyens locaux bénéficient pleinement du secteur.

La formation des cadres des institutions publiques leur permet de maîtriser les principes du contenu local et d'acquérir les compétences nécessaires pour exercer pleinement leur rôle.

Ce renforcement des capacités permet également d'améliorer les processus et la gouvernance par la mise en place de mécanismes de surveillance et de mise en œuvre solides, avec des points de référence clairs et des mécanismes de responsabilisation pour toutes les parties prenantes : entreprises principales, institutions publiques et privées. Il permet également de s'assurer que les politiques de contenu local répondent aux priorités nationales, telles que la création d'emplois, le développement des compétences et l'augmentation des achats de biens et services locaux ; et qu'en sus, les politiques sont réalistes par rapport aux capacités industrielles existantes et qu'elles sont adaptées aux contextes sectoriels, comme l'intégration de nouvelles technologies. Il faut une coopération mutuelle entre les parties prenantes.

- La coopération mutuelle entre les parties prenantes

La coopération mutuelle entre les parties prenantes est essentielle à la réussite des politiques de contenu local et repose sur une communication transparente, l'engagement actif et le partage des responsabilités. Elle implique que les gouvernements, les entreprises locales et internationales, les communautés, les ONG et les autres acteurs puissent s'assurer que les politiques sont alignées avec les objectifs nationaux, créent des avantages économiques locaux durables et sont surveillées et appliquées efficacement.

Chaque partie prenante doit jouer son rôle pour l'atteinte des objectifs fixés. Il s'agit, pour les Gouvernements, notamment, d'élaborer des politiques de contenu local claires, alignées sur les priorités nationales, de mettre en œuvre des mécanismes de surveillance et d'application pour garantir que les entreprises respectent les objectifs.

Pour les entreprises (locales et internationales), il sera question de s'engager activement dans les initiatives locales, de rendre compte de leurs performances et partager des données pour permettre une évaluation efficace, d'investir dans le renforcement des capacités locales, l'emploi et les achats locaux.

Et enfin, pour les communautés locales et les Organisations Non Gouvernementales, de participer aux processus de dialogue et de consultation, de contribuer à surveiller l'impact des politiques au niveau communautaire et de défendre leurs intérêts et s'assurer que les politiques répondent à leurs besoins.

Il est impérieux de soutenir la promotion de la femme, des jeunes et la protection des personnes vivant avec handicap.

- La promotion de la femme, des jeunes et la protection des personnes vivant avec handicap

Les politiques de développement du contenu local doivent prendre en compte la promotion de la femme et des jeunes ainsi que la protection des personnes vivant avec handicap.

Que retenir des étapes essentielles et les lignes directrices obligatoires pour le développement du contenu local ?

II. Les étapes essentielles et les lignes directrices obligatoires pour le développement du contenu local

J'évoque les étapes essentielles dans l'élaboration des politiques du contenu local

1. Les étapes essentielles dans l'élaboration des politiques du contenu local

Plusieurs étapes sont essentielles dans la mise en œuvre des politiques du contenu local. Ces étapes, lorsqu'elles sont scrupuleusement respectées, permettent de concevoir et de mettre en place des politiques cohérentes et tenant compte des réalités propre à chaque pays.

Ces étapes sont : assurer la compatibilité avec les objectifs de développement national, faire le point sur la situation actuelle, l'élaboration des politiques du contenu local et la surveillance, la révision et l'application.

Étape 1 : Assurer la compatibilité avec les objectifs de développement national

Dans l'élaboration des politiques de contenu local dans un secteur, la RDC doit définir le rôle que joue le secteur dans son plan national et stratégique de développement (PNSD).

Un Plan National de Développement est un document stratégique qui établit les priorités d'un pays pour atteindre ses objectifs de croissance économique et de développement sur plusieurs années. Il définit les politiques publiques et les stratégies à suivre dans des domaines clés comme l'agriculture, l'industrie, la gouvernance et le développement social, afin d'améliorer la qualité de vie des citoyens.

Dans la dédicace au Plan National et Stratégique de Développement de la RDC pour la période 2024-2028, le Président FELIX-ANTOINE TSHISEKEDI, indique clairement que le PNSD constitue l'unique cadre programmatique fédérateur de référence de toutes les interventions du Gouvernement et de ses partenaires au développement au cours de la période allant de 2024 à 2028.

Il est principalement dédié à toute la population de la République Démocratique du Congo (RDC) pour la confiance qu'elle a placée en sa personne, successivement en 2018 et 2023, en acceptant volontiers de le porter au sommet de l'Etat.

En effet, afin de fonder un État moderne, vaincre la pauvreté, décrétée grande cause nationale pour construire un Congo fort tourné vers son développement dans la paix et la sécurité, un Congo réconcilié avec lui-même, six engagements ont fondé son élection, constituant ainsi un tournant politique majeur pour le processus de finalisation du Plan National Stratégique de Développement (PNSD) de deuxième génération.

Il s'agit de:

(i) Créer plus d'emplois pour absorber les dizaines de milliers de jeunes qui arrivent sur le marché du travail chaque année et réduire le niveau de sous-emploi ;

(ii) Protéger et renforcer le pouvoir d'achat des ménages congolais ;

(iii) Mieux protéger le citoyen congolais afin que la RDC se rapproche de sa vocation pacifique pour le bénéfice de l'ensemble de la région d'Afrique centrale et des Grands Lacs;

(iv) Assurer plus d'accès aux services de base;

(v) Construire une économie plus diversifiée et plus compétitive ; et

(vi) Renforcer l'efficacité des services publics.

Par ailleurs, le pays compte atteindre son émergence en 25 ans. Pour ce faire, de nombreuses conditions doivent être réunies afin de lui permettre de saisir de nouvelles opportunités économiques susceptibles de faciliter la transformation structurelle et de renforcer ainsi le bien être de populations. Dans cette optique, le PNSD a recommandé une série de réformes pour l'émergence autour de cinq domaines de concentration, à savoir :

(i) L'amélioration de la Gouvernance ;

(ii) Le développement du capital humain ;

(iii) La diversification de l'économie ;

(iv) Le développement des infrastructures et aménagement du territoire ; et

(v) Le développement durable et équilibré des provinces.

L'objectif de l'ensemble de la population, à travers les organisations de la société civile, les plates-formes de jeunes et le secteur privé, est donc d'accompagner de manière participative la marche du pays vers l'atteinte des objectifs de développement fixés, qui s'adossent sur les Objectifs de Développement Durable (ODD).

Les politiques de contenu local dans un secteur déterminé doivent faire partie de l'approche globale pour garantir que les investissements dans ce secteur jouent pleinement leur rôle potentiel dans la réalisation des objectifs fixés par le PNSD. Il faut faire le point sur la situation actuelle.

Étape 2 : Faire le point sur la situation actuelle

Après avoir déterminé les objectifs poursuivis, il est important, secteur par secteur visé, d'en étudier les contextes politiques, socioéconomiques et autres dans lesquels opèrent les investisseurs et les sociétés sectorielles. En comprendre les opportunités et en évaluer les lacunes en se demandant quels types de compétences, de biens et de services et quelles infrastructures les sociétés sectorielles auront-elles besoin.

Les politiques de développement du contenu local nécessitent donc qu'il soit mené des études sérieuses dans les secteurs déterminés avant leur élaboration.

Il est important de penser à l'élaboration des politiques du contenu local

ÉTAPE 3 : élaboration des politiques du contenu local

Cette étape renvoie à la détermination proprement dite des lignes directrices obligatoires ainsi que les mécanismes d'incitation et de soutien.

Il faut surveillance, révision et application

Étape 4 : Surveillance, révision et application

Une fois conçues, les politiques de contenu local doivent être administrées et appliquées, et les progrès doivent être mesurés par rapport à des repères explicites sous la forme de plans ou de cibles. Elles doivent donc inclure un mécanisme de surveillance et de mise en œuvre indépendant intégré, garantissant que les différentes parties prenantes (y compris les institutions publiques) rendent des comptes.

Un tel mécanisme nécessite des exigences de déclaration communes pour les sociétés du secteur privé et des systèmes solides de collecte de données sur les résultats des interventions. Le mécanisme devrait inclure une fonction de révision, de sorte que l'échec ne soit pas simplement puni, mais implique également une consultation et une évaluation critique des politiques elles-mêmes en vue d'une révision et d'une amélioration potentielles. Il devrait également être conçu pour proposer la suppression progressive de certaines mesures de soutien lorsque les industries deviennent suffisamment compétitives pour subvenir seules à leurs besoins ou si, après un délai donné, il est clair que les mesures de soutien n'auront pas les effets souhaités. Quelles sont à mon avis, les lignes directrices obligatoires pour le développement du contenu local ?

2. Les lignes directrices obligatoires pour le développement du contenu local

Quelques lignes directrices obligatoires sont esquissées ci-dessous à titre illustratif. Et les politiques qui s'y rapportent doivent être mises en place en tenant compte des étapes évoquées ci-dessus pour des raisons d'efficacité et de cohérence. Il s'agit des politiques relatives à l'approvisionnement, à l'emploi direct et aux capitaux locaux.

a). Approvisionnement local

Les politiques de ce type visent à accroître la quantité de biens et de services locaux achetés par les entreprises principales. Elles sont susceptibles d'augmenter de manière significative la contribution de l'industrie du secteur privé au PIB national. En effet, elles ont généralement beaucoup plus de potentiel que les taxes et les redevances. Les achats locaux peuvent éventuellement constituer une passerelle vers la diversification économique, les fournisseurs devenant des exportateurs et passant horizontalement des secteurs extractifs aux autres secteurs.

Il existe trois approches principales dans la mise en place des politiques de développement du contenu local en rapport avec l'approvisionnement local liées à la définition du vocable « local ».

(i) L'approche géographique : « Local » peut désigner des activités commerciales enregistrées, incorporées ou exécutées dans l'une des diverses délimitations géographiques - nationales, régionales, étatiques ou provinciales, ou dans les communautés proches du site l'entreprise principale ;

(ii) L'approche tenant compte de la Valeur ajoutée : « Local » peut signifier qu'une quantité substantielle de valeur a été ajoutée dans le pays. Contrairement à la définition géographique, cela signifie que les biens ne peuvent pas simplement être importés et revendus par les locaux. Cependant, mesurer la valeur ajoutée locale peut être difficile ;

(iii) La propriété : la propriété locale met l'accent sur la participation, ce qui peut impliquer une part de la population locale dans la gestion, ou en tant que propriétaires de capitaux propres, ou en tant qu'employés. Cette exigence peut être facilement contournée.

Il existe une grande variété de politiques visant à encourager les achats locaux. Du côté de la demande, elles se concentrent sur la création d'une demande d'approvisionnement local en biens et services. Celles-ci peuvent aller de pourcentages spécifiques obligatoires à des incitations volontaires pour atteindre les objectifs. Du côté de l'offre, l'accent est mis sur le renforcement des capacités des fournisseurs locaux afin de s'adapter aux normes mondiales en matière de prix, de qualité et de fiabilité. Les deux types de politiques sont généralement nécessaires. Le développement des fournisseurs contribue à garantir que les politiques du côté de la demande ne nécessitent pas plus que ce que les entreprises locales peuvent fournir. Il faut promouvoir l'emploi local direct.

b). Emploi local direct

Les politiques de développement du contenu local peuvent viser la création qualitative et quantitative de l'emploi local par les entreprises principales. Ces politiques peuvent être contraignantes et s'appuyer sur des mécanismes de conformité forts. Celles-ci peuvent inclure, d'une part :

(i) Des pourcentages d'emploi local imposés, souvent différents pour les différents types d'emplois ;

(ii) Des exigences d'offrir une formation pour la population locale ou de soutenir des lieux de formation ;

(iii) Des plans de relève ou de relocalisation obligatoires ;

(iv) Des restrictions de visa pour les travailleurs étrangers ;

(v) L'embauche imposée des populations autochtones, des femmes ou des groupes défavorisés.

Ou d'autre part des approches de facilitation, qui reposent généralement sur des politiques incitatives offrent un soutien et des incitations pour le développement et l'embauche de travailleurs locaux tels que :

(i) Des préférences pour l'attribution des contrats miniers ;

(ii) Des exigences de caractère non contraignant d'embaucher des gens du pays (par exemple, « dans la mesure du possible ») ;

(iii) Des incitations fiscales pour l'embauche locale.

Les gouvernements sont les seuls à être en mesure d'influer à la fois sur l'offre et la demande en termes d'emploi local dans un secteur. Un gouvernement peut mettre en place des règles imposant aux entreprises de respecter les exigences de contenu local ; il peut aussi faciliter l'éducation et la formation pour préparer la main-d'œuvre locale afin de satisfaire ces exigences. Dans presque tous les cas, les deux types de mesures sont indispensables ; une simple réglementation avec des politiques de couverture sans efforts parallèles pour s'assurer que les compétences adéquates sont disponibles ne sont pas la recette du succès. Que dire des capitaux locaux ?

c) Capitaux locaux

En RDC, comme indiqué ci-haut, certains secteurs prévoient déjà la participation obligatoire des Congolais dans le capital social. Il s'agit notamment des secteurs des mines et celui des Télécoms.

Cette participation obligatoire des nationaux aux capitaux sociaux de chaque entreprise opérant dans le secteur privé vient d'être étendue dans tous les autres secteurs de l'économie nationale par la Loi sur le contenu local en ce sens qu'elle stipule : « sous réserve des dispositions spécifiques prévues par certaines législations sectorielles applicables, toute entreprise exerçant une activité dans le secteur privé est tenue, en tenant compte des règles de transparence édictées dans le cadre notamment des marchés boursiers, de garantir une participation effective minimum des congolais, personnes physiques dans son capital social.

A ce titre, les personnes physiques de nationalité congolaise détiennent une participation minimale fixée selon les secteurs d'activité et dans le même esprit, une participation minimale de 5% est accordée aux travailleurs congolais et ce, de la manière suivante :

~~toute société de droit congolais exerçant une activité dans le secteur privé soit tenue de garantir une participation effective des nationaux congolais à son capital social. A ce titre, les personnes physiques de nationalité congolaise doivent détenir, directement une participation minimale. Dans ce même esprit de promotion de l'inclusion économique, une participation minimale de 5% doit être accordées aux travailleurs, sous forme d'actions ou de parts sociales et ce, comme indiqué ci-dessous :~~

1. Secteur de l'industrie :

Dans les Hydrocarbures (pétrole et gaz)

- 8% de parts pour les personnes physiques
- 5% de parts pour les travailleurs

Industries manufacturières :

- 20% de parts pour les personnes physiques
- 5% de parts pour les travailleurs

Industrie agroalimentaire et boissons :

- 25% des parts pour les personnes physiques
- 5% de parts pour les travailleurs

Industrie textile, habillement et cuire

- 20% des parts pour les personnes physiques
- 5% de parts pour les travailleurs

Industrie du bois, papier, carton et imprimerie :

- 20% de parts pour les personnes physiques
- 5% de parts pour les travailleurs

Industrie chimique et pharmaceutique (savons et détergents, engrais, peintures et médicaments…) :

- 20% de parts pour les personnes physiques
- 5% de parts pour les travailleurs

Industrie du caoutchouc et du plastique :

- 20% de parts pour les personnes physiques
- 5% de parts pour les travailleurs

Industrie de métallurgie et de produits métalliques :

- 20% de parts pour les personnes physiques
- 5% de parts pour les travailleurs

Industrie de fabrication de machines et équipements :

- 20% de parts pour les personnes physiques
- 5% de parts pour les travailleurs ;

Industrie automobile et matériels de transport :

- 20% de parts pour les personnes physiques
- 5% de parts pour les travailleurs ;

Industrie électronique, informatique et optique :

- 20% de parts pour les personnes physiques
- 5% de parts pour les travailleurs

Industrie de fabrication de meubles et objets divers (jeux, jouets, bijouterie) :

- 26% de parts pour les personnes physiques
- 5% de parts pour les travailleurs

Industrie de fabrication des produits à base de tabac et dérivés :

- 26% de parts pour les personnes physiques
- 5% de parts pour les travailleurs

Industrie de fabrication d'équipements électriques, électroniques et d'électroménager :

- 25% de parts pour les personnes physiques
- 5% de parts pour les travailleurs

Industrie énergétique (production, transformation, transport et distribution d'énergie : électricité, renouvelables…) :

- 26% de parts pour les personnes physiques
- 5% de parts pour les travailleurs

Industrie de cimenterie :

- 25% de parts pour les personnes physiques
- 5% de parts pour les travailleurs

Industrie de fabrication des matériaux de construction (brique, Tuiles, Chaux, vitres, plâtres, mortiers, béton, armature, isolants, enduits, aciers, fer, caillasses, moellons, sables, toiture, tôles…

- 26% de parts pour les personnes physiques
- 5% de parts pour les travailleurs

Industrie artisanale (chaudronnerie, métiers d'art, …)

- 30% de parts pour les personnes physiques
- 5% de parts pour les travailleurs.

2. Secteur de l'exploitation agricole

- 30% de parts pour les personnes physiques
- 5% de parts pour les travailleurs.

3. Secteur de transport et logistique

Transport aérien : 20% de parts pour les personnes physiques

Transport terrestre : 25% de parts pour les physiques.

Transport maritime : 25 de parts les personnes physiques

4. Secteur des infrastructures et BTP (routes, ports, aéroports, aérogare)

- 20% de parts pour les personnes physiques

5. Secteur de l'eau

- 26% de parts pour les personnes physiques
- 5% de parts pour les travailleurs.

6. Secteur du tourisme et HORECA
   - 26% de parts pour les personnes physiques
   - 5% de parts pour les travailleurs.
7. Secteur de Forêt, Pêche et Elevage
   - 51% de parts pour les personnes physiques
   - 5% de parts pour les travailleurs.
8. Secteur de la santé
   - 20% de parts pour les personnes physiques
   - 5% de parts pour les travailleurs.
9. Secteur de Média, Publicité et Markéting
   - 51% de parts pour les personnes physiques
   - 5% de parts pour les travailleurs.
10. Secteur de commerce
    - 25% de parts pour les personnes physiques
    - 5% de parts pour les travailleurs.
11. Secteur de petits commerces (demi-gros et détails)

100% de parts pour les personnes physiques. »

Il est aussi important que dans les marchés publics et les partenariats publics privés, PPP, que des quotas soient réservés aux nationaux dans l'exécution des activités principales notamment en matière de concession des routes, de construction et de réhabilitation des barrages et autres infrastructures.

Conclusion

Le cinquième chapitre a porté sur les Principes et lignes directrices obligatoires dans la mise en œuvre des politiques sectorielles et nationales de développement du contenu local en République Démocratique du Congo. J'ai évoqué les étapes essentielles dans l'élaboration des politiques du contenu locale les lignes directrices obligatoires pour le développement du contenu local.

Au nombre des étapes, j'ai rappelé la nécessité d'assurer la compatibilité avec les objectifs de développement national, de faire le point sur la situation actuelle, l'élaboration des politiques du contenu local et la surveillance, la révision et l'application.

Parmi les principes à respecter dans la mise en œuvre des politiques du contenu local, je propose la protection du climat des affaires, le renforcement du secteur privé national, la transparence, le renforcement des capacités des institutions de mise en œuvre du contenu local, la coopération mutuelle entre les parties prenantes et la promotion de la femme, des jeunes et la protection des personnes vivant avec handicap.

Comme mécanismes clés pour le contenu local, je propose les exigences d'approvisionnement qui Obligent les entreprises à s'approvisionner auprès de fournisseurs locaux en biens ou services ; l'emploi et l'investissement dans la formation du personnel pour l'amélioration de la compétence et du savoir-faire ; les partenariats entre les entreprises étrangères et celles nationales pour le transfert de technologie et de compétences ; la valeur ajoutée aux matières premières au niveau national avant leur exportation. Je soutiens des lignes directrices obligatoires pour le développement du contenu local. Il est question des politiques relatives à l'approvisionnement, à l'emploi direct et aux capitaux locaux

Le développement du contenu local ne doit plus être confiné dans les seules activités secondaires, en l'occurrence, l'exercice des activités de sous-traitance. Comme indiqué plus haut, l'Etat doit combler le vide juridique existant en mettant en place un marché boursier pouvant permettre aux nationaux de devenir, en toute transparence, actionnaires dans les entreprises principales soit individuellement soit collectivement. A présent, il convient d'envisager les outils pour développer le contenu local au dernier chapitre.

Chapitre VI

Les outils pour développer le contenu local

Le dernier chapitre s'articule sur les outils pour développer le contenu local.

Une stratégie, aussi ambitieuse soit-elle, ne peut produire d'effets sans des instruments concrets pour sa mise en œuvre. La promotion du contenu local en RDC doit s'appuyer sur un ensemble cohérent d'outils économiques, financiers, institutionnels et technologiques capables de soutenir l'initiative privée, de stimuler la production et d'assurer la compétitivité des produits congolais sur le marché national et africain.

Le premier outil essentiel réside dans les instruments financiers. Il faut créer un environnement où les entrepreneurs, artisans, agriculteurs et innovateurs congolais peuvent accéder au financement à des conditions favorables. L'État, par le biais de la Banque de Développement du Congo et des institutions partenaires, devrait mettre en place des fonds de soutien aux PME, des crédits à taux réduits pour les projets locaux, et des subventions ciblées pour encourager la recherche appliquée et la formation technique. Les grandes entreprises minières et pétrolières opérant sur le sol congolais pourraient également être tenues de financer des programmes d'appui à la production locale, dans le cadre de leur responsabilité sociétale.

Le deuxième outil concerne les partenariats stratégiques. Le développement du contenu local ne peut être le seul fait du gouvernement. Il nécessite la mobilisation coordonnée de l'État, du secteur privé et du monde académique. Ces partenariats doivent permettre de renforcer la recherche scientifique, de moderniser les outils de production et d'ouvrir des marchés pour les produits congolais. Par exemple, une collaboration entre les universités et les industries minières peut favoriser la création de nouvelles technologies d'extraction et de transformation locale. De même, les alliances entre les provinces et les entreprises locales peuvent permettre la mise en valeur des ressources régionales dans une logique de développement équilibré.

Le troisième outil repose sur les infrastructures locales. Le contenu local ne peut prospérer sans routes, électricité, entrepôts, zones industrielles et réseaux de transport efficaces. L'État doit investir dans la construction de zones économiques spéciales, de hubs logistiques et de centres technologiques dans les principales régions du pays. Ces infrastructures constituent le socle matériel du développement économique. Par leur existence, elles permettent aux producteurs locaux d'acheminer leurs biens vers les marchés, de réduire les coûts logistiques et d'améliorer la qualité des produits transformés localement.

Enfin, la digitalisation représente un levier incontournable du développement moderne. Le numérique peut relier les producteurs aux consommateurs, faciliter la commercialisation des produits locaux et donner une visibilité nationale et internationale aux entreprises congolaises. Des plateformes de e-commerce, des applications de traçabilité et des systèmes de paiement électronique peuvent révolutionner les circuits économiques traditionnels. La RDC, avec sa jeunesse connectée et créative, peut faire du numérique un pilier du contenu local et un outil de rayonnement de son économie sur le continent africain.

Ces différents instruments doivent être interconnectés, pour former un écosystème cohérent où chaque maillon de la chaîne – production, transformation, distribution et consommation – renforce les autres. Ce n'est qu'à travers cette approche systémique que la RDC pourra transformer son potentiel en richesse réelle et durable.

1 Développer des chaînes de valeur complètes dans les secteurs stratégiques

La stratégie la plus efficace pour promouvoir le contenu local consiste à construire des filières intégrées, dans lesquelles chaque étape de production – extraction, transformation, distribution, exportation – est réalisée localement.

Secteur minier

Exemple de chaîne de valeur possible dans le secteur minier :

1. Extraction locale (main-d'œuvre nationale).

2. Transport local (logistique nationale).

3. Transformation locale (raffinage, hydrométallurgie).

4. Assemblage industriel (batteries, composants électroniques).

5. Exportation de produits finis, et non plus de minerais bruts.

La RDC peut devenir un acteur incontournable dans l'industrie mondiale des batteries grâce au cobalt, au lithium, au cuivre et au nickel.

Secteur agricole

Développer des pôles agro-industriels régionaux :

- Kasaï : transformation du manioc, maïs, arachide.
- Équateur : huile de palme, cacao, poisson.

- Nord Kivu / Ituri : café, cacao, fruits et légumes transformés.

Objectif : exporter des produits transformés, jamais des matières brutes.

Secteur numérique

Le numérique est un accélérateur naturel du contenu local.

Stratégies :

- Incubateurs provinciaux ;

- Centres de données locaux ;

- Start-ups spécialisées dans les solutions agricoles, financières et éducatives ;

- Fiscalité incitative pour l'innovation locale.

Secteur culturel

La culture congolaise et le savoir-faire local constitue un potentiel économique gigantesque.

La culture congolaise n'est pas seulement un patrimoine immatériel, elle est un levier économique et identitaire majeur. Dans la stratégie du contenu local, la culture et les savoir-faire traditionnels constituent des piliers essentiels du développement endogène. En effet, le génie créatif congolais s'exprime dans la musique, la danse, la mode, la sculpture, la peinture, la gastronomie et de nombreuses autres formes artistiques. Ces expressions, profondément enracinées dans la diversité culturelle du pays, reflètent la vitalité du peuple congolais et sa capacité à innover à partir de ses propres traditions.

L'industrie culturelle peut devenir une véritable locomotive de croissance. La musique congolaise, déjà mondialement reconnue, pourrait générer davantage de revenus si les chaînes de production – studios d'enregistrement, plateformes de distribution, labels locaux, festivals – étaient développées à l'intérieur du pays. Le cinéma congolais, encore émergent, mérite d'être soutenu par des investissements publics et privés afin de raconter des histoires locales, promouvoir les valeurs nationales et offrir des emplois à la jeunesse. Les grandes épopées des royaumes tels que le royaume du Bushi qui correspondait aux territoires de Kabare, Walungu, Idjwi, Mwenga, Bukavu et Kalehe ; le royaume Kongo, avec NZINGA NKUVU ; les empires Luba et Lunda de ILUNGA MBINDI et MWANT YAV ; l'histoire des mangeurs de cuivre qui pratiquaient l'extraction et la fonte artisanale du cuivre dès le 19ème siècle, peuvent faire l'objet des courts ou longs métrages conçus et réalisés par des congolais.

Quant aux arts plastiques, ils constituent une vitrine exceptionnelle pour l'image du Congo à l'étranger. En favorisant leur professionnalisation, l'État contribuerait à créer une identité culturelle forte et économiquement viable.

Le tourisme et l'artisanat représentent également un potentiel considérable. Des régions comme le Kasaï, le Kongo-Central ou le Katanga abritent des traditions artisanales uniques, que ce soit dans la sculpture, la vannerie, le textile ou la bijouterie. Ces savoir-faire, transmis de génération en génération, méritent d'être valorisés par la création de circuits touristiques, de maisons de l'artisanat et de marchés dédiés. L'artisanat congolais, s'il est structuré et soutenu par des politiques incitatives, peut devenir une source importante de revenus pour les communautés locales, tout en renforçant l'image positive du « Made in Congo ».

Enfin, l'innovation locale doit reposer sur l'intelligence des traditions. Combiner savoirs ancestraux et technologies modernes permet de concevoir des produits originaux et compétitifs. Par exemple, dans le domaine de l'habitat, des architectes congolais réinventent les matériaux locaux pour créer des constructions écologiques et adaptées au climat. Dans la mode, des créateurs fusionnent tissus traditionnels et design contemporain pour conquérir les marchés africains. Ces exemples montrent que la créativité congolaise, lorsqu'elle est soutenue, peut devenir un moteur d'exportation et de fierté nationale. Le contenu local, ainsi compris, n'est pas une simple politique économique : il est l'expression vivante de l'identité et du génie congolais.

Actions stratégiques à mener dans le cadre du développement du contenu local sur le plan culturel :

- Fonds souverain dédié à la culture ;
- Maison nationale de la musique ;
- Plateformes congolaises de streaming ;
- Ecoles d'arts modernes.

2. La jeunesse congolaise au cœur du développement

Le développement du contenu local en République Démocratique du Congo repose avant tout sur sa jeunesse, qui constitue à la fois la plus grande ressource et le plus grand défi du pays. Avec plus de 60 % de la population âgée de moins de 25 ans, la RDC dispose d'un capital humain considérable, capable de porter la vision d'un développement autonome et innovant. Cependant, ce potentiel reste encore largement sous-exploité, faute de formation adéquate, de soutien institutionnel et d'opportunités économiques.

Pour libérer cette force, il est impératif d'investir massivement dans la formation technique et professionnelle. Le système éducatif doit s'adapter aux réalités économiques contemporaines, en mettant l'accent sur les métiers pratiques, l'innovation et les technologies modernes. Des écoles professionnelles modernes, des centres de formation industrielle et des programmes d'apprentissage numérique doivent être créés dans toutes les provinces. L'objectif est de former une génération d'ouvriers, de techniciens et d'entrepreneurs capables de produire et de transformer localement.

L'encouragement à l'entrepreneuriat est un autre levier essentiel. Les jeunes Congolais sont créatifs, ambitieux et pleins d'idées. Ce qui leur manque souvent, ce n'est pas la volonté, mais les moyens. Il faut donc leur ouvrir l'accès aux financements, aux incubateurs et aux marchés publics. Des initiatives telles que des concours d'innovation, des incubateurs d'entreprises régionales et des programmes de mentorat peuvent catalyser cette énergie. Soutenir la jeunesse entrepreneuriale, c'est bâtir une économie diversifiée et résiliente.

Enfin, la participation citoyenne des jeunes doit être encouragée. Le développement interne ne peut être réussi que si la jeunesse se sent concernée par la construction nationale. Elle doit être impliquée dans la définition des politiques publiques, dans les conseils économiques et dans les programmes communautaires. C'est en associant les jeunes à la prise de décision que la RDC pourra garantir la continuité et la durabilité de ses politiques de contenu local.

En somme, investir dans la jeunesse congolaise, c'est investir dans l'avenir même du pays. Elle est le moteur du changement, le visage du Congo de demain et la clé d'une économie qui se nourrit de sa propre énergie. En donnant à la jeunesse les outils, les compétences et la confiance nécessaires, la RDC construira non seulement un contenu local fort, mais surtout un modèle de développement fondé sur la dignité, la créativité et l'autonomie nationale.

Il faut donc pour tirer le meilleur de la jeunesse congolaise, mettre en place des programmes massifs de formation :

- Écoles techniques modernes ;
- Partenariats avec les universités internationales ;
- Centres sectoriels d'excellence (mines, énergie, construction, numérique)

3. Réduire la dépendance à l'aide extérieure

Pendant des décennies, le développement de la RDC a été perçu à travers le prisme de l'aide internationale. Or, cette dépendance, souvent bien intentionnée, a fragilisé la capacité du pays à penser et agir par lui-même. Réduire cette dépendance ne signifie pas rejeter la coopération, mais la redéfinir sur la base de la souveraineté économique. Le Congo doit apprendre à se suffire, à produire pour lui-même et à réinvestir les fruits de son travail au bénéfice de sa population.

La première étape consiste à créer des chaînes de valeur internes. Trop souvent, les produits congolais quittent le pays à l'état brut et reviennent sous forme transformée, à un prix beaucoup plus élevé. Ce déséquilibre doit être corrigé par la mise en place de circuits intégrés : extraction, transformation, commercialisation et exportation doivent être maîtrisées à l'intérieur du territoire. Les entreprises nationales doivent être encouragées à investir dans la transformation locale, avec des incitations fiscales et un accompagnement technique. Par exemple, dans le secteur minier, il est impératif de créer des zones industrielles dédiées à la fabrication de batteries et de composants électroniques à partir du cobalt et du lithium congolais.

Ensuite, la RDC doit mobiliser ses propres ressources financières. L'épargne nationale, souvent sous-utilisée, peut devenir un puissant levier de développement. Les banques locales, les caisses de microfinance et les fonds souverains doivent être orientés vers le financement des initiatives congolaises. Les Congolais, qu'ils vivent à l'intérieur ou dans la diaspora, doivent être encouragés à investir dans l'économie nationale. Des instruments comme les obligations du développement ou les fonds d'investissement citoyen peuvent renforcer la participation populaire au financement du progrès national.

Enfin, la coopération régionale africaine représente une alternative stratégique à la dépendance extérieure. En développant le commerce intra-africain, notamment à travers la Zone de libre-échange continentale africaine (ZLECAF), la RDC peut élargir les débouchés de ses produits tout en consolidant un marché africain solidaire avant de s'étendre sur d'autres continents. Une économie intégrée entre pays voisins permettrait de stabiliser les échanges, de partager les infrastructures et d'harmoniser les réglementations. Le Congo ne doit plus se concevoir comme un pays isolé dépendant des puissances extérieures, mais comme un acteur moteur d'une Afrique qui se développe par elle-même.

La réduction de la dépendance à l'aide extérieure n'est donc pas seulement une exigence économique ; c'est une démarche de dignité nationale. Elle suppose un changement de mentalité : passer de la logique d'assistance à celle de responsabilité, du discours sur la pauvreté à la pratique de la productivité.

4. Les politiques publiques comme catalyseur

Aucun développement durable ne peut s'enraciner sans un État stratège, visionnaire et volontaire. Le rôle du gouvernement congolais est crucial pour donner au contenu local un cadre politique cohérent, des outils efficaces et une direction claire. L'État doit cesser d'être un simple régulateur pour devenir un catalyseur du développement interne, garant de la cohérence des initiatives locales et partenaire du secteur privé.

D'abord, une législation adaptée est indispensable. Des lois spécifiques doivent protéger les industries locales contre la concurrence déloyale, en imposant des quotas de production locale dans les marchés publics et les grands projets notamment, miniers ou pétroliers. Des clauses de contenu local doivent être intégrées dans tous les contrats avec les investisseurs étrangers, afin que la main-d'œuvre, les intrants et les services proviennent en majorité du tissu économique congolais.

Ensuite, les infrastructures économiques constituent le socle matériel de tout développement. Routes, chemins de fer, ports, réseaux électriques et numériques sont essentiels pour relier les zones de production aux marchés. Le gouvernement doit investir massivement dans les infrastructures nationales, non seulement pour attirer les investisseurs, mais aussi pour connecter les provinces entre elles et réduire les coûts logistiques qui freinent la compétitivité des entreprises locales.

La formation et l'éducation représentent un autre pilier incontournable. Les politiques publiques doivent favoriser la création d'écoles techniques, de centres de formation professionnelle et de partenariats entre universités et entreprises. L'objectif est de former des techniciens, ingénieurs, artisans et entrepreneurs capables de répondre aux besoins du marché congolais. L'éducation doit être pensée comme un outil de souveraineté économique : un peuple bien formé est un peuple libre.

Enfin, l'État doit créer des incitations économiques claires. Cela inclut des crédits à taux préférentiels pour les PME locales, des exonérations fiscales pour les entreprises qui transforment sur place les ressources congolaises, et des subventions ciblées pour la recherche, l'innovation et la production locale. Un cadre fiscal intelligent peut orienter le capital vers les secteurs stratégiques et encourager les investissements nationaux.

Ainsi, lorsque l'État assume pleinement son rôle de moteur du développement, il peut transformer le potentiel du pays en une économie dynamique, inclusive et souveraine. Le contenu local devient alors le fil conducteur d'un projet de société : celui d'un Congo fort de ses citoyens, fier de ses produits et maître de son destin.

5 Exemples concrets de réussite en RDC

Malgré les nombreux défis structurels auxquels la République Démocratique du Congo est confrontée — infrastructures insuffisantes, dépendance extérieure, faiblesse du tissu industriel —, plusieurs initiatives locales démontrent que la voie du développement endogène est non seulement possible, mais déjà en marche. Ces réussites, souvent modestes à leurs débuts, incarnent la capacité des Congolais à transformer les contraintes en opportunités et à créer de la valeur à partir de leurs propres ressources.

L'un des exemples les plus emblématiques est celui de l'agro-industrie à Kisangani, dans la Province de la Tshopo. Longtemps dépendante des produits importés, cette région connaît un renouveau agricole grâce à la transformation locale du manioc, du maïs et d'autres cultures vivrières. Des petites et moyennes entreprises locales ont mis en place des unités de production modernes capables de transformer ces produits en farine, en chips, en biscuits ou en biocarburant. Cette initiative, soutenue par des coopératives paysannes et quelques investisseurs nationaux, a permis de créer plusieurs d'emplois, d'améliorer les revenus des agriculteurs et de stabiliser les prix sur les marchés locaux. Plus encore, elle a démontré qu'il est possible de construire une filière complète, de la production à la transformation, sans dépendre d'investissements étrangers massifs. Kisangani montre ainsi la voie d'une économie de proximité, où la richesse reste dans la communauté et alimente un développement circulaire.

À Kinshasa, la capitale, le dynamisme du secteur numérique illustre également la montée en puissance d'une génération nouvelle d'entrepreneurs. Les start-ups technologiques congolaises développent des solutions adaptées aux besoins du marché local : applications de paiement mobile, plateformes de commerce électronique, outils de gestion agricole ou encore solutions éducatives numériques. Des entreprises comme Maxicash, Ingenious City, Congo Tech Network ou Schoolap incarnent cette révolution numérique made in Congo. Grâce à l'ingéniosité de jeunes ingénieurs et développeurs formés localement, la technologie devient un moteur de croissance et un outil de souveraineté. Ces initiatives prouvent que la jeunesse congolaise n'a pas besoin d'attendre des modèles importés pour innover : elle possède les compétences, la créativité et la détermination nécessaires pour répondre aux défis nationaux.

Un autre domaine en pleine mutation est celui des industries minières locales. Si les grandes multinationales dominent encore le secteur, on observe l'émergence de petites et moyennes entreprises congolaises qui s'efforcent de transformer localement une partie des minerais extraits. Certaines d'entre elles produisent déjà des cathodes de cuivre ou des lingots de cobalt, destinés aux marchés régionaux. D'autres s'associent à des institutions universitaires pour développer des procédés de transformation à faible impact environnemental. Ces efforts, encore limités, ouvrent la voie à une industrialisation progressive du secteur minier et à une meilleure rétention de la valeur ajoutée sur le territoire national.

Ces expériences montrent qu'il existe au sein du pays une énergie productive qui ne demande qu'à être soutenue et amplifiée. Elles prouvent aussi que la réussite du développement interne repose moins sur des capitaux étrangers que sur la volonté nationale, la bonne gouvernance et la synergie entre acteurs locaux : producteurs, entrepreneurs, chercheurs, institutions publiques et communautés. Le succès de ces initiatives doit inspirer une politique nationale ambitieuse, capable de reproduire ces modèles à grande échelle dans l'agriculture, l'industrie, la technologie et la culture.

Ajouter à ces nombreuses initiatives entrepreneuriales locales, la promulgation de la **Loi n° 26/018 du 30 juin 2026 sur le contenu local**, soutenue par un Plan national de contenu local ambitieux, des mesures réglementaires adaptées et une gouvernance rigoureuse, est de nature à accélérer la réduction de la pauvreté, à favoriser l'émergence d'une véritable classe moyenne, à faire naître des champions nationaux capables de porter l'industrialisation du pays et, plus largement, à consacrer la souveraineté économique de la République Démocratique du Congo.

6. Les leçons tirées de l'expérience personnelle

En tant qu'entrepreneur

Je suis entré dans l'entrepreneuriat très jeune, d'abord dans le secteur privé, avant même d'occuper des fonctions publiques. Mes débuts ont été marqués par plusieurs obstacles structurels propres au contexte congolais : le manque de financement accessible, l'absence d'accompagnement pour les jeunes entrepreneurs, et un marché dominé par des acteurs étrangers très puissants.

Après plusieurs années passées en Afrique du Sud, au Zimbabwe, en Zambie et en Mozambique, j'ai assimilé une vision internationale des affaires et du développement. Revenir investir en RDC était un choix courageux, mais stratégique : je croyais profondément au potentiel de mon pays.

Les premières années, j'ai travaillé dans différents secteurs — mines, énergie, industrie, fourniture de biens et services. Cela m'a permis de comprendre les besoins réels du marché et d'apprendre à structurer des entreprises capables de durer.

61. Choix décisifs

Les choix décisifs ont été :

- m'entourer d'équipes compétentes,
- sécuriser des partenariats solides,
- réinvestir systématiquement dans la croissance,
- et garder une éthique de travail irréprochable, même lorsque des raccourcis semblaient tentants.

Les réussites importantes ne sont pas seulement financières. Je suis fier d'avoir contribué à créer de l'emploi local, de former et encadrer de jeunes professionnels, et surtout d'avoir démontré que l'entrepreneuriat congolais peut être rigoureux, visionnaire et à dimension internationale.

62.Culture entrepreneuriale

Créer une culture entrepreneuriale forte nécessite d'agir simultanément sur quatre piliers :

1. L'éducation

Intégrer l'entrepreneuriat dans les écoles, universités, et centres de formation. Les jeunes doivent être formés à l'innovation, à la gestion, à la discipline et à la prise de risque calculée.

2. L'accompagnement

Incubateurs, mentors, programmes spécialisés... Les jeunes entrepreneurs ont besoin de guides et pas seulement de discours.

3. L'environnement

Pour que les jeunes créent, il faut :

- un cadre administratif simple,
- des politiques publiques claires,
- un accès réel aux financements,
- une protection de la production locale.

Une jeunesse entreprenante n'est pas un hasard : c'est le résultat d'un écosystème pensé pour elle.

4. La discipline

L'esprit entrepreneurial ne peut prospérer durablement sans une culture de discipline, fondée sur le respect des lois, des engagements contractuels, de l'éthique des affaires, de la qualité et de la ponctualité. Développer cette culture suppose de promouvoir, dès le plus jeune âge, les valeurs du travail bien fait, de la responsabilité, de l'intégrité et de la persévérance. Une économie compétitive ne repose pas uniquement sur les talents ou les ressources, mais également sur une discipline individuelle et collective qui inspire la confiance des investisseurs, renforce la crédibilité des entreprises et favorise une croissance durable.

63.Contraintes majeures rencontrées

1. Le financement difficile

J'ai dû utiliser l'autofinancement, le réinvestissement des bénéfices, et des partenariats privés. Cela m'a appris à commencer petit mais penser grand.

2. Les lourdeurs administratives

J'ai choisi la voie de la conformité totale. C'est plus long au début, mais cela crée une crédibilité durable.

3. Le climat des affaires

J'ai toujours privilégié la transparence, la collaboration avec l'État et la formalisation des activités.

4. Le manque d'infrastructures

Cela exige de la planification, du maintien des standards élevés et de la créativité dans l'exécution.

5. Le déficit de compétence locale dans certains secteurs

J'ai investi dans la formation, le transfert de compétences et la valorisation du talent congolais.

64.En tant que Directeur Général de l'ARSP (2022-2026)

Mon passage à l'ARSP de novembre 2022 à juin 2026, j'ai centré mon mandat sur un objectif clair : faire de la loi sur la sous-traitance un levier réel de développement du secteur privé congolais. Des actions phares ont été réalisées en matière de contenu local et de sous-traitance.

1. Assainissement du secteur

- Identification et élimination des entreprises fictives ou non conformes ;

- Mise en place d'un système de contrôle strict dans toutes les provinces.

2. Promotion du contenu local

- Mises en œuvre des politiques nationales et sectorielles du contenu local auprès des entreprises et de la population. En effet, l'ARSP est chargée notamment de la conception, de la mise en œuvre et du suivi-évaluation de la politique nationale et des politiques sectorielles du contenu local conformément au Décret n° 18/019 du 24 mai 2018 portant création, organisation et fonctionnement de l'ARSP tel que modifié et complété à ce jour par le Décret n°20/025 du 12 octobre 2020 ;

- Tournées provinciales dans les mines et industries pour imposer le respect de la législation relative à la sous-traitance.

3. Renforcement de la compétitivité locale

- Accompagnement des PME locales et autres entreprises éligibles dans l'accès aux marchés de sous-traitance.

4. Contrôles auprès des multinationales

Des contrôles réguliers ont été effectués pour vérifier :

- La conformité à la législation sur la sous-traitance,
- L'accès des entrepreneurs éligibles aux marchés de sous-traitance dans le secteur privé,
- La transparence et l'équité dans l'attribution desdits marchés.

5. Rayonnement international

Participation, pour défendre la vision congolaise du contenu local, à des forums internationaux tels que INDABA MINING à Capetown en Afrique du Sud sous le patronage des Présidents congolais Félix TSHISEKEDI et sud-africain Cyril RAMAPHOSA en février 2023; PDAC au mois de mars 2024 à Toronto au Canada ; sommet Chine-Afrique en septembre 2024 à Beijing en Chine sous les auspices du Président XI JINPING ainsi que le forum Chine-RDC sous le haut-patronage du Président Tshisekedi; rencontre avec Son Altesse Cheikh Saud bin Saqr Al Qasimi, à Ras Al Khaimah (Émirats Arabes Unis) en marge des assises du Global CITIZEN Forum tenues du 04 au 05 décembre 2024 ; Forum économique USA-RDC à Washington-DC en octobre 2025 organisé par la Présidence de la République Démocratique du Congo.

Couronnement international avec le prix FORBES USA en 2024 parmi les dix meilleurs managers africains de l'année.

Malgré ces avancées majeures, des difficultés ont été rencontrées dans la mise en œuvre des politiques nationale et sectorielles du contenu local. Parmi ces difficultés, il y a lieu de relever :

(i) La résistance de certaines multinationales. Certains acteurs internationaux ont du mal à accepter les nouvelles règles.

(ii) La faible structuration de certaines Entreprises congolaises. Il faut les accompagner pour qu'elles deviennent plus compétitives.

(iii) Les pressions politique et économique. Toute réforme profonde dérange certains intérêts établis.

(iv) Le déficit des données. Créer un système statistique fiable est un défi national.

(v) La coordination interinstitutionnelle. La mise en œuvre des politiques du contenu local implique une coordination interinstitutionnelle : Ministères du Portefeuille, Mines, Infrastructures, Transport, Hydrocarbures, Energie, PTNTIC, Industrie, PME, ARSP, l'ARMP et l'ensemble des structures de l'écosystème entrepreneuriale ainsi que les organisations patronales du secteur privé. La synchronisation n'est pas toujours fluide.

La vision du Président FELIX-ANTOINE TSHISEKEDI consistant en la création d'une classe moyenne congolaise forte grâce à l'entrepreneuriat local et son accompagnement sans faille a légitimé l'ensembles des actions que j'ai menées dans la mise œuvre de la Loi sur la sous-traitance ainsi que des politiques nationale et sectorielles du contenu local.

Photos et images d'illustration

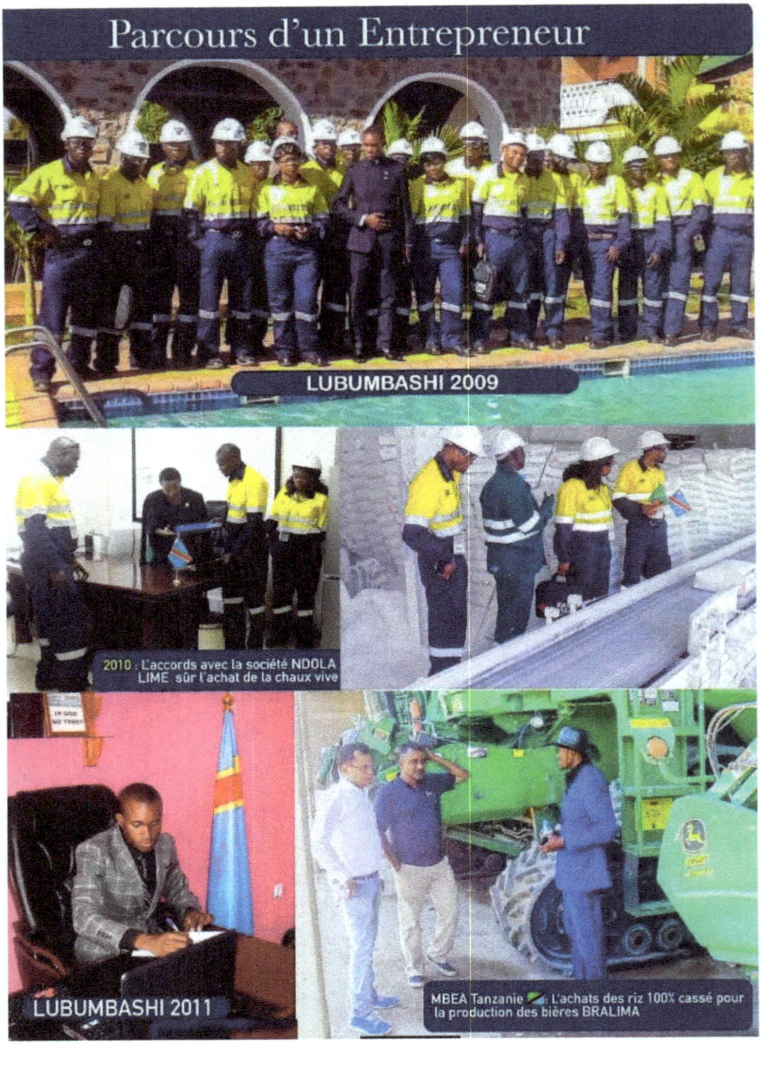

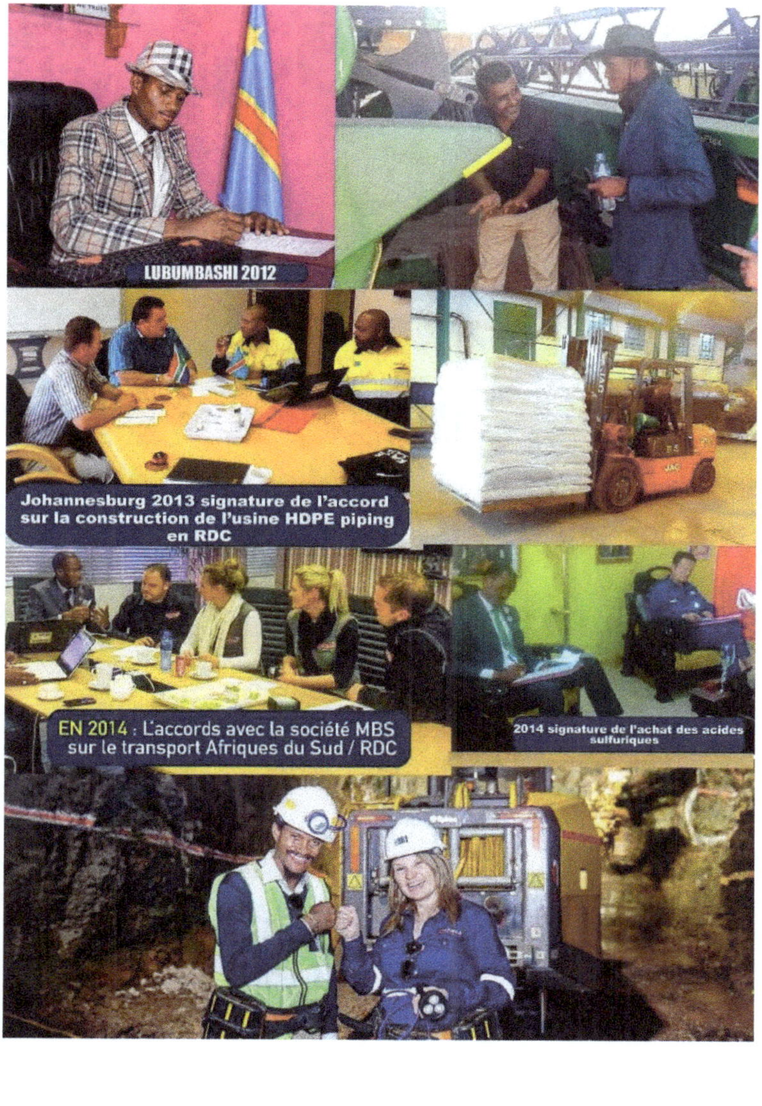
LUBUMBASHI 2012
Johannesburg 2013 signature de l'accord sur la construction de l'usine HDPE piping en RDC
EN 2014 : L'accords avec la société MBS sur le transport Afriques du Sud / RDC
2014 signature de l'achat des acides sulfuriques

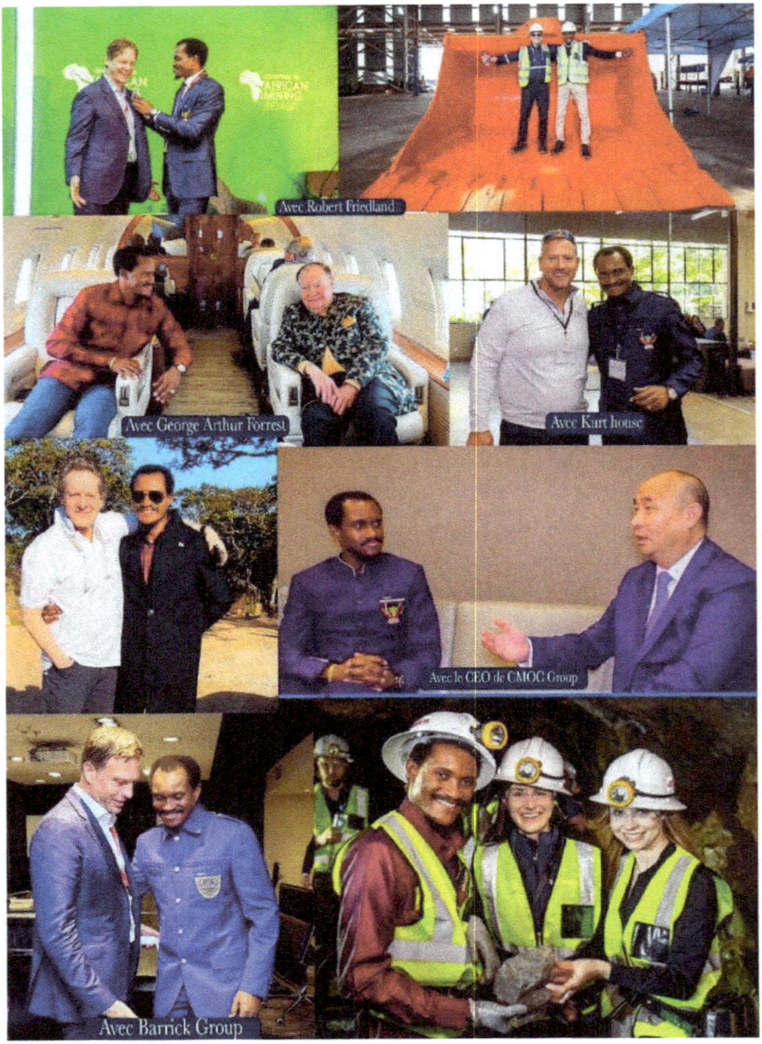
Avec Robert Friedland
Avec George Arthur Forrest
Avec Kurt house
Avec le CEO de CMOC Group
Avec Barrick Group

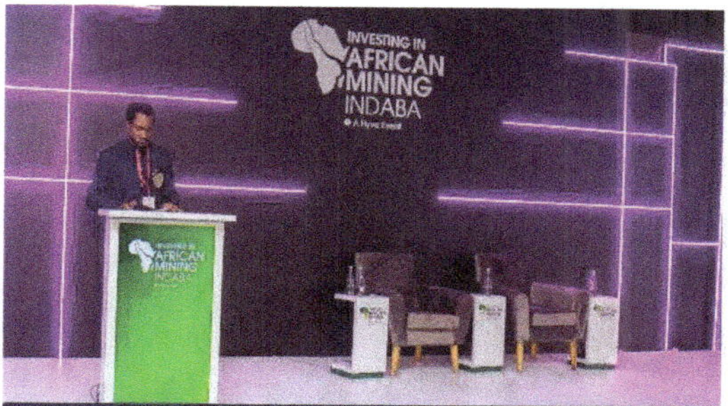

Intervenant à indaba mining 2025 (RSA)

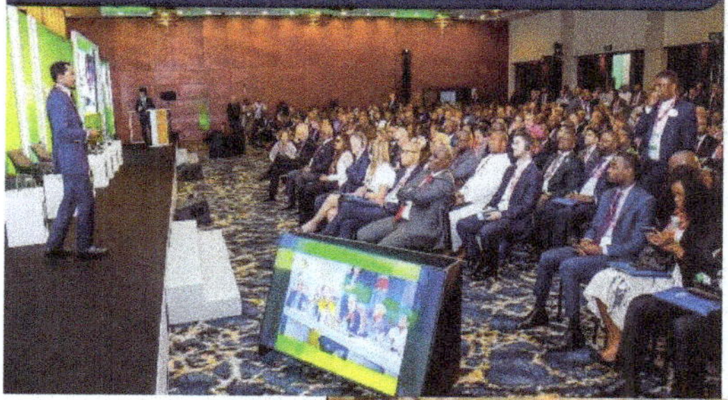

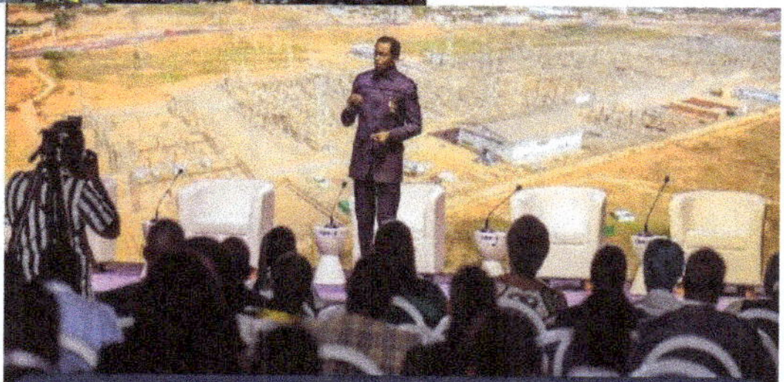

Intervenant à la conférence CODES à Kinshasa

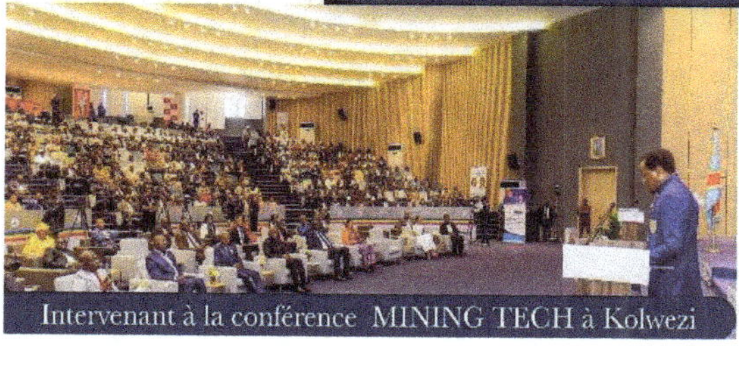

Intervenant à la conférence MINING TECH à Kolwezi

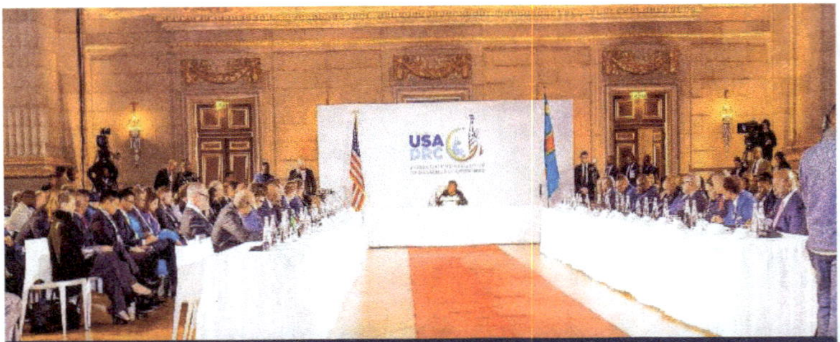

Intervenant au Forum Économique d'Investissements USA / DRC

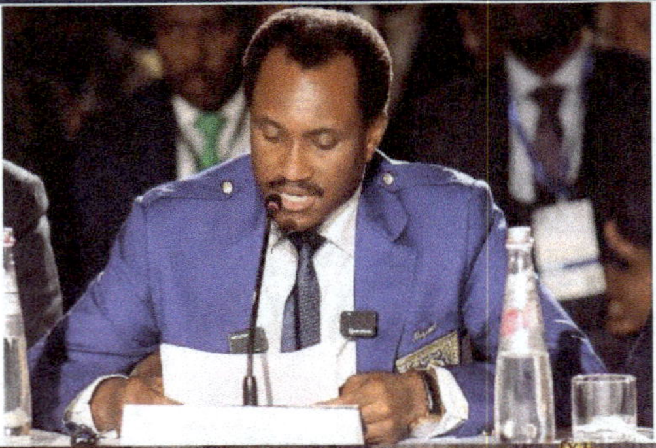

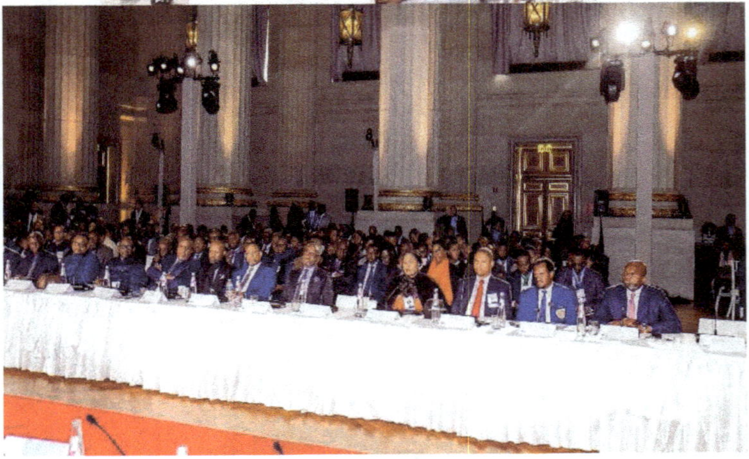

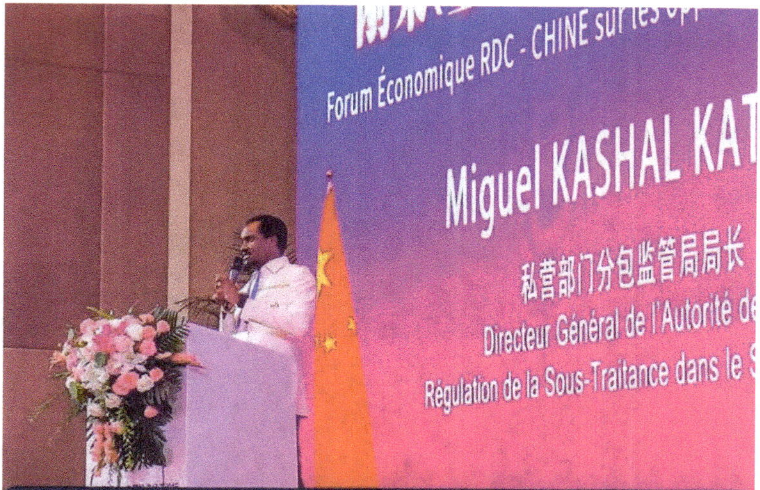

Forum Economique RDC-CHINE

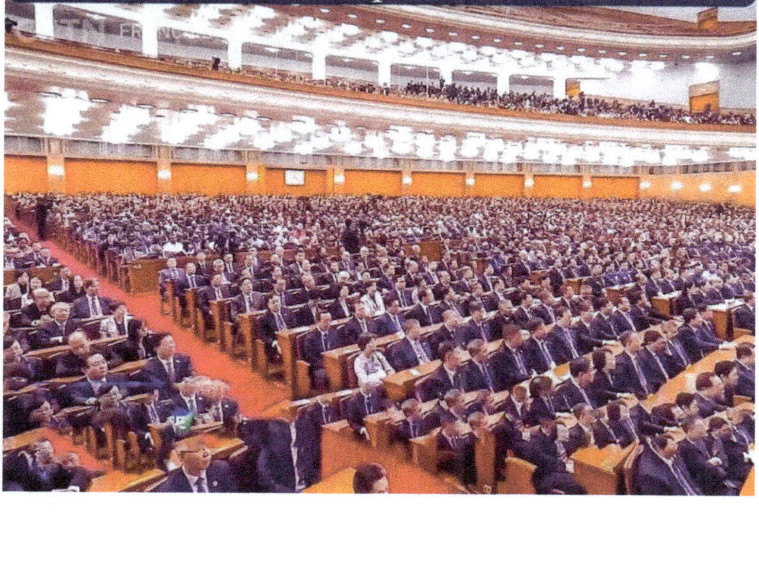

Intervenant à la DRC MINING

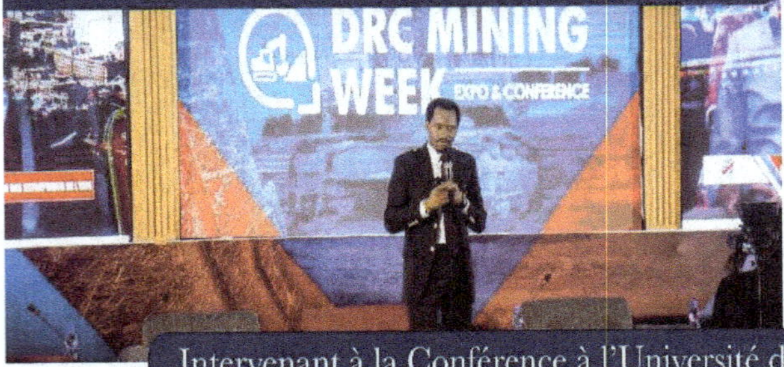

Intervenant à la Conférence à l'Université de Mbujimayi

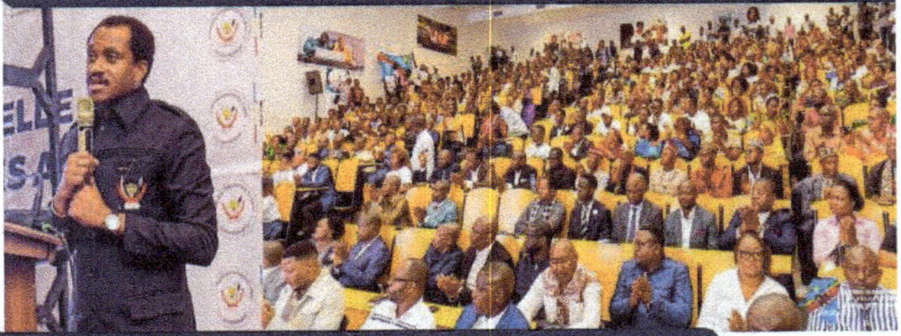

Intervenant à la Conférence de la CHAMBRE DE COMMERCE BELGO CONGOLAISE LUXEMBOURGEOISE

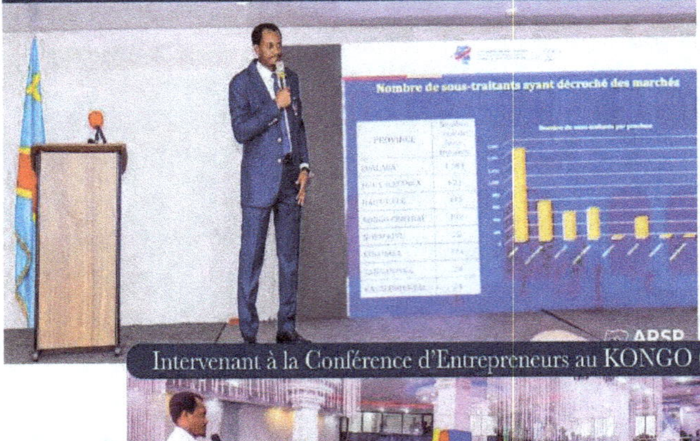

Intervenant à la Conférence d'Entrepreneurs au KONGO CENTRAL

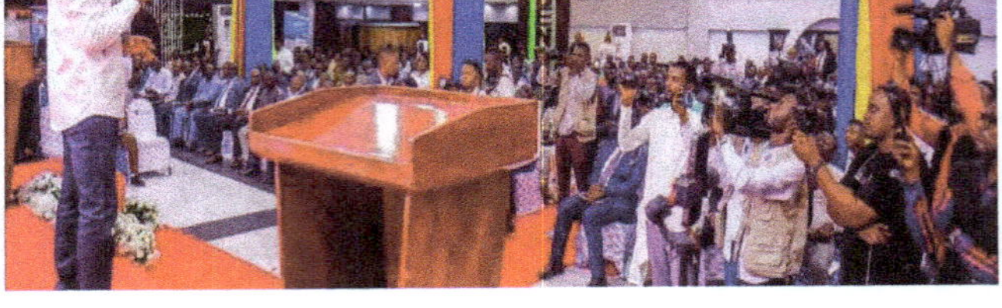

Intervenant auPDAC /CANADA 2024

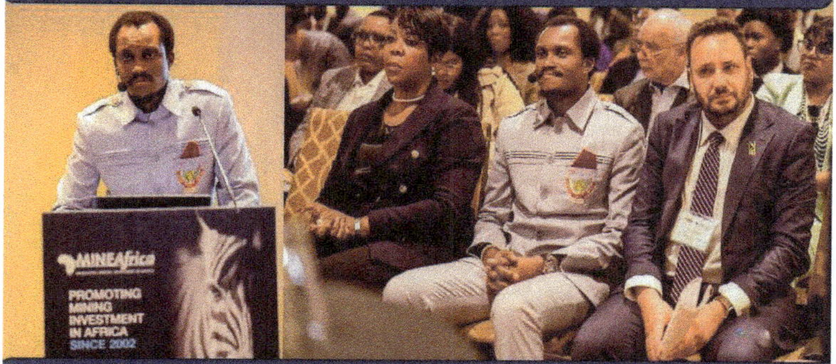

Forum Economique RDC/USA 2025

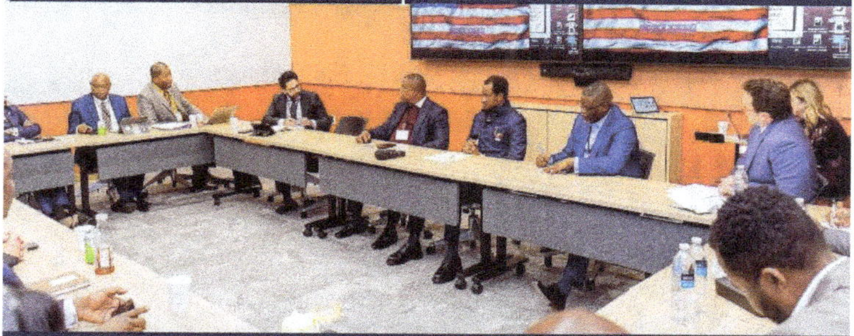

Signature des Guides Sectoriels ARSP/FEC

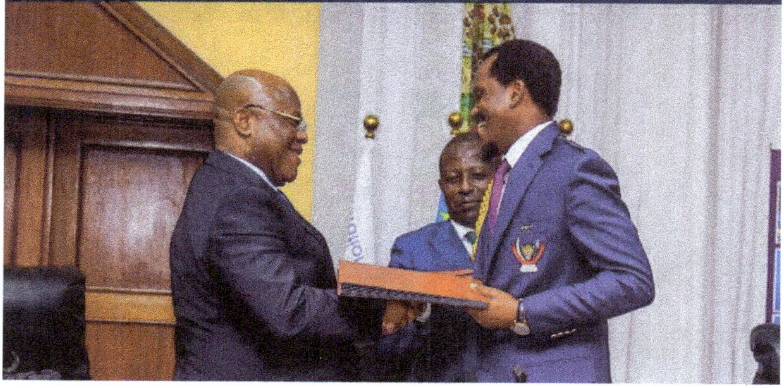

Protocole d'Accord ARSP & Ministère des Mines

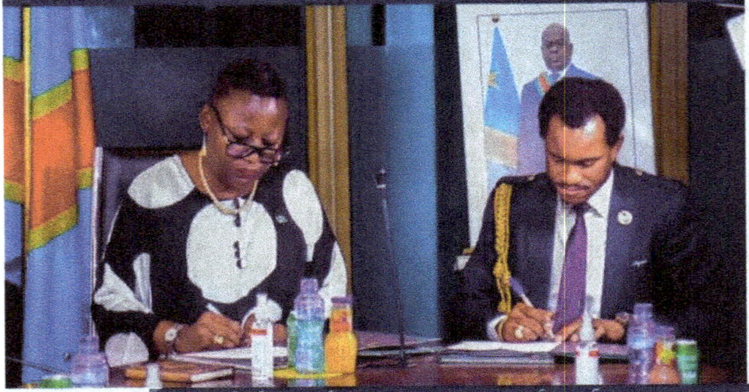

Protocole d'Accord ARSP & Ministère des Infrastructures et Travaux Publics

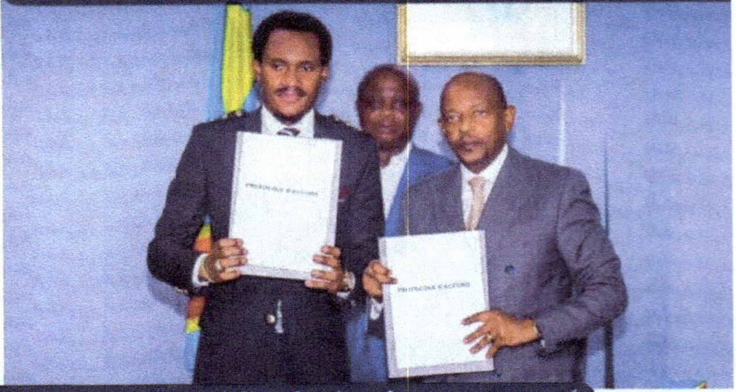

Protocole d'Accord ARSP & Ministère de l'Emploi, Travail et Prévoyance Sociale

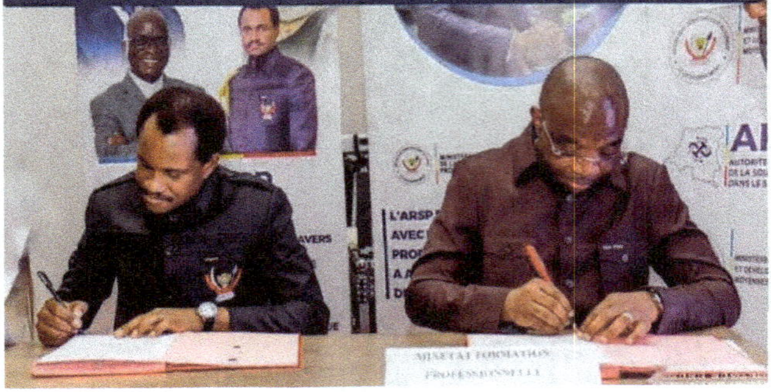

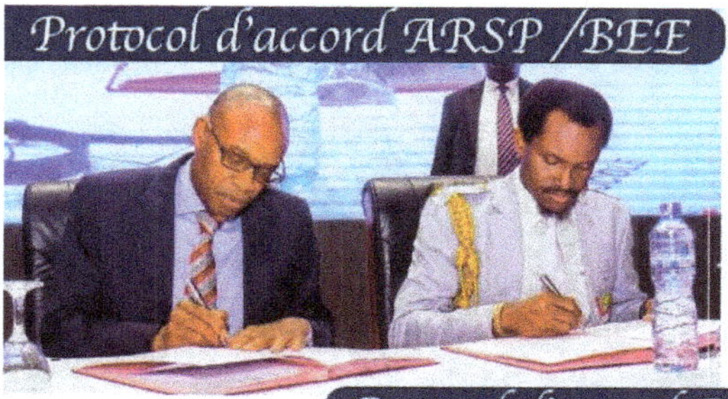

Protocol d'accord ARSP /BEE

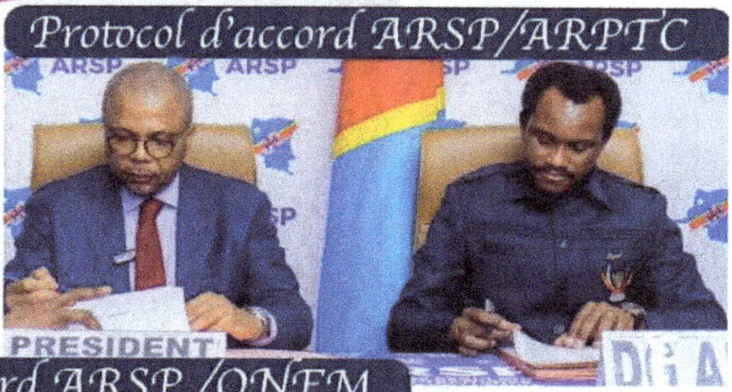

Protocol d'accord ARSP/ARPTC

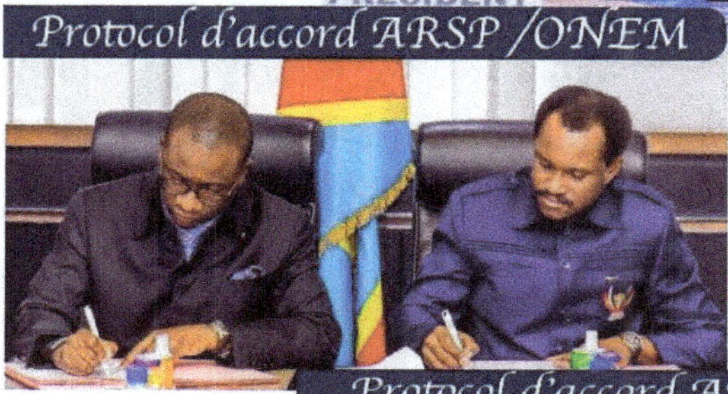

Protocol d'accord ARSP /ONEM

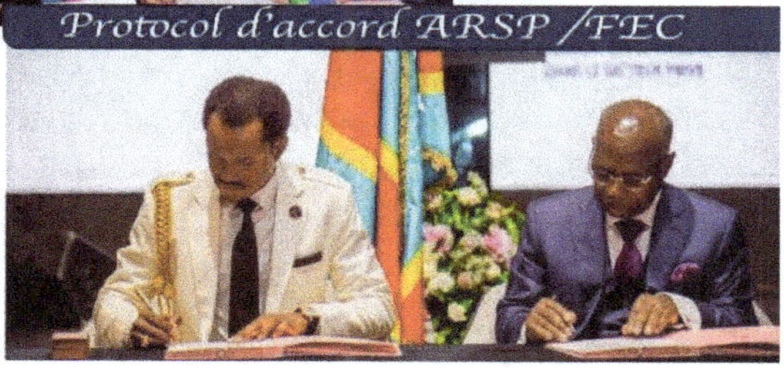

Protocol d'accord ARSP /FEC

Contrôle à la conformité de la sous-traitance

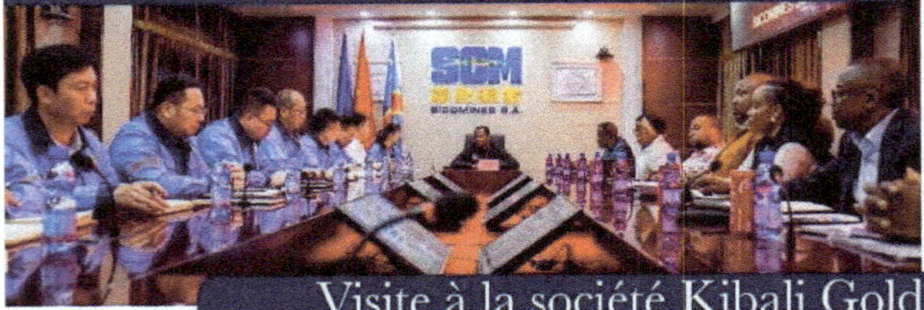

Visite à la société Kibali Gold

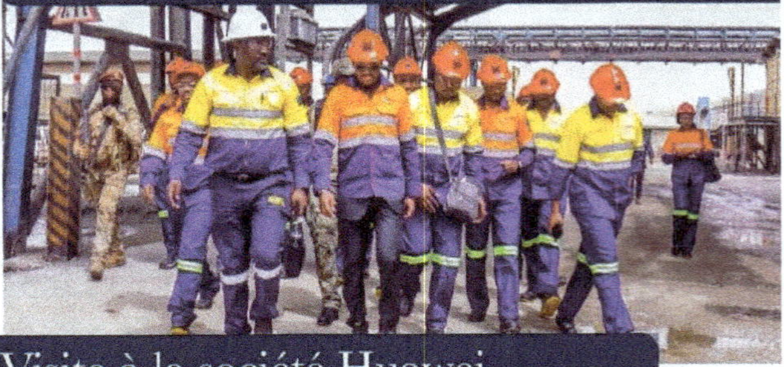

Visite à la société Huawei

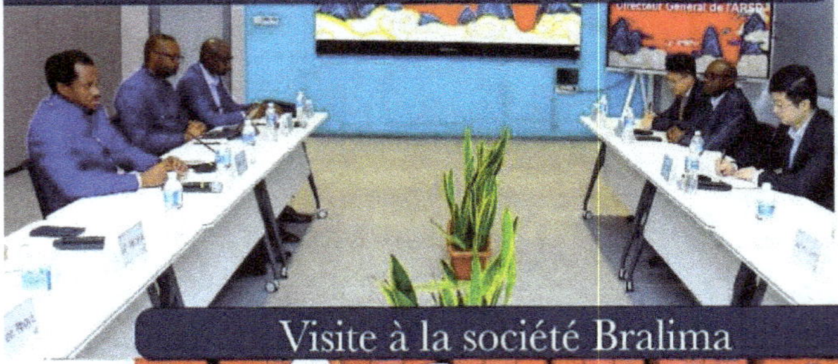

Visite à la société Bralima

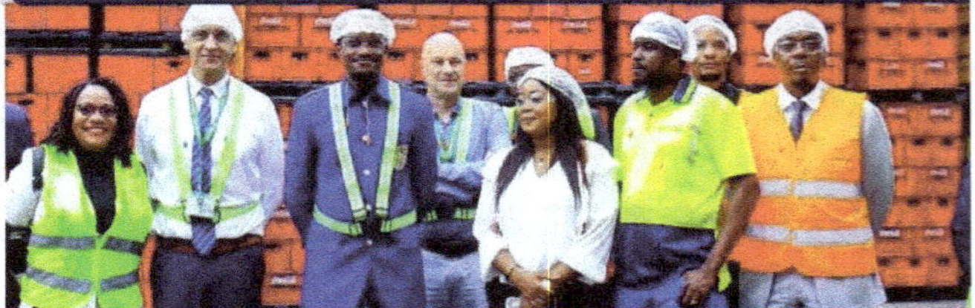

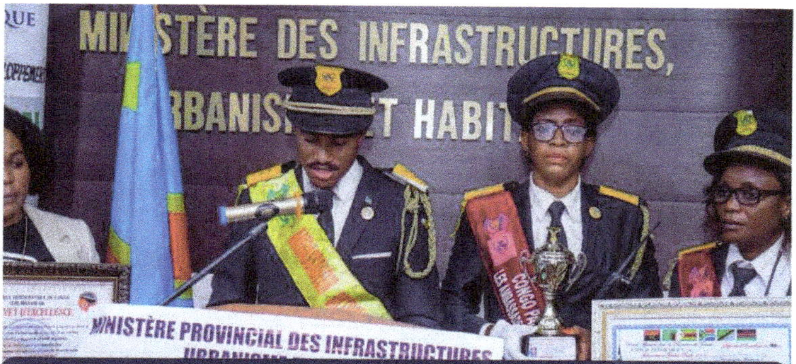

Courinnement prime infra (2020)

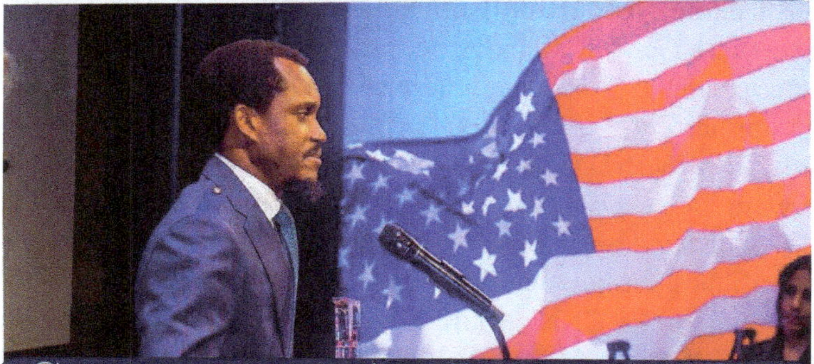

Couronnement prime Forbes 2024(USA)

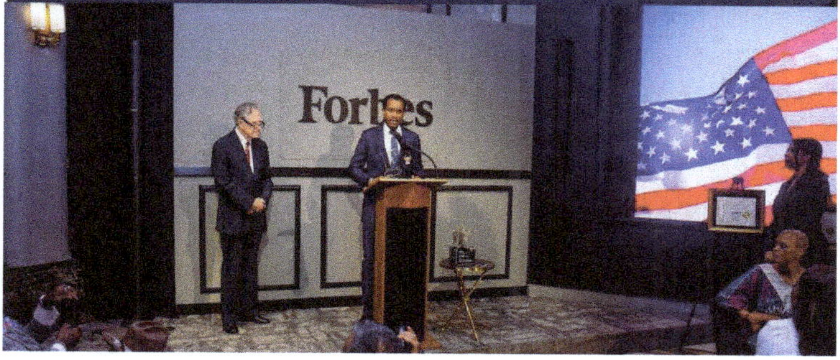

6. Accès au financement

- Créer une banque congolaise de développement avec des lignes de crédit concessionnelles pour les PME et les startups ;

- Renforcer les structures en charge des fonds de garantie ;

- Renforcer la synergie entre l'écosystème entrepreneurial et le fonds de promotion de l'industrie (FPI).

7. Certification locale

Un Comité National de Normalisation (CNN), présidé par le Secrétaire Général à l'Industrie, propose l'adoption des normes internationales comme normes nationales obligatoires conformément à l'Arrêté ministériel n°CAB.MIN/IND/CNM/008/09/2020 du 15 septembre 2020 portant création des commissions techniques chargées d'examiner des normes internationales sur les produits spécifiques en vue de leur adoption en normes nationales congolaises. Le CNN a doté la République Démocratique du Congo d'un répertoire de 1 252 normes nationales (NCD) couvrant divers secteurs stratégiques.

Les normes nationales congolaises (NCD) adoptent souvent des référentiels internationaux (ISO, Codex Alimentarius) pour faciliter le commerce extérieur.

Tandis que l'Office Congolais de Contrôle (OCC) est l'organisme national de normalisation et d'évaluation de la conformité. Il est responsable du contrôle de la qualité, de la métrologie et de la certification des produits locaux et importés.

Le contrôle de conformité aux normes industrielles congolaises doit être renforcées dans le but de développer des labels « Made in Congo ». (cfr Arrêté n° CAB.MIN/IND/CJA/10/10/2020 du 27 octobre 2020 portant adoption des normes nationales congolaises sur les produits cosmétiques et détergents, les lubrifiants et produits pétroliers, les ciments, les peintures et vernis, l'électrotechnique, la technologie de l'information et la sécurité, le management sécurité routière et l'approvisionnement, l'assainissement, l'environnement, eaux usées et de forage et leur mise en application).

8.Construire des infrastructures industrielles et logistiques adaptées

Toute stratégie de contenu local sera inefficace sans infrastructures fortes.

Zones Économiques Spéciales (ZES)

Les ZES doivent fournir :

- énergie fiable ;
- logistique ;
- avantages fiscaux ;
- facilitation administrative.

Corridors logistiques

Relier :

- les zones minières aux zones industrielles ;
- les zones agricoles aux marchés urbains ;
- les villes aux ports.

Infrastructures énergétiques

Sans énergie, aucun contenu local n’est possible.

9 Mobiliser la diaspora comme force productive

La diaspora congolaise est une richesse inexploitée : ingénieurs ; médecins ; chercheurs ; entrepreneurs.

Stratégies :

- Création d'un statut d'investisseur diaspora ;
- Obligations du développement ;
- Partenariats industriels avec les Congolais de l'extérieur ;
- Facilitation du retour temporaire des compétences (programmes de missions techniques).

10. Intégrer les innovations technologiques

La technologie est un accélérateur du développement endogène.

Exemples :

- Drones agricoles ;
- Intelligence artificielle pour la surveillance minière ;
- Blockchain pour tracer l'origine des minerais ;
- Fintechs pour faciliter les paiements ;
- Plateformes numériques pour l'enregistrement des PME.

11 Faire du secteur éducatif le cœur du contenu local

Aucun pays ne peut construire un contenu local sans un système éducatif fort.

Actions clés :

- Révision complète des programmes scolaires (orientation vers les métiers utiles) ;
- Formation duale (École–Entreprise) ;
- Multiplication des écoles techniques ou de métiers en rapport avec les potentialités des provinces ;
- Centres provinciaux de formation professionnelle.

12. Créer un environnement juridique et fiscal incitatif :

- clauses obligatoires de contenu local dans tous les contrats ;
- sanctions pour les entreprises non conformes ;
- avantages fiscaux pour les entreprises locales ;
- reconnaissance légale du « producteur local ».

13. Promouvoir le patriotisme économique

Le contenu local n'est pas seulement une politique publique.

C'est aussi une culture.

Il faut développer :

- La préférence nationale ;
- La fierté du produit congolais ;
- Les campagnes « Buy Congo » ;
- L'éducation au civisme économique.

14. Développer un écosystème numérique de suivi du contenu local

La digitalisation permet :

- Le suivi en temps réel des obligations des entreprises ;
- La transparence dans l'attribution des contrats ;
- La traçabilité des fournisseurs locaux ;
- La lutte contre les entreprises fictives.

Un Portail National du Contenu Local est indispensable.

15. Coordination nationale et provinciale

Le contenu local doit être appliqué au :

- Niveau national (cadre légal et réglementaire) ;
- Niveau provincial (contrôles, formation, développement des PME) ;
- Niveau sectoriel (mines, énergie, agriculture, TIC...)

16. Vers un cercle vertueux

Promouvoir le contenu local en République Démocratique du Congo dépasse la simple ambition économique ; il s'agit d'un choix de civilisation et de souveraineté. Dans un monde où les nations se redéfinissent par leur capacité à produire, à innover et à se nourrir elles-mêmes, la RDC doit désormais compter sur ses propres forces. Ses richesses naturelles, sa jeunesse dynamique, sa diversité culturelle et son capital humain constituent les piliers d'un développement durable et authentiquement congolais.

L'objectif n'est pas de rejeter les échanges internationaux, mais de les rééquilibrer à partir d'une base solide : produire localement pour consommer localement, avant d'exporter l'excédent. Ce changement de paradigme permettrait au pays de réduire drastiquement sa dépendance aux importations et à l'aide extérieure, qui ont trop souvent entretenu une économie de rente au lieu d'une économie de production. En renforçant ses capacités internes, la RDC peut bâtir une économie résiliente, moins exposée aux fluctuations mondiales et plus enracinée dans ses réalités locales.

Le contenu local est également un facteur d'innovation et d'inclusion. En stimulant la création d'entreprises locales, il favorise la diversification économique et la création d'emplois, notamment pour la jeunesse. Chaque produit transformé localement, chaque service conçu par un Congolais, chaque entreprise née d'un savoir-faire national contribue à renforcer la confiance collective et à changer le récit du pays. Le Congo ne sera plus perçu comme un espace d'extraction, mais comme un foyer de création et de transformation.

Au-delà des chiffres et des politiques, le contenu local touche aussi à la fierté nationale. Il renvoie à une idée essentielle : celle d'un peuple capable de se prendre en main, de valoriser sa culture, de développer ses talents et de construire son avenir. C'est une démarche profondément politique et citoyenne, où l'État, les entreprises et la société civile travaillent ensemble dans une vision commune : celle de l'autonomie productive et de la dignité nationale.

Le défi est grand, mais la direction est claire. Si la République Démocratique du Congo parvient à consolider la promotion du contenu local — par la mise en œuvre de la Loi sur le Contenu Local, soutenue par un Plan national de contenu local ambitieux, des mesures réglementaires adaptées et une gouvernance rigoureuse—, elle pourra enclencher un cercle vertueux :

- produire ce qu'elle consomme,
- transformer ce qu'elle extrait,
- exporter ce qu'elle maîtrise,

- et réinvestir ce qu'elle gagne.

Ainsi, le pays passera du statut de fournisseur de matières premières à celui de producteur de valeur ajoutée. Le développement ne viendra plus de l'extérieur, mais du cœur même du Congo, porté par ses hommes, ses femmes et sa jeunesse.

La RDC peut alors devenir un modèle africain de développement endogène — un pays où la richesse n'est plus extraite mais créée, où la souveraineté n'est plus un rêve mais une pratique, et où le contenu local devient le moteur d'une économie moderne, innovante et inclusive.

Conclusion

Le dernier chapitre a eu pour pierre de touche les outils pour le développement du contenu local.

La promotion du contenu local en RDC doit s'appuyer sur un ensemble cohérent d'outils économiques, financiers, institutionnels et technologiques aptes à soutenir l'initiative privée, à stimuler la production et assurer la compétitivité des produits congolais sur le marché national et africain

Au nombre des outils j'ai signalé les instruments financiers pour créer un environnement où les entrepreneurs, artisans, agriculteurs et innovateurs congolais peuvent accéder au financement à des conditions favorables.

L'État, par le biais de la Banque de Développement du Congo à créer et des institutions partenaires est appelé à disponibiliser des fonds de soutien aux PME, des crédits à taux réduits pour les projets locaux, et des subventions ciblées. Aussi, les partenariats stratégiques sont indispensables pour renforcer la recherche scientifique, moderniser les outils de production et ouvrir des marchés pour les produits congolais.

Il faut promouvoir les infrastructures locales et la digitalisation Le numérique permet de relier les producteurs aux consommateurs, faciliter la commercialisation des produits locaux et donner une visibilité nationale et internationale aux entreprises congolaises.

Je propose de développer des chaînes de valeur complètes dans les secteurs stratégiques et de construire des filières intégrées prenant en compte le secteur minier, agricole, numérique, culturel (la musique congolaise, le cinéma, les grandes épopées des anciens royaumes et empires), l'art plastique, le tourisme et l'artisanat. La jeunesse congolaise doit être placée au cœur du développement par la formation technique et professionnelle, l'entrepreneuriat et la participation citoyenne.

Il est impératif de réduire la dépendance à l'aide extérieure qui constitue une démarche de dignité nationale qui oblige de passer de la logique d'assistance à celle de responsabilité.

Je propose de promouvoir la coopération régionale africaine. Les politiques publiques doivent devenir de catalyseur pour la valorisation du contenu local par une législation adaptée et des lois spécifiques qui protègent les industries locales contre la concurrence déloyale.

Il faut des infrastructures économiques, socle matériel de tout développement (routes, chemins de fer, ports, réseaux électriques et numériques sont essentiels).

L'État doit faciliter des incitations économiques : des crédits à taux préférentiels pour les entreprises locales, des exonérations fiscales pour les entreprises qui transforment sur place les ressources congolaises. Il faut une volonté nationale, une bonne gouvernance et une synergie entre acteurs locaux : producteurs, entrepreneurs, chercheurs, institutions publiques et communautés.

Comme je l'ai souligné, promouvoir le contenu local en République Démocratique du Congo est un choix de civilisation et de souveraineté. Pour son développement durable, la RDC doit valoriser ses richesses naturelles, sa jeunesse dynamique, sa diversité culturelle et son capital humain. Il faut produire localement pour consommer localement, avant d'exporter l'excédent.

Le contenu local est aussi un facteur d'innovation et d'inclusion. Il touche à la fierté nationale et incarne l'idée d'un peuple capable de se prendre en main, de valoriser sa culture, de développer ses talents et de construire son avenir. Il s'agit d'une détermination pour l'autonomie productive et la dignité nationale.

Malgré les défis, la voie à suivre est désormais clairement tracée. La mise en œuvre effective de la Loi sur le contenu local peut constituer un puissant levier de croissance économique, d'émergence d'une véritable classe moyenne congolaise et de création de champions nationaux.

Conclusion générale

L'Afrique est à la croisée des chemins. Elle porte, à la fois, le poids de son histoire et la promesse de son avenir. Si les générations qui ont précédé ont engagé le combat pour la liberté politique, la génération actuelle doit mener celui de la souveraineté économique. Ce combat, celui du développement du continent au travers du contenu local ou tout simplement celui de redonner le pouvoir économique au peuple, ne se gagne ni par les discours ni par l'indignation, mais par la construction progressive et déterminée de systèmes productifs robustes, ancrés dans les réalités locales et articulés autour d'une vision claire : transformer les ressources africaines en richesses africaines, pour les Africains.

Mon investigation s'est articulée autour de six chapitres. Le premier a eu pour pierre de touche la situation actuelle de l'Afrique et les enjeux du développement. J'ai évoqué l'impact de la mondialisation sur les industries locales en Afrique., avec pour conséquence une économie globalisée qui conduit à un sentiment mitigé : un afro-pessimisme pour les uns, une espérance pour les autres. Les défis pour le développement de l'Afrique concernent notamment l'éducation, le chômage, la croissance économique, la pauvreté et les inégalités, la gouvernance et les institutions, le changement climatique et l'environnement. Les exemples de certains pays ont élucidé mon propos.

Le second chapitre a eu pour objet les défis pour une mise en œuvre efficiente des politiques de développement du contenu local dont le manque de capacités techniques et technologiques, l'inadéquation des infrastructures, l'accès limité au financement, la concurrence internationale, le cadre réglementaire et administratif complexe, une faible demande locale, le besoin de renforcer les capacités locales. Il convient pour une valorisation du contenu local, de promouvoir le renforcement des capacités en interne par la formation et les ateliers, le coaching et le mentorat, un recrutement ciblé des freelances et de nouveaux talents, la diversification des instruments financiers, l'amélioration de l'environnement des affaires, l'usage du numérique, le soutien des pouvoirs publics, le renforcement de la coopération. Les réformes réglementaires, la simplification des procédures, la bonne gouvernance, les partenariats stratégiques.

Le troisième chapitre a porté sur le cadre institutionnel et les rôles des parties prenantes dans la mise en œuvre des politiques sectorielles et nationales de développement du contenu local en République Démocratique du Congo. A propos du contenu local et de la réforme du cadre institutionnel, il m'a paru opportun de rappeler les Fonds de Garantie de l'Entrepreneuriat au Congo (FOGEC), l'Agence Nationale de Développement de l'Entrepreneuriat congolais (ANADEC), l'Agence de Promotion des Classes Moyennes (APROCM), l'Autorité de Régulation de la Sous-traitance dans le Secteur Privé (ARSP) et de rappeler la promulgation de la Loi n° 26/018 du 30 juin 2026 sur le Contenu Local en République Démocratique du Congo qui confie la régulation du contenu local du secteur privé à l'ARSP et celui du secteur public, en l'occurrence, les marchés publics et partenariat public privé à l'Autorité de Régulation des Marchés Publics (ARMP). Quant aux parties prenantes, j'ai rappelé le rôle des agences spécialisées quant à la régulation et au contrôle, celui des entreprises multinationales, des PME locales, des universités, des centres de recherche, des communautés locales, de la société civile, des médias. de la diaspora et de la coordination interinstitutionnelle

Les stratégies à mettre en œuvre pour la promotion du contenu local en Afrique, avec pour exemple la République Démocratique du Congo, ont constitué l'objet du quatrième chapitre. Face à l'essor démographique en République Démocratique du Congo, cependant avec des prévisions pessimistes sur son développement, des défis majeurs sur la jeunesse quant au travail, au logement et l'éducation notamment, ma conviction est que seule la valorisation du contenu local reste une chance et un impératif économique, culturel et stratégique pour l'émergence du continent et de la République Démocratique du Congo. Il faut dès lors les ambitions gouvernementales alignées sur les plans de développement nationaux et sur les *cadres politiques, réglementaires,* le soutien à l'entrepreneuriat congolais, la formation et le renforcement des compétences locales, le leadership politique, Un consensus national entre l'État, les entreprises publiques et privées, la société civile, les universités, les centres de recherche et les collectivités locales. A côté des dispositions déjà prises dans la Loi sur le Contenu Local notamment, la mise en place d'un système de financement dédié au contenu local dont la création d'un Fonds National de Promotion du Contenu Local (FNPCL), un programme national de formation et de transfert de compétences, je propose la création d'un Bottin National (Annuaire) des Fournisseurs et des prestataires locaux, une mise en place de « clusters industriels » dans les provinces et des Instruments financiers innovants). Je soutiens la promotion du « Made in Congo », la culture nationale d'achat local par des campagnes nationales de sensibilisation « Buy Congo, Build Congo » « Nos ressources, notre richesse » « Le Congo produit, le Congo consomme.

Les propositions formulées dans le présent chapitre constituent des orientations susceptibles d'enrichir l'élaboration du Plan national du contenu local.

Il m'a paru opportun dans le cinquième chapitre de parler des Principes et des lignes directrices obligatoires dans la mise en œuvre des politiques sectorielles et nationales de développement du contenu local en République Démocratique du Congo. Comme étapes essentielles dans l'élaboration des politiques du contenu locale j'ai proposé la nécessité d'assurer la compatibilité avec les objectifs de développement national, de faire le point sur la situation actuelle, l'élaboration des politiques du contenu local et la surveillance, la révision et l'application. Les principes à respecter sont notamment la protection du climat des affaires, le renforcement du secteur privé national, la transparence, le renforcement des capacités des institutions de mise en œuvre du contenu local, la coopération mutuelle entre les parties prenantes, la promotion de la femme, des jeunes et la protection des personnes vivant avec handicap. J'ai soutenu l'idée d'obligation d'un approvisionnement auprès de fournisseurs locaux en bien et service, l'emploi et l'investissement dans la formation du personnel, les partenariats entre les entreprises étrangères et celles nationales pour le transfert de technologie et de compétences, la valeur ajoutée aux matières premières au niveau national avant leur exportation. En somme, Il est question des politiques relatives à l'approvisionnement, à l'emploi direct et aux capitaux locaux.

La nécessité d'un ensemble cohérent d'outils économiques, financiers, institutionnels et technologiques pour le développement du contenu local en République Démocratique du Congo et en Afrique a été traitée au dernier chapitre. Il est souhaitable que l'État, par le biais de la Banque de Développement du Congo à créer et des institutions partenaires est appelé à disponibiliser des fonds de soutien aux entreprises locales, des crédits à des taux préférentiels pour les projets locaux, et des subventions ciblées. Les partenariats stratégiques, les infrastructures locales, la digitalisation, le numérique permet de relier les producteurs aux consommateurs sont indispensables. Il convient de promouvoir des chaînes de valeurs dans les secteurs stratégiques et de construire des filières intégrées prenant en compte le secteur minier, agricole, numérique, culturel. La jeunesse congolaise est à placer au cœur du développement par la formation technique et professionnelle, l'entrepreneuriat et la participation citoyenne. Il faut des infrastructures économiques, socle de tout développement (routes, chemins de fer, ports, réseaux électriques et numériques sont essentiels). Le gouvernement est appelé à faciliter des incitations économiques : des crédits à taux préférentiels pour les PME locales, des exonérations fiscales pour les entreprises qui transforment sur place les ressources congolaises. Une volonté nationale, une bonne gouvernance et une synergie entre acteurs locaux (producteurs, entrepreneurs, chercheurs, institutions publiques et communautés) sont indispensables.

Au fil de cet ouvrage, nous avons parcouru les enjeux structurels, les défis institutionnels, les exemples internationaux, les obstacles multiples et les stratégies pragmatiques nécessaires pour faire du contenu local un véritable levier de transformation.

Le diagnostic est sans appel : sans un effort coordonné, exigeant et discipliné en matière de formation, de gouvernance, de financement, de technologie et de renforcement du tissu entrepreneurial, le continent continuera de tourner au tour de son potentiel sans jamais y entrer pleinement. Le contenu local ne doit pas être perçu comme une revendication défensive face aux multinationales, mais comme un projet global de société, qui engage à la fois les États, le secteur privé, la population, les institutions éducatives et les partenaires internationaux. Il incarne une volonté stratégique : celle d'intégrer la jeunesse africaine dans les chaînes de valeur mondiales, de donner une place centrale aux entreprises locales, et de permettre aux nations africaines de participer—non comme simples fournisseurs de matières premières, mais comme créateurs de valeur—à l'économie mondiale. Pour que ce rêve se matérialise, plusieurs conditions doivent être réunies :

1. Une vision politique ferme et durable, portée par un leadership conscient que la souveraineté économique se construit dans la constance, l'exemplarité et la rigueur avec pour objectif ultime de redonner le pouvoir économique au peuple ;

2. Une discipline collective, une transformation culturelle profonde qui replace le travail bien fait, l'apprentissage continu et la responsabilité individuelle au centre de la construction nationale ;

3. Une gouvernance transparente, moderne et coordonnée, où l'Etat, architecte et bouclier du contenu local, joue pleinement son rôle en mettant en place des lois claires et applicables ; où la reddition des comptes et la collaboration interinstitutionnelle devient une norme et non une exception, et où la confiance entre les institutions et les citoyens est reconstruite ;

4. Un investissement massif dans le capital humain, car l'Afrique ne sera pas développée tant que ses enfants ne seront pas formés, qualifiés et valorisés ;

5. Une industrialisation intelligente, fondée sur des filières stratégiques, sur la technologie, et sur la construction de chaînes de valeur intégrées ;

6. Un partenariat équilibré avec le reste du monde, où l'Afrique négocie d'égal à égal, forte de sa vision, forte de ses capacités, forte de ses institutions ;

Le développement d'une Afrique prospère au travers du contenu local n'est pas un rêve naïf. C'est une ambition réaliste, nourrie par l'histoire des nations qui, parties de moins loin que le continent africain, ont su transformer la contrainte en opportunité et la pauvreté en puissance. C'est une ambition portée par une génération africaine lucide, consciente des défis mais résolument tournée vers l'action.

Cette prospérité ne se construira pas en un jour. Elle prendra du temps, demandera des sacrifices, exigera de la discipline, de la constance et le courage d'affronter les résistances internes autant qu'externes. Mais elle est possible. Elle est nécessaire. Elle est inévitable si l'Afrique veut occuper la place que l'Histoire lui réserve.

En conclusion, nous pouvons affirmer que l'avenir de l'Afrique appartient à celles et ceux qui sauront transformer son potentiel en puissance réelle, en misant sur l'intelligence collective, le travail productif, la gouvernance responsable et l'ancrage profond du contenu local dans les politiques publiques et les pratiques privées. C'est par cette voie que l'Afrique écrira sa propre histoire économique, qu'elle s'affranchira des dépendances anciennes et qu'elle apportera sa contribution singulière à l'aventure humaine.

Le rêve de nos pères devient alors plus qu'un héritage : il devient un projet. Un projet pour aujourd'hui, pour demain, et pour les générations qui suivront. Un projet que l'Afrique, enfin, est prête à réaliser.

Mon dernier mot, promouvoir le contenu local en République Démocratique du Congo et en Afrique est un choix de civilisation et de souveraineté. Pour son développement durable, le pays doit valoriser ses richesses naturelles, sa jeunesse dynamique, sa diversité culturelle et son capital humain. Il faut produire localement pour consommer localement, avant d'exporter l'excédent.

Le contenu local est aussi un facteur d'innovation et d'inclusion. Il touche à la fierté nationale et incarne l'idée d'un peuple capable de se prendre en main, de valoriser sa culture, de développer ses talents et de construire son avenir. Il s'agit d'une détermination pour l'autonomie productive et la dignité nationale.

Dès lors, la promotion du contenu local n'est donc pas seulement une question économique : elle constitue un véritable levier stratégique pour la souveraineté, la résilience, la fierté nationale et la prospérité à long terme du pays. La réduction de la dépendance à l'aide extérieure constitue une démarche de dignité nationale qui implique un passage de la logique d'assistance à celle de responsabilité.

Bibliographie partielle

BANQUE CENTRALE DE RUSSIE / *documents historiques sur la guerre en Ukraine*

BANQUE MONDIALE (2023). *World Development Indicators.* Washington, DC : Banque mondiale. (Concernant la croissance africaine, les infrastructures et les statistiques sur la pauvreté).

. FRIEDMAN, T. L. (2008). *Hot, Flat, and Crowded: Why We Need a Green Revolution—and How It Can Renew America.* New York : Farrar, STRAUS and GIROUX. (Cité pour son analyse sur le « rêve chinois » nécessitant une « autre planète »).

GNESOTTO, N. & Giovanni GREVI (2007). *Le Monde en 2025 : Une brève histoire de l'avenir.* Paris : Robert Laffont. (Évoqué pour les scénarios afro-pessimistes et afro-optimistes).

IGF – *Initiative pour la Gouvernance dans le Secteur Extractif IGF.* (2018). Local Content Policies in the Mining Sector: Case Studies and Lessons Learned. Ottawa : IGF Secretariat.

LAMY (2007).P., Préface. In N. Gnesotto & G. Grevi, *Le Monde en 2025 : Une brève histoire de l'avenir.* Paris : Robert Laffont.

14. NATURAL RESOURCE GOVERNANCE INSTITUTE (NRGI) NRGI. (2020). *Local Content : Strengthening Governance and Economic Impact in Resource-Rich Countries.* New York : NRGI.

OBAMA, B., (2009). *Discours à l'Université du Ghana,* Accra, 11 juillet 2009. Texte officiel disponible dans les archives de la Maison-Blanche.

ORGANISATION INTERNATIONALE DU TRAVAIL (OIT) (2023). *Perspectives de l'emploi et tendances en Afrique subsaharienne.* Genève : OIT.

ORTIZ, J. & Georges Fournial ORTIZ, (1999). *Cuba : La révolution dans l'éducation.* Paris : Le Temps des Cerises.

PILON, M. (2004). *Défis du développement en Afrique subsaharienne : L'éducation en jeu.* Paris : Institut de recherche pour le développement (IRD).

PROGRAMME DES NATIONS UNIES POUR LE DEVELOPPEMENT (PNUD) (2023). *Rapport sur le développement humain 2023*. New York : PNUD. (Cité pour les statistiques sur l'IDH, l'emploi et l'espérance de vie).

Références historiques générales Sur les révoltes africaines contre le travail forcé : Boahen, A. A. (1987). *African Perspectives on Colonialism. Baltimore :* Johns Hopkins University Press.

REPUBLIQUE DU CONGO – *Législation locale République du Congo.* (1994). Code des Hydrocarbures, loi du 23 août 1994. République du Congo. (2000). Loi n°3-2000 du 1er février 2000 relative à la sous-traitance. République du Congo. (2000). Décret n°2000-180 du 7 août 2000 portant réglementation de la sous-traitance dans le secteur Guinée. (2024). Loi L-2024-013-CNT relative au Contenu Local en République de Guinée

SARKOZY (2007). N.,*Discours de Dakar*, 26 juillet 2007. Texte officiel du discours reproduit dans les archives de la Présidence française.

UNION AFRICAINE (UA) (2022). *Rapport sur les Objectifs de Développement Durable en Afrique*. Addis-Abeba : Commission de l'UA.

. WAGNER, J. (2013). *Chine–Afrique : Le grand pillage. Rêve chinois, cauchemar africain* ? Paris : Éditions du Moment

Postface

Nana Addo Dankwa Akufo-Addo Président Honoraire de la République du Ghana (2017-2025)

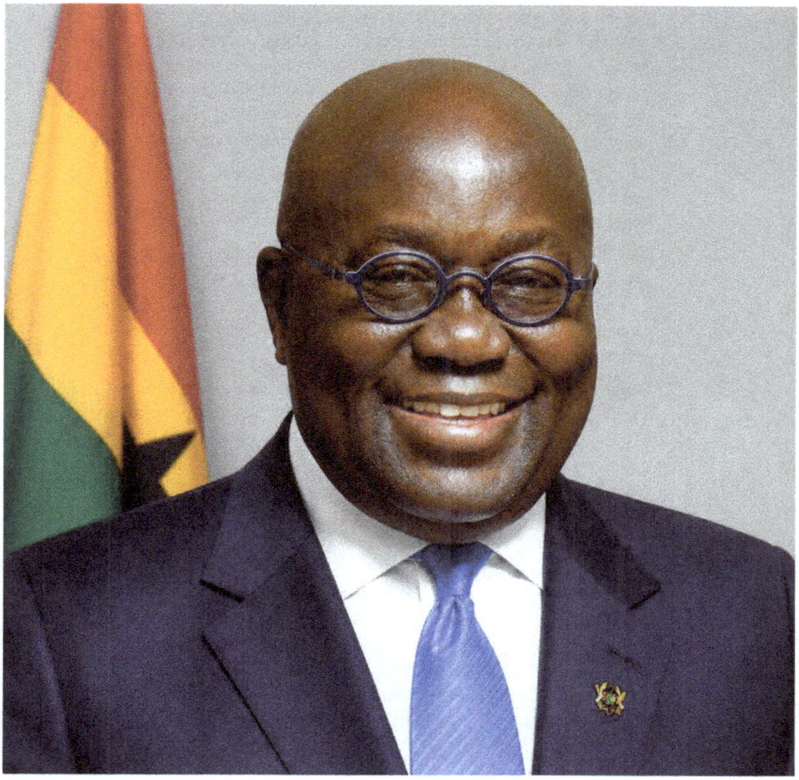

REPUBLIC OF GHANA

Nana Addo Dankwa Akufo-Addo

FORMER PRESIDENT OF THE REPUBLIC OF GHANA

For generations, the global economic architecture has viewed the African continent and the Democratic Republic of Congo in particular, through a highly restrictive lens: as a warehouse for raw material extraction. We have historically exported our crude oil, unrefined gold and strategic minerals to power foreign industrial revolutions, while our own communities bore the environmental and economic weight of depletion.

This structural imbalance has long meant that the real financial value, the specialized jobs and the industrial multiplier effects of African resources were captured overseas, leaving our citizens with the bare minimum.

This book arrives at a critical juncture in Africa's history. It goes beyond merely documenting our continent's historical challenges to offer practical, operational paths forward. Local content is no longer a peripheral policy option or a protectionist talking point. It is the defining frontline of African economic sovereignty.

The author's focus on the Democratic Republic of Congo is highly strategic. The DRC sits at the very heart of the global green energy transition. The planet's future from electric vehicles to advanced microchip, relies fundamentally on the cobalt, copper, lithium and coltan buried beneath Congolese soil.

Yet, as this book underscores, global technological progress cannot come at the expense of Congolese development. The historical tragedies of the past must not repeat themselves in the green era. True development in the DRC cannot be measured by the mere volume of raw ore shipped from its ports. It must be measured by the number of Congolese engineers trained, the domestic supply chains fortified, and the processing plants established right within the country. Without aggressive, well-enforced local content legal frameworks, resource wealth will continue to yield external growth for others instead of shared domestic prosperity for Africans.

the political, corporate and civil leadership of this continent to summon the collective resolve to act. Our most valuable resource is not the gold in our rocks, the oil in our oceans or the cobalt in our soil. It is the unyielding genius of our youth. Local content is the economic bridge that connects our natural wealth to our human potential. Let this book serve as a turning point where Africa permanently stops fueling the industrialization of others and begins, decisively, to manufacture its own future.

Personal Dedication

To the Author, Monsieur Miguel Kashal Katemb

It is one thing to observe the economic challenges of our continent from afar, but it is a far greater endeavour to provide our leadership with the intellectual playbook required to confront them. Your rigorous scholarship and unyielding commitment to Africa's structural transformation shine through every page of this work. You have not merely written a book; you have advanced a profound cause. For your dedication to our shared continental destiny and for giving clarity to the path ahead, you have my deepest gratitude and highest commendation.

Nana Addo Dankwa Akufo-Addo
President of the Republic of Ghana
(2017 – 2025)

Traduction française

RÉPUBLIQUE DU GHANA

Son Excellence Nana Addo Dankwa Akufo-Addo

Président Honoraire de la République du Ghana

Depuis des générations, l'architecture économique mondiale appréhende le continent africain, et plus particulièrement la République démocratique du Congo, sous un angle profondément réducteur : celui d'un simple réservoir de matières premières. Pendant des décennies, notre pétrole brut, ou non raffiné ainsi que nos minerais stratégiques ont alimenté les révolutions industrielles d'autres régions du monde, tandis que nos populations supportaient les conséquences environnementales, sociales et économiques de cette exploitation.

Cette organisation structurelle de l'économie mondiale a eu pour conséquence que la véritable valeur ajoutée de nos ressources, les emplois hautement qualifiés, le transfert de technologies ainsi que les effets multiplicateurs de l'industrialisation ont été captés à l'extérieur de notre continent, ne laissant aux peuples africains qu'une infime part des richesses générées par leurs propres ressources naturelles.

Cet ouvrage paraît à un moment charnière de l'histoire de l'Afrique. Il ne se limite pas à dresser un constat des défis auxquels notre continent demeure confronté ; il propose également une vision stratégique, assortie de solutions concrètes et opérationnelles, pour engager une transformation économique durable. Le contenu local ne constitue plus une simple option de politique publique ni un discours protectionniste. Il s'impose désormais comme le fondement même de la souveraineté économique africaine.

Le choix de l'auteur de consacrer cette réflexion à la République Démocratique du Congo revêt une portée hautement stratégique. La RDC occupe aujourd'hui une position centrale dans la transition énergétique mondiale. L'avenir des véhicules électriques, des batteries de nouvelle génération, des technologies numériques avancées et de l'industrie mondiale des semi-conducteurs dépend largement du cobalt, du cuivre, du lithium et du coltan que recèle le sous-sol congolais.

Toutefois, comme le démontre avec justesse cet ouvrage, le progrès technologique mondial ne saurait s'opérer au détriment du développement du peuple congolais. Les erreurs du passé ne doivent en aucun cas se reproduire dans l'économie verte du XXIe siècle. Le véritable développement de la République Démocratique du Congo ne peut être évalué à la seule quantité de minerais bruts exportés depuis ses ports. Il doit se mesurer à la qualité des compétences nationales développées, au nombre d'ingénieurs congolais formés, à la solidité des chaînes de valeur locales, ainsi qu'à l'implantation d'industries de transformation sur le territoire national.

À défaut de cadres juridiques solides, ambitieux et effectivement appliqués en matière de contenu local, les immenses richesses naturelles de l'Afrique continueront d'alimenter la croissance économique d'autres nations, sans produire une prospérité durable et partagée pour les peuples africains.

J'en appelle ainsi aux responsables politiques, aux dirigeants du secteur privé ainsi qu'aux acteurs de la société civile de notre continent afin qu'ils fassent preuve de la volonté collective nécessaire pour transformer cette vision en réalité.

Notre ressource la plus précieuse ne réside ni dans l'or enfoui dans nos montagnes, ni dans le pétrole de nos océans, ni dans le cobalt de nos sols. Elle réside avant tout dans l'intelligence, le talent, la créativité et le potentiel inépuisable de notre jeunesse.

Le contenu local constitue le pont économique indispensable reliant nos abondantes richesses naturelles à notre capital humain. Puisse cet ouvrage marquer un tournant historique où l'Afrique cessera définitivement de soutenir l'industrialisation des autres pour engager résolument la sienne, en créant de la valeur, des emplois qualifiés, des industries compétitives et une prospérité durable au bénéfice de ses populations.

Son Excellence Nana Addo Dankwa Akufo-Addo
Ancien Président de la République du Ghana
(2017 – 2025)

Dédicace personnelle

À l'auteur, Monsieur Miguel Kashal Katemb

Observer les défis économiques auxquels notre continent est confronté constitue déjà un exercice exigeant. Concevoir, avec rigueur et lucidité, les solutions susceptibles de guider les décideurs africains vers une transformation structurelle durable représente une ambition autrement plus remarquable.

À travers cet ouvrage, votre excellence intellectuelle, votre rigueur scientifique et votre engagement indéfectible en faveur du développement économique de l'Afrique transparaissent avec éloquence.

Vous n'avez pas simplement rédigé un livre. Vous avez apporté une contribution majeure au débat stratégique sur l'avenir économique de notre continent. Vous avez offert aux décideurs africains un cadre de réflexion, une vision et des orientations concrètes susceptibles d'accompagner la transformation de nos économies.

Pour votre engagement constant au service de notre destin commun, pour votre contribution exceptionnelle à la promotion de la souveraineté économique africaine et pour la clarté avec laquelle vous éclairez les voies de notre développement, je tiens à vous exprimer ma profonde gratitude ainsi que ma plus haute considération.

Recevez, Monsieur Miguel Kashal Katemb, mes chaleureuses félicitations pour cette œuvre de grande qualité, dont l'influence dépassera, j'en suis convaincu, les frontières de la République Démocratique du Congo pour inspirer l'ensemble du continent africain.

Son Excellence Nana Addo Dankwa Akufo-Addo
Ancien Président de la République du Ghana
(2017 – 2025)

Annexe : commentaires

1 Dr. Edem Adzogenu CEO d'AfroChampions

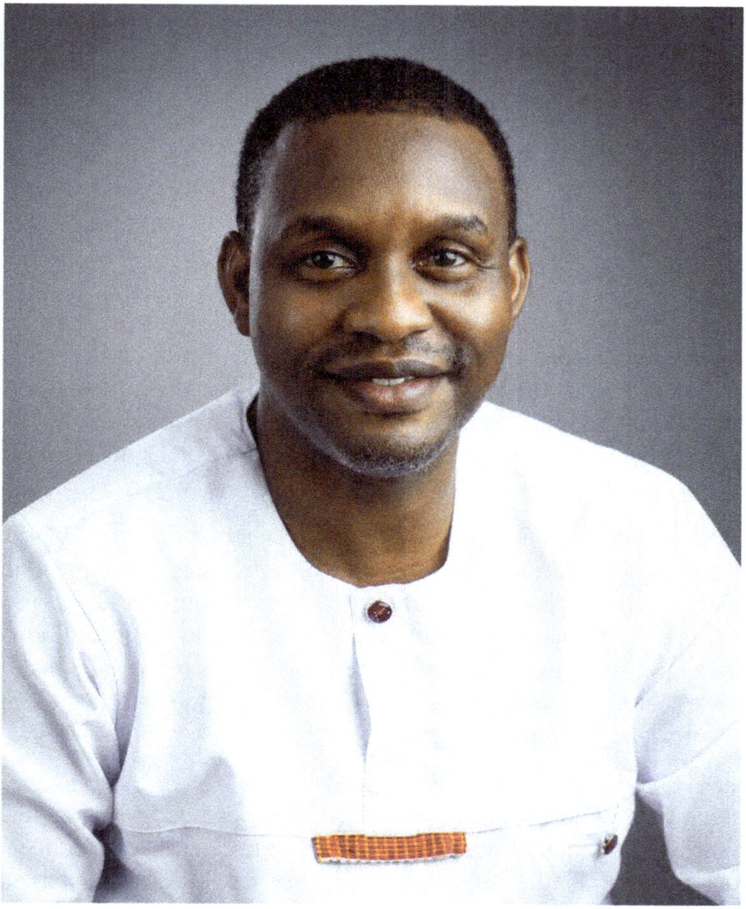

At a time when Africa is seeking new pathways to economic sovereignty, Miguel Kashal Katemb offers a timely and thought-provoking examination of local content as a driver of industrial development, entrepreneurship, and national value creation. Grounded in the experience of the Democratic Republic of Congo but relevant across the continent, this book provides important insights into how African countries can strengthen domestic capabilities and build more inclusive and resilient economies. It is a valuable contribution to the growing discourse on economic sovereignty and Africa's long-term development.

Dr. Edem Adzogenu

Co-Chair, AfroChampions

Traduction française

À l'heure où l'Afrique explore de nouvelles voies vers sa souveraineté économique, Miguel Kashal Katemb propose une analyse à la fois pertinente, ambitieuse et profondément inspirante du contenu local comme moteur de l'industrialisation, de l'entrepreneuriat national et de la création de valeur au sein des économies africaines.

Fondé sur l'expérience de la République Démocratique du Congo, tout en proposant une réflexion dont la portée dépasse largement les frontières nationales, cet ouvrage met en lumière les leviers indispensables permettant aux États africains de renforcer leurs capacités productives, de développer leurs compétences nationales et de bâtir des économies plus inclusives, plus résilientes et davantage créatrices de richesse.

Par la qualité de son analyse, la pertinence de ses propositions et la vision qu'il porte pour l'avenir du continent, ce livre constitue une contribution majeure au débat contemporain sur la souveraineté économique, l'industrialisation africaine et le développement durable à long terme.

Dr Edem Adzogenu
Coprésident d'AfroChampions

2. Pascal Kinduelo Lumbu, Homme d'affaire et Senateur congolais (RDC)

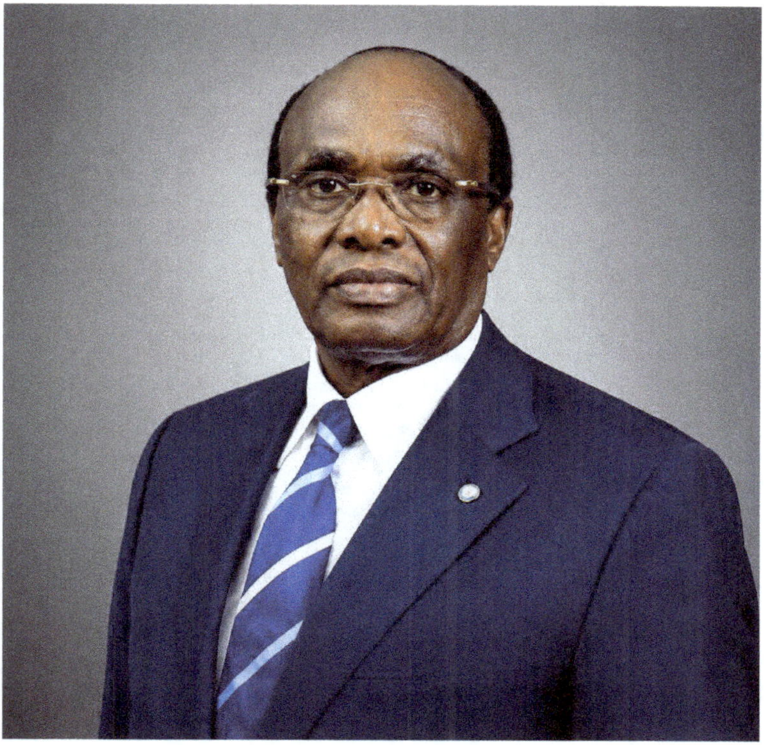

Postface

Par Pascal Kinduelo Lumbu
Sénateur de la République – Entrepreneur

Lorsqu'on a consacré une grande partie de sa vie à l'entreprise, à la finance, au crédit et aux réalités parfois rudes du marché, j'ai fini par me faire une conviction : aucune nation ne peut bâtir durablement sa prospérité sans ses propres entrepreneurs. C'est cette vérité fondamentale que met en lumière l'ouvrage **de Miguel Kashal Katemb, *Le développement de l'Afrique au travers du contenu local : cas de la République démocratique du Congo***, en posant des vérités parfois difficiles à entendre, mais incontournables pour l'avenir économique de nos Etats Africains.

La richesse d'un pays ne se mesure pas uniquement à ses ressources naturelles ou à ses recettes publiques. Elle se mesure surtout à sa capacité à faire émerger des femmes et des hommes capables de produire, d'investir, de transformer et de créer de la valeur sur leur propre sol.

Pendant longtemps, en République démocratique du Congo, l'entrepreneuriat a évolué dans un environnement peu structuré, peu encadré et parfois peu protégé. Beaucoup d'initiatives congolaises ont survécu dans la difficulté, confrontées à l'absence de financement adapté, à la faiblesse de l'accompagnement institutionnel, à la concurrence déséquilibrée et à un cadre juridique souvent insuffisant pour soutenir leur croissance.

Pourtant, le potentiel a toujours été là : le génie entrepreneurial congolais existe ; il vit dans nos marchés, dans nos ateliers, dans nos fermes, dans nos PME, dans notre artisanat et dans cette jeunesse qui, chaque jour, invente des solutions malgré les contraintes.

Ce qui manquait souvent, c'était une vision structurée pour organiser cette énergie.

C'est pourquoi les actions et réformes engagées ces dernières années, sous la présidence de Felix TSHISEKEDI comme relevé dans l'ouvrage de Miguel Kashal Katemb, méritent sincèrement d'être saluées.

Avec la promulgation notamment, de l'**Ordonnance-Loi n°22/030 relative à la promotion de l'entrepreneuriat et des startups** et de l'**Ordonnance-Loi n°22/031 relative à l'artisanat**, la RDC a commencé à reconnaître, de manière plus claire, que l'entrepreneuriat et l'économie informelle organisée ne sont pas des réalités marginales, mais des piliers du développement national. Ces textes traduisent une volonté politique importante : celle d'intégrer et de structurer des secteurs longtemps laissés à eux-mêmes.

Dans la même dynamique, **la Loi n°17/001 du 08 février 2017 fixant les règles applicables à la sous-traitance dans le secteur privé** a introduit une rupture stratégique. Elle traduit une ambition claire : **faire émerger une véritable classe moyenne congolaise** à travers l'accès des nationaux aux marchés économiques du secteur privé jusque-là dominés par des intérêts extérieurs ou des structures de façade.

C'est là que l'ouvrage de Miguel Kashal Katemb prend tout son sens. Ce livre n'est pas seulement un travail d'analyse ; c'est un travail de lucidité. Il pose les vraies questions, celles que toute économie sérieuse doit affronter : comment protéger sans enfermer ? Comment promouvoir les nationaux sans affaiblir la compétitivité ? Comment transformer nos ressources en richesse durable ? Comment bâtir une économie qui profite réellement aux Congolais ?

Et surtout, il ne s'arrête pas au diagnostic, il propose des pistes concrètes. C'est ce qui fait la valeur de cet ouvrage : il met en lumière les faiblesses du modèle économique de la RDC, mais il offre aussi des solutions réalistes pour relever la République.

L'un des points les plus importants est sans doute la réflexion autour du **projet de loi sur le contenu local**. Si cette réforme aboutit, elle pourrait marquer une étape historique dans l'économie congolaise. Car le véritable enjeu, comme le souligne l'auteur, n'est pas seulement de participer à l'économie, mais de créer des champions nationaux, des capitaines d'industrie congolais capables de porter chaque secteur stratégique : mines, agriculture, énergie, télécommunications, numérique, logistique ou industrie.

Un pays fort se construit avec un secteur privé fort. Et un secteur privé fort n'est pas le produit de la spontanéité ; il se construit par la loi, par l'accompagnement institutionnel, par la discipline, par la facilitation d'accès au financement, par la protection intelligente et par une vision nationale claire portée au plus haut sommet de l'Etat.

L'avenir économique de la RDC dépendra largement de cette capacité à transformer son immense potentiel en puissance productive nationale.

Cet ouvrage nous rappelle une vérité fondamentale : l'indépendance économique congolaise commence lorsque les Congolais deviennent eux-mêmes les principaux acteurs de leur propre économie. C'est là, à mon sens, l'un des grands combats de notre génération.

Par Pascal Kinduelo Lumbu
Sénateur de la République – Entrepreneur

Table des matières

www.ingramcontent.com/pod-product-compliance
Lightning Source LLC
LaVergne TN
LVHW050813061126
851857LV00012B/791